U0286895

中医辨证论治集对分析

李 斌 李 欣 蒯 仂 赵克勤 著

- 国家重点研发计划"中医药现代化研究"重点课题（编号：2018YFC1705301、2018YFC1705302、2018YFC1705303、2018YFC1705304、2018YFC1705305）
- 上海市临床重点专科建设项目——中医皮肤病科（编号：shslczdzk05001）

科学出版社

北 京

内 容 简 介

本书总结了集对分析在中医辨证论治皮肤病中应用的阶段性成果,共十一章。第一章为绪论;第二、三章为集对分析基本知识和联系数介绍;第四章为集对分析在中医学与相关学科中的应用概述;第五至十章以皮肤病为例,分别介绍了集对分析在皮肤病辨证论治、皮肤病中药优选、皮肤病中西医结合治疗、皮肤病预防、银屑病医学教育和护理、皮肤病临床试验设计中的应用;第十一章为问题与展望。全书的重要创造性在于皮肤病辨证论治的集对分析建模与分析,内容丰富,启发性强,不仅对中西医结合诊治皮肤病有重要的临床实用价值,也对其他疾病的中医辨证论治有重要的理论创新和指导意义。

本书适用于中医高等院校与皮肤病相关专业的教师、研究生和本科生阅读,对于其他医学和非医学领域从事生物统计和系统科学、计算机与信息处理相关的教育与科技人员亦具有重要参考价值。

图书在版编目(CIP)数据

中医辨证论治集对分析 / 李斌等著. —北京:科学出版社,2021.1
ISBN 978 - 7 - 03 - 066835 - 6

Ⅰ.①中… Ⅱ.①李… Ⅲ.①辨证论治 Ⅳ.①R241

中国版本图书馆 CIP 数据核字(2020)第 221065 号

责任编辑:陆纯燕 / 责任校对:谭宏宇
责任印制:黄晓鸣 / 封面设计:殷 靓

科学出版社 出版
北京东黄城根北街 16 号
邮政编码:100717
http://www.sciencep.com

南京展望文化发展有限公司排版
苏州市越洋印刷有限公司印刷
科学出版社发行 各地新华书店经销

*

2021 年 1 月第 一 版 开本:787×1092 1/16
2021 年 1 月第一次印刷 印张:18 1/2
字数:405 000
定价:120.00 元
(如有印装质量问题,我社负责调换)

前言 | Preface

    十多年前,我们在中国知网检索到《北京中医药大学学报》2005年第4期上的一篇论文,题目是《浅谈集对分析在证候规范化研究中的应用》,作者是孟庆刚、王连心、赵世初、鲁兆麟、戴汝为、王永炎。当时,我们注意到论文作者中的中国科学院自动化研究所戴汝为是中国科学院院士,中国中医研究院的王永炎是中国工程院院士。作者在该文的摘要中指出:"由于中国古代文化对中医学的渗透,中医学中广泛存在着不确定性,其精髓也往往很难把握。随着科学的发展,中医证候的规范化研究成为中医界乃至整个科学界关注的问题。集对分析是一种用联系数 $a + bi + cj$ 统一处理模糊、随机、中介和信息不完全所致不确定性的系统理论和方法,是把确定性与不确定性作为一个既确定又不确定的同异反系统进行辨证分析和数学处理。从量的角度去探讨中医证候,将集对分析应用于中医证候的研究中,是从系统层次的角度,领会中医学不确定性的本质,有可能会在很大程度上推动证候规范化和中医客观化的理论研究。"这段文字引起我们极大的兴趣,我们在百度上搜索集对分析的出处,得知集对分析是由浙江省诸暨市联系数学研究所赵克勤先生提出的,并根据搜索到的信息拨通了电话,表明我们要去当面咨询集对分析的心意,赵克勤先生欣然同意。次日,我们就来到坐落在浙江古镇枫桥江边的诸暨市联系数学研究所,初次交谈,感到集对分析的思想理论与方法和几千年的中医理论有不谋而合之处,博大精深,非三言两语能够遍及;遂请赵克勤先生来沪给我们讲课,自此开始了把集对分析用于中医辨证论治皮肤病的十多年探索。

    十多年来,我们在国家自然科学基金、国家中医药管理局、上海市市级重大科学技术专项等基金资助下,全面、系统、持续地把集对分析用于皮肤病中医辨证论治的数学建模研究和临床应用研究,取得了一个又一个阶段性成果,先后在《中华中医药学刊》发表了《基于集对分析疗效曲线与偏联系数的银屑病用药优选探讨》《基于同异反分析的寻常型银屑病用药优选》《基于集对分析的疗效曲线在银屑病血热证典型方剂选优中的应用》《基于集对分析偏联系数研究银屑病皮损对疗效的影响》《集对分析偏联系数法在寻常型银屑病对症用药疗效评估中的应用》;在《辽宁中医杂志》发表了《基于集对分析的寻常型银屑病方证相关性研究》《基于银屑病疗效联系数几何特性的临床用药优选探讨》《基于四元联系数的中医四诊与银屑病疗效关系研究》《基于集对分析加权疗效曲线的银屑病代表方剂用药规律研究》;在《中医杂志》发表了《寻常型银屑病进行期血热证与方药的相关性研究》《基于集对分析成果的寻常型银屑病血热证诊疗方案的临床研究》;在《时珍国医国药》发表了《五元联系数在寻常型银屑病组方规律研究中的应用》《皮肤病脏腑辨证的联系数学模型在临床中的应用初探》;在《上海医药》发表了《基于集对分析偏联系数的寻常型银屑病对症用药优选探讨》;在《中国中西医结合皮肤性病学杂志》发表了《慢性皮肤溃疡中医辨证论治规律数学建模探析》《四元联系数在土槐菝葜汤治疗血热型银屑病疗效研究中的应用》;在《中华中医药杂志》发表了《基于集对分析势值成果的寻常型银屑病血热证临床再研究》;在《新中医》发表了《寻常型银屑病血热证的辨证因子初探》《基于集对分析的疗效曲线在银屑病血热证药物选优中的应用》;在《中国中西医结合杂志》发表了《应用集对分析法构建寻常型银屑病血热证辨证模型》;在《中西医结合学报》发表了《基于联系数的痛风性关节炎血瘀证辨证因子研究》等论文。李斌团队自2015年起,从临床应用角度检验前期集对分析成果的实际疗效是否得到提高,近5年的临床实践证实了集对分析确实有助于中医辨证论治皮肤病疗效的提高。以寻常型银屑病血热证诊治为例,集对分析成果组(60人)的临床总有效率为88.14%,传统中医组(60人)的临床有效率为82.75%,西药组的临床有效率为67.24%。基于此,我们感到,编写一部阶段性总结集对分析在皮肤病中医辨证论治中的应用著作已十分必要,既有响应十多年前戴汝为院士和王永炎院士建议在中医学领域把集对分析用于中医证候规范研究之意,也有向中医学界汇报我们应用集对分析开展相关研究成果之意,同时也是抛砖引玉,以期进一步推动集对分析理论方法的发展。

本书前言和第一章由李斌、李欣撰写,第二至四章由赵克勤撰写,第五至十章由李斌、赵克勤、李福伦、李欣、王瑞平、徐蓉、陈洁、王一飞、迮侃、蹇强、李苏、华亮及研究生蒯仂、邢梦、丁晓杰、茹意、罗楹、费晓雅、罗月、宋建坤、张颖、洪锡京、许逊哲、魏冬慧、刘柳撰写,第十一章由赵克勤、王瑞平撰写,全书由李斌、赵克勤统稿,在此一并致谢。由于本书是第一部把集对分析用于中医辨证论治皮肤病的专著,著书时间短,如有不足之处,敬请各位同行专家、学者和读者指教。

李 斌 李 欣 蒯 仂 赵克勤

2020 年 2 月 20 日

目录 | Contents

第一章

绪　论

第一节　中医辨证论治概述

一、病因

病因是导致机体发病的原因或诱因的总称[1]。春秋时代，由于文化的发展，加之巫医的没落，医和、医缓等专业医生出现，其逐渐演变成病因学说。中医探求病因的方法：一是通过观察分析发病前的客观条件来认识病因；二是借助"取象比类"方法来推测病因[2]；三是"辨证求因"，又称"审证求因"，是中医学认识病因的主要方法，主要以疾病的临床表现为依据，通过收集、分析疾病的症状、体征来推求病因，为治疗用药提供依据，既是辨证的结果，又是辨证之依据，审辨的准确与否，对治疗效果往往有举足轻重的作用[3]。

中医的病因主要分为四类：一为外感六淫，包括六淫和疠气；二为内伤病因，包括七情内伤、饮食损伤、劳逸损伤；三为病理产物，包括水湿痰饮、瘀血、结石；四为其他，包括外伤、药邪、医过等。

需要注意的是，在疾病的发展过程中，原因和结果又常常相互作用、互为因果。在一定条件下，原因和结果可发生变化，在某一阶段是病理产物，在另一阶段则可变成新的致病因素。例如，水湿、痰饮、瘀血、结石等是各种致病因素侵犯人体而导致气血阴阳失调所产生的病理产物，但停留体内又可作为新的致病因素，从而介导其他疾病的发生或发展。

二、病机

病机，即疾病发生、发展和变化的机制，又称病理机制。它揭示了疾病发生、发展、变化及转归的本质特点和基本规律[4]。《素问·至真要大论》中"病机十九条"，认为"审察病机"是辨证论治的前提，"谨守病机"则是论治时必须遵守的原则。不同辨证方法的共性在于把握病机，辨证应着重于病机分析。

病机包括基本病机、系统病机、症状病机、疾病传变规律等。基本病机包括邪盛正衰、阴阳失调、气血失常和津液代谢失常等。系统病机包括脏腑病机、形体官窍病机、内生五邪病机、外感病机、经络病机。其中，外感病机又包括六经病机、卫气营血病机和三焦病机；经络病机包括十二经脉及奇经八脉病机。疾病传变规律是指疾病在人体脏腑组织之间的转移和变化,本身也是疾病发展过程中某些阶段的表现,反映疾病的传变规律和过程。疾病传变规律的理论,不仅关系到临床辨证论治,而且对疾病的早期治疗、控制疾病的发展、推测疾病的预后等,都有重要意义。

三、中医辨证论治的历程与现状

辨证论治是中医学临床诊疗的基本思路和方法,形成和发展源远流长,且历代医家不断推动着该方法的发展和完善。辨证论治是中医学的灵魂,是取得疗效的关键[5]。《黄帝内经》中就记载了丰富的辨证学内容,为后世各种辨证方法的形成奠定了基础。张仲景《伤寒论》创立了"六经辨证",并在《金匮要略》中奠定了"脏腑辨证"的基础,确立了中医辨证论治体系。此后,历代医家在此基础上创立了卫气营血、三焦、气血津液、病因、八纲等辨证方法,构建了中医辨证方法体系。不同的辨证方法具有各自的适用范围和特点,并相互补充。迄今,中医辨证方法在指导临床实践中仍发挥着重要作用。

东汉时期,张仲景在《黄帝内经》总结的外感热病一般传变规律、三阳三阴证的基础上,综合分析了外感病邪侵袭人体所引起的一系列病理变化及传变规律,结合脏腑、经络病机的变化及邪正消长的临床特点,确立了《伤寒论》的六经辨证。六经辨证基本概括了脏腑和十二经的病变,阐述了外感病不同阶段的病理特点,并且能够有效指导临床,是中医学重要的辨证方法。同时,张仲景强调"辨证平脉",《伤寒论》全书398条,其中有135条脉证并举,随脉象浮、沉、迟、数等变化而证治亦各不同。东汉医学,在杂病辨证论治方面也有重要建树,同样归功于张仲景。其在《金匮要略》中首次将脏腑辨证理论运用于临床,奠定了脏腑辨证的基础,如《金匮要略·脏腑经络先后病脉证第一》曰:"夫肝之病,补用酸,助用焦苦,益用甘味之药调之……则肝自愈。此治肝补脾之要妙也。"

宋代陈言在《三因极一病证方论》中将病因分为内因、外因、不内外因三类,对后世病因分类产生了重大影响。此后,朱震亨、秦昌遇等医家都在其论著中强调辨析和消除病因的重要意义。病因辨证作为"审证求因"的重要方法,亦是中医临床诊疗的重要组成部分。

清代叶桂根据前人有关卫气营血的论述,结合实践经验,总结外感温病由浅入深或由轻而重的病理过程及其传变规律,将温病的发生发展过程概括为四类不同证候,并提出相应的诊法和治法。《温热论·卫、气、营、血看法》曰:"在卫汗之可也,到气才宜清气,乍入营分,犹可透热,仍转气分而解……至入于血,则恐耗血动血,直须凉血散血……"叶桂提出,"在卫气营血的不同阶段治法各异,运用不当则易生他证",至今仍被广泛用于指导临床。卫气营血辨证的确立丰富和发展了外感病的辨证论治方法,扩展了外感热病的证候范围,作为六经辨证的补充,随着不断地实践逐渐形成了比较完整、独立的温病学理论体系。例如,吴瑭总结前人的经验,在六经辨证和卫气营血辨证的基础上,结合温病发生、发展的规律及病变累及三焦所属脏腑的不同表现,以上焦、中焦、下焦为纲,以温病病名为目,创立了三焦辨证。三焦辨证体现了三焦所属脏腑的病理变化,除了广泛运用于温病的辨证之外,对内伤杂病也有一定的指导意义。

中华人民共和国成立以来,中医药事业得到了党和政府的重视,现代医家对中医辨证体系进行了更深入的研究,在传统辨证方法的基础上创新发展了诸多新的辨证方法体系,如微观辨证、方证辨证、病机辨证、病证结合等。尽管辨证方法众多,在临床实践中中医医师却常有无从下手之感。面对繁杂的辨证方法,如何执简驭繁,在临床资料中迅速找准辨证的契合点并加以定量把握,下面要介绍的集对分析(Set Pair Analysis,SPA)将从系统和数学的角度为我们提供有益的新思路。

第二节 集对分析在中医辨证论治中的应用思路

一、集对与"确定性"和"不确定性"共同致病

辨证论治是中医治疗疾病的精髓所在,而对不确定性病理因素的把握则是中医辨证论治的关键。临床实践中发现,同样是银屑病血热证(确定性),采用清热凉血规范化治疗后却会出现不同的转归。据此,我们认为由于患者原发病、工作环境、发病部位,以及体质差异等不同因素(不确定性),影响了规范化诊治的疗效结局。

从中医学角度来看,正是这些"不确定性"及针对"不确定性"的辨证论治,才体现了中医的诊疗特色;但如何因人、因时、因地,科学地把握不确定性,恰恰又是中医临床辨证论治的难点。集对分析理论的一大特点是对客观存在的种种不确定性,给予客观承认,并把不确定性关系和确定性关系作为一个"确定-不确定性系统",进行数学处理,概括为"客观承认、系统描述、定量刻画、计算分析"[6],将基于联系数的数学期望和患者的实际情况相对应,再反馈到辨证论治的致病因子识别、病因病机判断、治方治则改进、所用药物调整、医学护理完善等环节,如此渐进以提高疗效。

二、集对和辨病、辨证相结合

病,在中医学上是一个相对独立的、纵向的、整体的诊断学概念,在病史和临床表现上必定具有一定的共同特征,不因患者和地域差异等因素改变,也就是对疾病全过程基本规律、基本矛盾的概括,每种疾病都具有自身不同于他病的病因病机、临床特点、治法方药及预后转归,在诊治过程中属于相对确定的因素。中医认为的证,则是对疾病发展过程中某一阶段病机特点的概括。因此,"证"是在明确"病"的基础上,参考患者的体质、年龄、宿疾,综合病因、病位、病性及邪正关系等对所处疾病某一阶段病理特性的概况,属于相对不确定的因素。

辨病与辨证相结合是中医论治疾病的有效途径,《黄帝内经》中就载有辨病与辨证相结合诊治疾病的记载。如《素问·痹论》认为痹证的基本病机为"风、寒、湿三气杂合而至",从而从辨病角度指明痹证之治疗方向,即祛风散寒除湿,而根据风、寒、湿等邪气侵犯倾向的不同,从行痹、痛痹、着痹辨证论治,亦可根据所客之脏,化裁为五脏痹论治。《伤寒

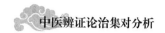

论》中篇名亦以病分类,在六经病的辨证论治过程中,皆以病为纲,分为太阳病、阳明病、少阳病、太阴病、少阴病、厥阴病六大疾病类型,在辨病的基础上进行辨证。

集对分析是从整体和全局上研究系统的"确定性"和"不确定性"相互联系的不确定性理论,对"确定-不确定性系统"处理问题之思路和中医辨病、辨证论治相结合之思想有异曲同工之妙。集对分析用联系数统一描述和处理模糊、随机、中介和信息不完全所致的不确定性,具体从"同""异""反"三个侧面(可根据需要细化为"同""偏同""偏反""反"等更多个侧面)来研究"确定-不确定性系统"的结构及其演化。联系数是有关两个集合或者一个"确定-不确定性系统"在指定的问题背景下所得到的同一性测度、差异性测度、对立性测度的结构函数,其是集对的特征函数,一般用公式 $\mu = a + b_1i_1 + b_2i_2 + \cdots + b_ni_n + cj$ 表示,可描述"病证结合""方证相关"等系统中"不确定因素"与"确定因素"的联系状况及联系结构,并将相关程度量化,建立相应的数学模型,利用模型开展结构分析或与联系数的态势表对照做系统态势分析等。

三、集对与阴阳辨证

集对是由两个集合组成的一个数学概念。最早由中国学者赵克勤先生在解读集合论中的罗素悖论时提出[7-10]。

阴阳是中医学中的一个基本概念,凡病先辨阴阳,才可论证选药处方。

如果把所有关于"阴"的因素当作一个集合,称"阴集",把所有关于"阳"的因素当作一个集合,称"阳集",则"阴集"与"阳集"就构成一个集对,称"阴阳集对"。"阴阳集对"简称"阴阳",也可以简称"集对"。

任何一个生命体,都可以被看成由阴阳化合而成,都可以被看成一个由"生"和"死"组成的一个集对,这里的"生"属阳,"死"属阴。

脏腑是人的重要器官,脏属阳,腑属阴;脏腑是一个由"脏"和"腑"组成的集对,称"脏腑集对",简称"脏腑",也简称"集对"。

人体得病,呈现"正邪相搏",正属阳,邪属阴,正邪是一个由"正"与"邪"组成的集对,简称"正邪",也简称"集对"[11]。

病有表里之分,表属阳,里属阴,表里是一个由"表"和"里"组成的集对,称"表里集对",简称"表里",也简称"集对"[6, 12]。

如此可知阴阳是一个集对。阴阳辨证就等价于以诊治疾病为内容的集对分析。由此可知,前面的"凡病先辨阴阳,才可论证选药处方"与"凡病先建集对,再做集对分析选药处方"等价。

四、中医辨证论治集对分析思路

(一)在辨病中应用集对分析

中医强调辨病首辨阴阳,辨阴阳就是辨集对中两个集合的全部关系。辨病包括辨病因、病理、病机;不仅要做定性辨析,还要做定量描述,建立数学模型,包括传统数学模型和联系数模型,传统数学模型和联系数模型本身也是一个集对,可以根据需要做集对分析,以保证模型的客观合理性[13]。

(二) 在中医处方选药中应用集对分析

研究表明,应用集对分析中的联系数有助于在已有的选药程序中增加联系数选药模型,提高药物对特定皮肤病的针对性与有效性[14, 15]。

(三) 在医学护理中应用集对分析

医学护理包括心理护理和临床常规护理,其中的一个重要原因是护理中的心理因素有"不确定性",可以通过集对分析建模与模型分析提高护理的满意度。

(四) 在疾病复发研究中应用集对分析

疾病复发是一个多因素致病问题,如何识别主要的高危复发因素、次高危复发因素,做到"既痊防复",应用集对分析有其简便独到的优势。

(五) 临床试验设计应用集对分析

临床试验设计需要用到统计学的原理和方法,经典的统计学方法基于经典概率论,经典概率论又基于集合论。从中医阴阳互根原理看,研究单个集合的集合论知识体系不能满足中医理论数学化的要求,应用集对分析理论能客观和全面地处理临床试验设计中遇到的方案选优问题。

(六) 利用集对分析辅助计算机与人工智能技术在中医诊治中的应用

计算机以数学为基础,集对分析是一种在经典数学基础上发展而来的联系数学;集对分析近年来已在人工智能中的不确定性推理、模式识别技术、聚类分析等方面有创新,推动了人工智能的发展,进而促进了计算机与人工智能技术在中医诊治中的应用。

(七) 应用集对分析加深中医诊治的信息学研究

疾病是对人体多种信息接收和处理的结果,包括人体对环境的适应性、个体饮食偏好、性别、年龄等众多因素,也就是这些信息做某种复杂运动的结果。中医的诊疗特色正在于因人、因时、因地综合分析,得出科学的结论。集对分析理论已提出信息能的概念,这一概念涵盖了现有信息论的认知,尤其适用于人体信息的研究与中医的诊治研究。

综上所述,中医辨证论治集对分析思路是一种系统化、数学模型化的思路[6, 7]。因此,集对分析可以应用于各种疾病的辨证论治。本书笔者擅长中医治疗皮肤病的临床和基础研究,因此,本书自第五章起以皮肤病为例,介绍集对分析在中医辨证论治中的应用,其他病种亦可推广应用。

参 考 文 献

[1] 王志红,岳胜难.病因与病邪之辨析[J].云南中医学院学报,2002,25(4):13,14,37.

[2] 刘明,李宁,贾成祥,等.取象比类法在中医学中的运用[J].中医学报,2010,25(5):891-893.

[3] 黄兰英.审证求因的理论研究概述[J].广西中医学院学报,2009,12(1):63-65.

[4] 高绍芳,赵克景,郭建超,等.病机辨证古方活用[J].现代中西医结合杂志,2006,15(13):1805,1806.

[5] 于美丽, 车方远, 高翔, 等. 中医辨证方法体系的历史沿革与现代发展[J]. 中医杂志, 2016, 57(12): 991 - 995.

[6] 赵克勤. 集对分析及其初步应用[M]. 杭州: 浙江科学技术出版社, 2000.

[7] 赵克勤, 赵森烽. 奇妙的联系数[M]. 北京: 知识产权出版社, 2014: 19 - 25.

[8] 赵克勤. 数学危机与集对分析[C]//中国人工智能学会集对分析联系数学专委会. 全国集对分析暨联系数学学术研讨会论文集. 杭州: 第 6 次全国集对分析暨联系数学学术研讨会, 2009: 213 - 219.

[9] 赵克勤. 二元联系数 $A+Bi$ 的理论基础与基本算法及在人工智能中的应用[J]. 智能系统学报, 2008, 3(6): 476 - 486.

[10] 赵克勤. 联系数学的基本原理及应用[J]. 安阳工学院学报, 2009, 8(2): 107 - 110.

[11] 蒯仂, 许逊哲, 迮侃, 等. 李斌运用六经辨证治疗皮肤病思想探微[J]. 中华中医药杂志, 2017, 32(12): 5383 - 5386.

[12] 赵克勤. 集对分析的不确定性系统理论在 AI 中的应用[J]. 智能系统学报, 2006, 1(2): 16 - 25.

[13] 孟庆刚, 王连心, 赵世初, 等. 浅谈集对分析在证候规范化研究中的应用[J]. 北京中医药大学学报, 2005, 28(4): 9 - 13.

[14] 李欣, 徐蓉, 周敏, 等. 基于集对分析的寻常型银屑病方证相关性研究[J]. 辽宁中医杂志, 2012, 39(6): 974 - 978.

[15] 李欣, 蒯仂, 许逊哲, 等. 基于集对分析的疗效曲线在银屑病血热证药物选优中的应用[J]. 新中医, 2017, 49(10): 107 - 111.

第二章
集对分析的基本知识

集对分析是中国学者赵克勤先生于 1989 年提出的一种处理不确定性的系统数学理论,也称集对论。集对论把两个有联系的集合构成一个集合对子,在一定问题背景下分析集对中两个集合的全部关系,对其中的不确定性关系进行"客观承认、系统描述、定量刻画、具体分析",因而与中医学中的阴阳学说和辨证论治有深刻和广泛的内在联系。本章从中医学角度介绍集对分析的基本原理、集对的定义、集对的系统特性、集对的特征函数、集对分析常用方法、集对分析的目的和基本步骤、集对分析的不确定性系统理论和同异反系统理论,以及集对分析理论与方法的最新进展,为后面介绍集对分析在中医皮肤病辨证论治中的应用提供预备知识。

第一节　集对分析的基本原理

一、成对原理

成对原理[1]指事物或概念成对存在。

中医学中的天地、阴阳、人事、生死、表里、脏腑、气血、正邪、寒热、虚实是成对存在的例子;人体上的腹背、手足、耳目、毛发、口舌、脾胃、心肺、肝胆也是成对存在的例子。按集对论,物质与能量、物质与信息、信息与知识、知识与智慧、数字与算法、计算、反馈与控制、确定与不确定、状态与趋势、过去与现在、现在与将来、上下、左右、东西、南北、胜负、加减、乘除,以及人的 2 只眼睛、2 只耳朵、2 只手、2 条腿等,都是成对存在的例子。

从哲学看,成对原理是事物普遍联系和对立统一的另一种说法,不仅是集对分析的一种思想和理论指导,也是创新中医学理论的一种思想指导。例如,在成对原理指导下,提出一个新概念时,会同时提出与之成对的另一个概念;当发现和发展一种新的医疗技术时,会发现和发展与之成对的另一种医疗技术,如此等等。其客观效果是辩证地创新和发展中医学理论和中西医结合理论,辩证地创新和发展中医和中西医结合的医疗技术。

成对原理是集对分析理论得以立论和不断发展的一个基础性原理,也是有重要中医学意义和广泛现实意义的科学原理。

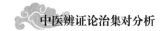

二、系统不确定性原理

在物理学中,不确定性原理指由德国物理学家海森伯于 1927 年提出的"测不准原理":一个微观粒子的某些物理量(如位置和动量,或方位角与动量矩,或时间和能量等),不可能同时具有确定的数值,其中一个量越确定,另一个量的不确定程度就越大。测量一对共轭量的误差的乘积必然大于常数 $\frac{h}{2\pi}$(h 是普朗克常量)。"测不准原理"反映了物质世界中微观粒子运动的基本规律,是现代物理学的一个基本原理,"测不准原理"对系统分析的启示是,当分析进入到系统的微观层次时会遇到部分系统参数不能确定的问题。

"测不准原理"对中医学的启示是,总体上可以掌握某类疾病的发病与治疗规律,但在患者个体上的表现仍受众多不确定性的干扰,每一张处方或每一次处方都或多或少存在这种或那种不确定性,需要用临床疗效来检验每一张处方或每一次处方中对这些不确定性的预先评估。中医临床经验有"读方三年,便言天下无病可治;乃至治病三年,便知天下无方可用"的说法,就是基于"测不准原理"的一种经验性概括。

客观地说,就认知而言,微观纯粹是相对于宏观而言的一个概念。在生物学中,如果说全体是宏观,则个体是微观;如果说个体是宏观,则个体的细胞是微观;如果说细胞是宏观,则基因是微观;在理化检验中,肉眼见到的是宏观,借助显微镜等仪器见到的是微观;借助低倍显微镜见到的是宏观,借助高倍显微镜等仪器见到的是微观;从人体寿命的时间维看,年度是宏观,时刻是微观,年度相对于世纪也是微观,如此等等。

在中医学中,如果说中医学历史是宏观,则某一历史时期的中医学理论与实践是微观;中医学理论体系是宏观,某个理论细节是微观;辨证论治学说是宏观,针对某一疾病的治法治则是微观;针对某一类疾病的治法治则是宏观,针对某一患者的具体方剂用药是微观;方剂是宏观,方剂中的某一味药是微观;一味药是宏观,其所有的药性是微观;已知的药性是宏观,未知的药性作用机制是微观。

在中医外科学中,肉眼见到的皮肤疾病是宏观,借助显微镜等仪器见到的病灶切片是微观;毛孔是宏观,毛孔中的分子是微观;阶段性的治疗效果是宏观,每一个时刻的病灶变化是微观,如此等等。

这就意味着,当把一事物的宏观表达与微观表达联系在一起作为全局性的系统考虑时,不可避免地存在不确定性,这种不确定性首先来自宏观层次与微观层次划分的相对性和层次边界的模糊性,其次也来自系统内部层次的动态迁移和相生相克制约。因此,在把某一中医学系统问题当作系统性研究时,其研究过程和研究结果会不可避免地存在这种或那种不确定性。这一原理即为"系统不确定性原理"或"全局不确定性原理",也简称"不确定性原理"。哲学认为,客观事物总是处于运动和变化之中,系统是事物的存在方式。集对分析认为,不确定性是运动和变化之本源。因此,系统不确定性原理的实质是事物运动和变化的另一种说法。但系统不确定性原理为集对分析对研究对象与研究过程中的不确定性给予"客观承认、系统描述、定量刻画、具体分析"提供了一种理论支撑,因此是集对分析理论的又一个重要原理。

不难看出,上述系统不确定性原理是成对原理的一个派生原理:系统的确定性与不确定性成对存在。另外,如果考虑到不确定性的极端,则可以由系统不确定性原理派生出系统的同异反原理,见第九节。

第二节　集对的定义与表示

一、集对的定义

由一定联系的两个集合组成的系统称为集对[2]。

从中医学的角度看,医生与患者、患者与疾病、内因与外因、确定性与不确定性、真实世界与主观印象;病与药、药与方、基本方和加减药、中药和西药;阴与阳、表与里、急与缓、虚与实、寒与热;清与浊、升与降、散与敛;陈与新、痰与湿、血与气、通与滞、瘀与畅;心与肾、肝与脾、脾与胃、肺与心、骨与髓、肠与胃,以及肾与耳、肝与目、心与舌、肺与皮毛;等等,都可以当作集对的例子。

集对是集对分析开展数学研究和系统分析的一个基本单位,也是开展辨证论治思维的一个基点,这是因为中医理论的根基在阴阳学说,若把"阴"看成一个集合,把"阳"看成另一个集合,则"阴阳"就是一个集对。

二、集对的表示[3, 4]

设 A、B 是两个集合,用 H 表示集对,则

$$H = (A, B) \tag{2.2.1}$$

为简便起见,可以把等号"="省略,用

$$H(A, B) \tag{2.2.2}$$

表示一个集对。

有时,把式(2.2.2)中的 H 也省略,把由集合 A、B 组成的集对写成

$$(A, B) \tag{2.2.3}$$

如果已知集合 A、B 的关系为"R",则集对(A, B)记为

$$(ARB) \tag{2.2.4}$$

这时如果把"()"也省略,则得

$$ARB \tag{2.2.5}$$

如果已知"R"的含义,并用具体的文字表示 R,如已知 A 与 B 相等,即 R 表示"相等",则记

$$A = B \tag{2.2.6}$$

式(2.2.6)表明常见的等式是一个集对。

如果已知"R"的含义是表示"同",就记

$$A \text{ 同 } B \tag{2.2.7}$$

如果用"s"(same)表示"同",就记集对(A, B)为

$$AsB \tag{2.2.8}$$

如果用"d"(different)表示"异",就记集对(A, B)为

$$AdB \tag{2.2.9}$$

如果用"o"(opposite)表示"反",就记集对(A, B)为

$$AoB \tag{2.2.10}$$

如果已知集 A、B 不是同,而只具有"同一性"(共同具有某个性质),则记集对(A, B)为

$$A - B \tag{2.2.11}$$

如果已知集 A、B 相异,则记集对(A, B)为

$$A \sim B \tag{2.2.12}$$

如果已知集 A、B 相反(相互矛盾、对立),则记集对(A, B)为

$$A \times B \tag{2.2.13}$$

用"s""d""o"表示集对(A, B)中两个集合的"同""异""反"关系与用"-""~""×"表示集对(A, B)中两个集合的"同""异""反"关系之区别在于,前者指"全同""全异""全反",后者指"部分同""部分异""部分反"。所以在集对分析的原著中,"-""~""×"的确切含义是"同一性""差异性""对立性",根据"同一性""差异性""对立性"的强弱程度,又可以分为"强同一性""弱同一性""强差异性""弱差异性""强对立性""弱对立性"等程度不一的"同一性""差异性""对立性"。

开展集对的分析和运算时,采用哪一套符号系统表示两个集合的具体关系,要视具体问题而定,原则是便于客观地描述研究对象,便于理解其中的中医学意义并展开系统分析。

要提及的是,有时为明确表达集对中 2 个集合的某种时序特性,也称 A 为组成集对的第 1 集合,称 B 为第 2 集合,这时也称集对是"有序对",或简称"序对";在某些情况下,第 1 集合称为"主集合",第 2 集合称为"次集合",这时称该集对是"主次对";有时也把第 2

集合当作第1集合的伴随集合,这时称该集对是"主伴集对",简称"主伴对"。视不同的场合和不同的医学问题而定,详见后面各章。

第三节　集对的系统特性

一、集对的元系统特性

系统科学中给"系统"下的定义:系统是由两个或两个以上要素组成的一个有机整体。根据这一定义可知,集对是一个系统,而且恰好是由两个要素集组成的系统,也就是一种最为基本的系统,因此可以把集对看成一种基元系统,简称为元系统。

根据系统科学,元系统是组成一个复杂系统的基本单位。任何一个复杂的有机系统都是由众多元系统组成的。例如,人是一个高度复杂的有机系统,不仅两个相互联系的脏腑可以当作一个集对,如肝与胆、心与肺、脾与胃等,而且体表的任意两个部位也可以看成一个集对,如手与足、耳与目、左手与右手、左眼与右眼,甚至某一内脏与某一体表部位也可以看成一个集对,如前面提到的肾与耳、肝与目、心与舌、肺与皮毛,这些在中医理论中称为"表与里"的两个身体局部,也可以看成集对的例子;只是同一性、差异性、对立性的内涵不同,同一度、差异度、对立度的大小不同而已,也就是相互联系的本质属性和相互联系的程度不同而已。正是"集对"现象在人身上的客观存在,在人与疾病抗争过程中客观存在,在疾病治疗过程中客观存在,才使得集对分析的思想、理论、方法和相应的系统分析和联系数学计算技术在中医辨证论治中有广泛的应用。从系统的角度看,人体就是由众多元系统按一定的系统功能和系统运行目的组成的有机整体。

第二节已指出,阴与阳是一个集对。根据集对的系统特性,可以推知阴与阳是一个系统,而且是一个元系统,中医对人体系统各种疾病的辨证论治,最终都落实到阴阳辨证,从一个侧面说明了集对系统的重要性。

二、集对的系统层次特性

第一,体现在集对对于组成集对的集合具有整体性。中医认为,生命是阴阳互根、互补的产物,生命中的阴阳各方依对方存在而存在,阴阳离决,生命不存。从系统层次的意义上说,作为整体的系统必定大于组成系统的各个子系统;同理,各子系统必定大于组成子系统的各要素,这是集对的第一个系统层次特性。

第二,集对中的两个集合凭借各种关系与对方联系,如把所有的关系组成一个系统,这个系统是集对系统的一个子系统;这时,把相对于这个子系统的集对称为母系统,这是集对的第二个系统层次特性。这一特性在中医临床中的表现,就是各种证候的阴阳辨证。

第三,集对中两个集合的全部关系的相互联系结构可以用一个称为联系数的结构函数表征,这个结构函数本身也是一个系统,称为联系数系统,简称联系数。显然,相对于集对这个元系统而言,联系数是集对的一个孙系统,这是集对的第三个系统层次特性。这一特性在中医临床中的表达,就是临床上对各种证候阴阳辨证结果的定量测度,以及根据这些测度构成的处方和处方内各种药物的定量使用。

三、集对的系统不确定性

由于集对是一个系统,根据第一节的系统不确定性原理,就可推知集对具有不确定性。

首先,组成集对的两个集合,可以两个都是确定的集合,这时的集对 H 是一个确定的集对,但这个集对中的两个集合可能有不确定性关系。这两个集合可能一个是确定的集合,另一个是不确定的集合,这时的集对 H 具有不确定性。也可能两个都是不确定的集合,这时的集对 H 是个不确定集对。不确定集对中的两个集合关系具有不确定性,这是没有异议的;但由两个都是确定的集合组成的集对,仍难以保证集对中的两个集合的全部关系都是确定的;从概念上说,所谓的确定性,是相对于不确定性的一个概念,没有不确定性,何来确定性? 根据第一节中的成对原理,集对中两个集合的确定性与不确定性总是成对存在的,所以,在一般情况下,集对中两个集合的关系具有不确定性。

集对的元系统特性、系统层次特性和系统不确定性,说明了集对的复杂性,也从现代数学和系统科学的意义上说明了中医阴阳学说的复杂性。

第四节 集对的特征函数

把两个客观上成对存在的事物构造成一个集对,把集对看成一个元系统并做系统分析,目的是要从联系这个角度去研究这两个事物的既确定又不确定的联系状况,以及这种联系状况的演化趋势,包括对确定与不确定联系状况做出综合评价和根据演化趋势做出应对或调控。由系统科学知识可知,实现这一目的需要有相应的数学工具;基础性的工作是要对集对中两个集合的联系做出数学刻画。

为此要明确联系的构成,集对分析认为,"联系是关系之和"[6,7]。

两个集合的联系状况由这两个集合的所有"关系"决定,如果不计"关系"的权重,则有以下定义:

定义 2.4.1 用来表征集对中两个集合的关系数与关系性质的函数称为集对的特征函数,也称为两个集合关系的特征函数,简称联系数。

若用 H 表示集对,集对 H 的特征函数记为 $CF(H)$。

例如,有集对 $H = (A, B)$,集合 $A = \{1, 2, 3, 4, 5\}$,集合 $B = \{1, -2, -3, 4, 5\}$,若分析其中一个集合中的每一个元素与另一个集合中的每一个元素的全部关系,则共有 $5 \times 5 = 25$ 对关系。一一分析这 25 对关系,发现有 3 对元素是标准的相同关系(简称"同关系"),分别是 $(1, 1)$,$(4, 4)$,$(5, 5)$;有 2 对元素是标准的相反关系(简称"反关系"),

分别是$(2, -2), (3, -3)$；其余 20 对元素的关系,如$(1, -2), (1, -3), (1, 4), (1, 5),$
$(2, 1), (2, -3)$；等等,既不是标准的同关系,也不是标准的反关系,具体有多少程度的相同,有多少程度的相反,需要做进一步的具体分析,具有不确定性,于是从"标准程度确定-标准程度不确定""二分法"的角度,得到该集对 H 的特征函数为

$$u = 5 + 20i \tag{2.4.1}$$

其中 i 是代表不确定关系的标记,也称不确定性的示性系数。

进一步,从"三分法"的角度看,由于确定是标准的同关系有 3 个;确定是标准的反关系有 2 个;其他相异于同关系也相异于反关系的关系数有 20 个,这时该集对 H 的特征函数记为

$$u = 3 + 20i + 2j \tag{2.4.2}$$

其中 i 是代表异关系(不确定关系)的标记和示性系数,j 是代表反关系的标记和示性系数。

一般地,若集对 $H = (A, B)$ 在某个具体的问题背景下和在某个分析过程中,论述了 N 个关系,其中 A 个是同关系,C 个是反关系,还有 B 个既不是同关系,也不是反关系,但同时又含有一定程度的同关系性质和一定程度的反关系性质,则此集对的特征函数为

$$u = A + Bi + Cj \tag{2.4.3}$$

令 $N = A + B + C$, $a = \dfrac{A}{N}$, $b = \dfrac{B}{N}$, $c = \dfrac{C}{N}$, 则由式(2.4.3)得

$$\mu = a + bi + cj \tag{2.4.4}$$

集对的特征函数是关于集对中两个集合联系(所有关系与关系的关系)的一种数量性描述,也是在给定问题背景下关于全体关系分类的一个函数。分析越全面,得到的关系数越充分;分类越精细,联系结构刻画就越精细。理论上,两个集合的关系数不论是有限还是无限,其"同关系""异关系""反关系"可以无穷地分解和展开,式(2.4.3)、式(2.4.4)所示的"同异反三分"是"确定-不确定性二分"的一种扩展。后面说到的四元联系数、五元联系数乃至无穷多元联系数,就是刻画"同、异偏同、异偏反、反(四分法)""同、异偏同、异偏中、异偏反、反(五分法)""强同、弱同、异偏同、异偏反、弱反、强反(六分法)"乃至"无穷分法"结果的数量刻画,同样也是关于集对系统特征的一种数量刻画,简称集对的特征函数,也称联系数,联系数是集对分析的主要数学工具(详见第三章)。

第五节　集对分析的基本方法

一、系统分析法

集对是一个元系统,根据问题要求对一个集对展开分析,客观上是一种系统分析。根

据系统科学,常用的系统分析法有整体分析法、层次分析法、定性分析法、定量分析法、定性与定量结合法,以及结构分析法、态势聚类法、趋势分析法等,这些方法也都是常用的集对分析法。理论上,对于集对中2个集合的关系分析可以做无穷层次的展开,在实际分析中,则要求做到"纵向到底,横向到边",只有把这一工作做好了,才能建立有坚实客观基础的联系数作为集对的特征函数来开展相应的数学建模和系统分析(详见后面各章)。

二、数学模型法

对一个集对中的两个集合的全部关系做出严密的系统分析以后,可以在分析的基础上建立集对的特征函数。集对的特征函数一般采用联系数表示,原因是联系数能客观地刻画集对中2个集合的确定性与不确定性联系,并且方便地利用联系数展开后续相关分析。从数学建模角度看,集对的特征函数本身就是关于集对的一个数学模型。对于两个或三个以上的多个集对系统,可以建立综合集成的联系数模型,借助数学模型做出综合评价和趋势分析。因此,数学模型法也是集对分析的一类常用方法(具体应用详见后面各章)。

三、同异反综合集成法

在集对分析中,系统分析法与数学模型法是结合在一起的。这是因为联系数是集对的特征函数,集对本身是一个系统,所以联系数是集对系统的特征函数。与其他非集对分析的系统分析法比较,其不同之处在于其中的"同异反"含义,"同异反"合在一起,本身就有把不同情况、不同条件、不同因素、不同问题、不同思路、不同认知、不同方法、不同途径、不同维度、不同过程、不同结果等"不同"综合集成的意思。但在系统科学界,"综合集成"有其单独的含义。这就是中国著名学者钱学森先生为研究复杂巨系统而提出的"综合集成法",钱学森先生提出的"综合集成法",其特点是把定性分析与定量分析从整体上考虑。钱学森先生指出,这个方法不同于近代科学一直沿用的培根式的还原论方法,是现代科学条件下认识方法论上的一次飞跃[8]。集对分析所用的"同异反综合集成法":一是针对集对的分析,二是集中在对"反"的认识和"反"的应用,这是由于集对分析首先提出了"反"的类型划分和数量化表达(详见第八节的同异反系统理论),其次是利用"反馈""反向""对立""矛盾"做互补意义上的系统分析。这与中医学中的"同病异治""同病反治""相反相成用药"的思路相通。

由于集对的普遍性,集对分析面临的问题也各式各样,因此,集对分析提倡对同一问题通过多方法、多角度、多维度、多层次展开研究,把研究结果综合后得出结论,自然地需要将多种思路和方法做同异反综合集成[9]。同异反综合集成法的具体应用见后面各章。

由上阐述可以窥视到集对分析法其实是一个方法库,可以根据问题求解的需要,选用其中的具体方法。

第六节　集对分析的目的和基本步骤

一、集对分析的目的

无论是从中医理论研究的角度,还是从中医临床实践的角度来看,集对的具体内容可以多种多样,随之而来的集对分析问题也多种多样。问题的多样性决定了集对分析目的的多样性,但共同的目的是了解和掌握研究对象中确定性与不确定性相互作用的变化规律,并利用这种规律达到治病目的。

例如,在中医辨证论治某一类皮肤疾病的问题中,集对分析的目的是找出该类疾病发生、发展、治疗过程中的确定性因素(确定性关系:"基本方"与"病")与不确定因子(不确定性关系:"随证加减药"与"病")相互作用的规律,并利用这种规律开展治疗,达到治病和提高疗效的目的。

二、集对分析的基本步骤

基于以上目的,可以把集对分析步骤简述如下:

第1步,根据问题需要和已知条件构造集对 $H = (A, B)$。

第2步,分析集对 $H = (A, B)$ 中两个集合 A 与 B 的确定性关系和不确定性关系,并就确定性关系和不确定性关系在全部关系中所占的比例,做出量化表述。

例如,在由银屑病(以下简称"病",设为 A)与所用中药剂(以下简称"药",设为 B)构成的集对 $H[$病(A),药$(B)]$ 中,对银屑病有针对性的中药"基本方",可以当作 A(病)与 B(药)之间一种相对确定的关系,而在"基本方"基础上的"随证加减药",则是 A(病)与 B(药)之间一种相对不确定的关系。显然,这是一种粗略的定性判断(是相对确定的关系还是相对不确定关系的判断)。

如果记 A 为确定的关系数,B 为不确定的关系数,用 i 表示不确定,则用以下公式表示这一步的分析结果:

$$u = A + Bi \tag{2.6.1}$$

式(2.6.1)中,i 为 $(-1, 1)$ 区间的值;A, B 为 $[0, \infty]$ 区间的值,$A + B = N$,N 是总关系数,也称为集对 H 中两个集合 A(病)与 B(药)的联系范数,联系范数 N 的大小表示了论域的大小。

第3步,对集对 $H = (A, B)$ 中的确定性关系和不确定性关系做进一步的细化分析和数量化表述。

这时的细化分析,通常是伴随着对问题的细化或条件的细化进行。

仍以银屑病为例,中医临床辨证论治为提高疗效起见,一般把银屑病分为"血瘀型"

"气虚型""热毒型",针对每一种类型,采用的"基本方"也不同;又由于临床遇到的病证属单一型的不多,多以一证为主,兼有他证;如"血瘀型"为主,兼有"气虚型";或"热毒型"为主,兼有"血瘀型";等等。这种情况下采用的"基本方"已不再是针对"单一证型"的"基本方",而是有一定复合性的"基本方"。换句话说,这时"病"与"药"的所谓"确定性关系"可分为"确定(A_1)"和"相对确定(A_2)"两部分。这时式(2.6.1)需改写成

$$u = (A_1 + A_2) + Bi \tag{2.6.2}$$

另外,也需要对"随证加减"的药做进一步分析。根据中医理论中的"相反相成"思想,随证加减药中有时可能会是与"基本方"药性相反的药。例如,对某位"气虚型"伴便秘的患者随证用适量的"大黄",对某位"热毒型"患者随证用适量的"桂枝"等;反映在数量上,就是把式(2.6.2)又进一步分解成

$$u = (A_1 + A_2) + B_1 i_1 + Cj \tag{2.6.3}$$

容易看出,式(2.6.3)中 $B_1 + C = B$。 式(2.6.3)也称同异反联系数。

在集对分析中,同异反联系数的一般形式是

$$u = A + Bi + Cj \tag{2.6.4}$$

它也可以当作对式(2.6.2)的直接扩展。

第4步,结合实际疗效,对集对 $H = (A, B)$ 中的确定性关系和不确定性关系的分析做出系统评价。

前述第3步已建立了集对 $H = (A, B)$ 的特征参数模型式(2.6.3)和式(2.6.4),这种模型的实际意义和实际效果如何? 这是临床医生与患者最为关心的,因此需要统计实际疗效,根据实际疗效对式(2.6.3)或式(2.6.4)做出评价。假定疗效分为治愈(e_1)、显效(e_2)、好转(e_3)、无效(e_4)四级,各级疗效的比例用 $V(e_1)$、$V(e_2)$、$V(e_3)$、$V(e_4)$ 表示,则由式(2.6.3)得

$$Q = \begin{cases} (A_1 + A_2) + Bi + Cj \\ V(e_1)、V(e_2)、V(e_3)、V(e_4) \end{cases} \tag{2.6.5}$$

第4步的"病-方-疗效"机制分析, 如用 M(mechanism analysis)表示机理分析,则"病-方-疗效"机理分析可以简记为 Qm[对式(2.6.5)而言]或记为 D(disease)(病)－P(prescription)(处方)－E(effect curative)*－M(mechanism analysis),或缩写为"DPEM"。

第5步,根据"病-方-疗效"机理分析(DPEM)结果调整对病的认识和调整方剂用药,修改式(2.6.2)或式(2.6.3),并重复第2~4步。

上述集对分析步骤的框图如图2-1。

---

　　* 为了不与联系数中的 C(疗效)相混,把疗效译为 effect curative,这样就可以用 E 代换原用的 C。

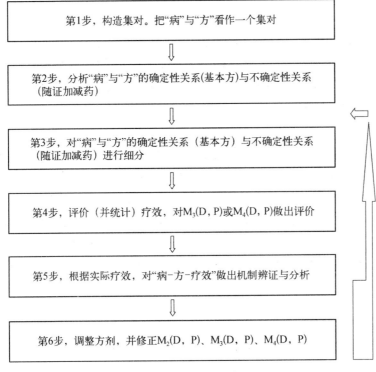

第1步，构造集对。把"病"与"方"看作一个集对

第2步，分析"病"与"方"的确定性关系(基本方)与不确定性关系(随证加减药)

第3步，对"病"与"方"的确定性关系（基本方）与不确定性关系（随证加减药）进行细分

第4步，评价（并统计）疗效，对$M_3(D, P)$或$M_4(D, P)$做出评价

第5步，根据实际疗效，对"病-方-疗效"做出机制辨证与分析

第6步，调整方剂，并修正$M_2(D, P)$、$M_3(D, P)$、$M_4(D, P)$

图2-1　集对分析步骤

第七节　集对分析的不确定性系统理论

基于数学和系统的集对分析不确定性系统理论在文献[10]中有详述，这里给出以中医辨证论治为背景的不确定性系统理论要点，诠释如下。

"病"与"方"既有确定性的关系，又有不确定性的关系，"病"与"方"之间的所有关系构成一个"确定-不确定性系统"，简记为"DPS"(disease-prescription system)。

由"病"与"方"组成的DPS是一个可测系统，也就是说，其中的确定性关系的性质和程度是可测度的；不确定性关系的性质和程度也是可以测度的。其测度的"联系和"可以用以下联系数表示

$$u = A + Bi \tag{2.7.1}$$

令$N = A + B$, $u = \dfrac{u}{N}$, $a = \dfrac{A}{N}$, $b = \dfrac{B}{N}$，则得联系数

$$\mu = a + bi \tag{2.7.2}$$

上式表示出一个具体的"病"与一个具体的"方"相联系的确定性程度与不确定性程度，以

及确定性与不确定性的相互作用。因而式(2.7.1)和式(2.7.2)也是关于"病"与"方"联系的一种数学模型,统称二元联系数,其中式(2.7.2)也称二元联系度或归一化二元联系数。

在"病"与"方"组成的 DPS 中,确定性关系与不确定性关系不仅共存于一个不确定性系统中,而且相互影响,相互制约,并且在一定条件下相互转化,这种相互作用主要通过 i 在[−1, 1]区间的不同取值得到体现。当 i 取[−1, 0]内的值时,"病"与"方"的确定性关系被削弱;当 i 取[0, 1]内的值时,"病"与"方"的确定性关系得到加强。通常,前者预示着疗效的降低,后者意味着疗效的提高。

在 DPS 中,i 的取值可以有不同的思路。但大致上分为两类:一类是 i 根据集对分析的理论取值;另一类是从临床实践出发取值。根据集对分析的本义,把两个有联系的集合组成一个系统的并加以研究的思想,建议把理论取值与实践取值相结合,找出给定"病"与"方"的规律。其中 i 按集对分析的理论取值方法将在第四章联系数中具体说明。

根据式(2.6.2)与式(2.6.3)可知,DPS 中的确定性关系可以做分解和分析,不确定性关系也可以做分解和分析。例如,A 可以分解成 A_1,A_2,$\cdots$,A_n,也就是可以有

$$A = A_1 + A_2 + \cdots + A_n \quad (n \to \infty) \tag{2.7.3}$$

或

$$a = a_1 + a_2 + \cdots + a_n \quad (n \to \infty) \tag{2.7.4}$$

同样地,有

$$B = B_1 + B_2 + \cdots + B_m \quad (m \to \infty) \tag{2.7.5}$$

$$b = b_1 + b_2 + \cdots + b_m \quad (m \to \infty) \tag{2.7.6}$$

以及

$$C = C_1 + C_2 + \cdots + C_k \quad (k \to \infty) \tag{2.7.7}$$

$$c = c_1 + c_2 + \cdots + c_k \quad (k \to \infty) \tag{2.7.8}$$

与此同时,有

$$i = i_1 \cup i_2 \cup \cdots \cup i_m \quad (m \to \infty) \tag{2.7.9}$$

其中的 i_m 在[−1, 1]的 m 分之一区间中取值。

特别地,当 i 在[−1, 0]取值时,可以令 $i=j$,由此,由式(2.7.1)和式(2.7.2)导出

$$u = A + Bi + Cj \tag{2.7.10}$$

$$\mu = a + bi + cj \tag{2.7.11}$$

式(2.7.10)和式(2.7.11)称为同异反三元联系数,或同异反联系数,或三元联系数,简称联系数,其中式(2.7.11)也称为同异反联系度,或三元联系度,或归一化联系数。

至于式(2.7.10)与式(2.7.11)中的 j,也可以分解成 j_1,j_2,$\cdots$,j_t,且 $j_1 \cup j_2 \cup \cdots j_t \cup \cdots \cup j_t = j$,其中的 j_t 在[−1, 0]的 t 分之一区间中取值。但习惯上,式(2.7.10)与式(2.7.11)

中取 $j = -1$，i 在 $[-1, 1]$ 中取不同的值。从这个意义上说，三元联系数中的 i 是 j 的函数。

按集对分析理论，"j"代表的"反"即"对立"，不仅仅是上面定义的"正（1）"与"负（-1）"形式的"正负型"对立，还有其他 4 种类型。由于三元联系数中的 i 是 j 的函数，当 j 取不同的值时，i 会有不同的不确定取值区间（详见第九节的同异反系统）。

确定-不确定性系统 DPS 中的确定性与不确定性具有层次性，这一点从式（2.7.10）和式（2.7.11）中可以明显看出，因为在式（2.7.10）和式（2.7.11）中，$A(a)$ 的系数是 1，$B(b)$ 的系数 i 在 $[-1, 1]$ 区间取值，C 的系数是 -1，其层次性显然。由于 i 是 j 的函数，因此，当 j 代表其他类型的对立测度值时，同异反三元联系数的这种层次性依然保持。

层次性是系统的一种特性，同异反三元联系数的这种层次性提示同异反三元联系数本身是一个数字系统，以至于在早期的集对分析论著中，也称同异反联系数为系统数。

此外，从式（2.6.2）还可以看出，若 A_1 代表确定，则 A_2 代表基本确定，A_1 与 A_2 也有层次之别，且以此类推到 A 做 $n(n \geqslant 2)$ 个不同层次的分解，见式（2.7.3）和式（2.7.4）。事实上，不仅是式（2.6.2）中的 A 可以展开不同层次，B 和 C 也可以展开不同层次，见式（2.7.5）～式（2.7.8）。

另外，还要看到式（2.7.11）中的 a, b, c 与 i 也有层次上的区别，a, b, c 处在宏观层次上，i 处在微观层次上，也就是说，当 a, b, c 确定之后，i 如何确定，取什么值，需要做深一个层次的分析，在集对分析理论中，认为 i 是代表处于微观层次上的不确定性，这种微观层次上的不确定性与现代物理学中的"测不准原理"相吻合。"测不准原理"也称"海森伯测不准原理"（Heisenberg uncertainty principle），该原理认为，在一个量子力学系统中，一个粒子的位置和能量不可被同时确定，要精准地测定其中的一个量时，必定不能精准地测定另一个量。当然，也有研究人员认为，在以后会出现一种量子存储器，利用量子存储器可以对粒子的位置和能量进行测定。但是从哲学上说，客观世界中一个问题的解决并不是一次完成的，因为每次对一个问题的解决总会遗留一部分问题待以后再去解决，或者引发出新的问题或发现新的问题，中医临床中也存在治疗阶段出现或发现新的疾病这种情况。根本的原因在于客观事物的联系普遍存在，相互作用普遍存在。在量子测量中，由于被测量的过于微小，以至于在测量过程中有可能发生测量仪器与测量对象相互干涉，难以分辨的困扰。这类问题在中医辨证论治临床中普遍存在。通常，患者是在宏观感觉某种不适时才会去就医，这时，临床医生获得的信息在整体上也是宏观信息确定而有相当部分的微观信息不确定。中医的辨证论治认为，只有从客观上把握确定性与不确定性的联系，从辨证的角度思考病因、病机，患者与"方"的确定性关系与不确定性关系，以及这两类关系的相互作用，才能使"方"恰到好处地发挥治疗作用。因此，上面所说的"粒子"，可以解释成是临床中遇到的，尚无生化指标刻画的，但又是客观存在的诸多"不确定因子"，如"敏感因子""应急因子""个体差异因子""随机因子"，以及这些因子的相互作用等。这些因子，既有可确定的一面，又有不确定的一面；或在某个层次上确定，但在另一层次上不确定；或在某时段确定，但在另一时段不确定；类似于量子物理中的"粒子"同时具有"粒子特性"和"波动特性"，其"粒子特性"可以用经典物理学知识确定，其"波动特性"需要用相应的量子力学中的波函数刻画。因此，从系统的角度看，不妨把 a，b，c 组成的系统当作一个宏观与微观相联系的系统，把 i 代表的不确定性当作一个由不确定因子与不确定关系组成的微观系统。从这样的意义上认识和理解联系数，有助于在中医临床实践中应用联系数。

对"确定-不确定性系统"的分析一般要求成对地进行。这是由于事物或概念客观上都成对存在。因此，为了尽可能避免片面性，对于"确定-不确定性系统"的分析应当成对进行。例如，在式（2.7.10）和式（2.7.11）中，确定性分为 $A(a)$ 和 $C(c)$ 两个部分；"$B(b)i$"也同时表征宏观不确定与微观不确定两个部分，而当 i 取 -1 时，$B(b)i$ 中的部分或全部又归并到 cj 中；式（2.7.3）中的 A_1 与 A_2 也有成对性意义。

习惯上，人们对系统的不确定性总是从设法确定的角度去描述和分析。例如，卫生统计学依据的概率论，就是通过对大量数据的统计分析，找到随机变化规律，给出某一随机事件出现的概率。但中医理论认为，阴阳互根，对立的双方只能共存互补，平衡和谐；而不能只有一方存在而不承认另一方存在，后者属于中医学"阴阳离决"的范畴，此种现象一旦出现，意味着生命的结束。因此，在"确定-不确定性系统"的分析中，不论是对其中的确定性部分的分析还是不确定性部分的分析，都要成对地进行。

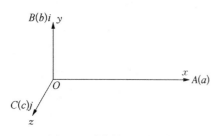

图 2-2　同异反三维空间

"确定-不确定性系统"所处的空间（space）是一个确定-不确定空间，这只要注意把式（2.7.10）和式（2.7.11）中的 $A(a)$、$B(b)$、$C(c)$ 作为直角坐标系 $O-xyz$ 中的 x 轴、y 轴、z 轴，就可以看出该空间是含有不确定性测度的一个空间（图2-2）。

由于"确定-不确定性系统"可以是一个多维系统，因此存在多维（维数超过三维）的同异反空间，如对应于式（2.6.3）的四维同异反空间，还有根据实际临床辨证论治需要的五维、六维或更多维空间，由于在平面上已无直觉形象，故在此省略相应图示。

与"确定-不确定性系统"分解、分析展开对应的联系数称为同异反多元联系数，其一般形式为

$$u = A_1 + A_2 + \cdots + A_n + B_1 i_1 + B_2 i_2 + \cdots + B_m i_m + C_1 j_1 + C_2 j_2 + \cdots$$
$$+ C_k j_k \quad [(n \to \infty), (m \to \infty), (k \to \infty)] \tag{2.7.12}$$

对于联系数的运算规则见第四章。

"确定-不确定性系统"是一个演化发展着的系统。从中医的角度看，可以假设当前的 $A(a)$ 原来处在 $B(b)$ 的层次上，是从 $B(b)$ 的基础上发展演化而来的，这种假定符合中医辨证论治发展的历史。例如，最早的"神农尝百草"，到李时珍的《本草纲目》，人们从实践中慢慢地摸索到了某种植物对某种疾病有一定程度的治疗作用，再对这种植物的外观、形状、质地、气味、秉性进行观察、思考、推想、验证、再思考，并结合其疗效的估计、感觉和

反应,逐渐形成一种相对的"病"与"药"的对应规律认识。又如,对疾病的认识,初次接触患者到最后确诊,也有一个认识的过程。为了从数学上反映出这种发展演化的趋势,为此,不妨用 $A(a)+B(b)$ 作分母,用 $A(a)$ 作分子,用 $\partial A(a)$ 表示演化率,得

$$\partial A(a) = \frac{A(a)}{A(a) + B(b)} \tag{2.7.13}$$

类似地,用 $\partial B(b)$ 表示从 $C(c)j$ 提高到 $B(b)$ 上的演化率,得

$$\partial B(b) = \frac{B(b)}{B(b) + C(c)} \tag{2.7.14}$$

用

$$\partial^+ \mu = \partial A(a) + \partial B(b)i \tag{2.7.15}$$

表示总的向正方向的演化率,其中式(2.7.15)中的 $i \in (0, 1)$。

与此相反的对应是负方向的演化率,记为

$$\partial^- \mu = \partial^- A(a) + \partial^- B(b)i \tag{2.7.16}$$

式(2.7.16)中的 $i \in (-1, 0)$。

此时,"确定-不确定性系统"总的演化率为

$$\partial^+_- \mu = \partial^+ \mu + \partial^- \mu \tag{2.7.17}$$

当 $\partial\mu > 0$ 时,称"确定-不确定性系统"存在正方向演化趋势;

当 $\partial\mu = 0$ 时,称"确定-不确定性系统"演化趋势临界;

当 $\partial\mu < 0$ 时,称"确定-不确定性系统"存在负方向演化趋势。

存在正方向演化趋势时,表示"对症下药"的有效性存在,且相对确定;存在负方向演化趋势时,表示"对症下药"的有效性不存在,无效或疾病恶化。演化趋势临界的含义是,表示正好处于上述两种状态的分界处。

式(2.7.13)~式(2.7.17)统称为偏联系数,偏联系数的数学性质和在辨证论治中的意义将分别在第四章、第五章中做详细阐述,因为对于不同问题,"演化"的临床含义会有很大不同。

如若对 $n(n \geq 2)$ 个联系数 $\mu_k = a_k + b_k i + c_k j$ $(k = 1, 2, \cdots, n)$ 做熵计算,得到同熵 $S_a = \sum_{k=1}^{n} a_k \ln a_k$,异熵 $S_b = \sum_{k=1}^{n} b_k \ln b_k$,反熵 $S_c = \sum_{k=1}^{n} c_k \ln c_k$。由于 $a_k + b_k + c_k = 1$,所以同熵、异熵、反熵的和

$$S = S_a + S_b + S_c = \sum_{k=1}^{n} a_k \ln a_k + \sum_{k=1}^{n} c_k \ln c_k + \sum_{k=1}^{n} b_k \ln b_k \tag{2.7.18}$$

是一个熵系统,称联系熵。

熵是一个重要的概念。爱因斯坦说过,熵是科学的第一法则。熵也是一个有争议的

概念,因为熵概念在不同的学科中有不同的解释,如物理学中有热力学熵,统计学中有统计熵,信息论中有信息熵,生命科学中有负熵等。基于集对分析的"联系熵"为不同的熵提供了统一的形式,具有重要的科学意义和实践意义。

联系熵在辨证论治中的临床意义将在第五章中说明。

"确定-不确定性系统"是一个复杂系统,这种复杂性来自三个方面。一是其间的不确定性,这种不确定性既有"病"种分类的不确定性,又有病因机制的不确定性,还有因人、因时、因地、因环境的不确定性,还有诊断过程的不确定性,更有处"方"时的不确定性,"方""病"关系的不确定性,"方""病"作用机制的不确定性等。这些不确定性在临床辨证论治中,通常不能完全清晰明确地一一定量表述,从而导致"确定-不确定性系统"的复杂性。二是论域的确定具有复杂性,人本身是一个开放的复杂系统,病在人身上,可以当作人这个复杂系统的子系统,但辨证论治若不把"病"这个子系统限在一定的范围内,又不便抓住主要矛盾"对症下药",显然,如何思考论证范围的大小,也是一个复杂的问题,临床中不能进行没有范围的泛泛生化检查,但也不能不做生化检查而完全地依靠临床经验做出治疗决策。三是"确定-不确定性系统"的演化不仅有内因,也有外因,前述应用偏联系数做演化率的计算和演化趋势的判断,仅仅利用某一时刻的样本数据,或某一时段的平均联系数,不能反映治疗全过程;与此同时的各种环境因素都会干扰"确定-不确定性系统",从而增加"确定-不确定性系统"的复杂性。总而言之,"确定-不确定性系统"的开放性、有机性、动态性、不确定性,认识的主观性、片面性,以及生化检查条件的局限性和检测仪器的不确定性等,都导致了"确定-不确定性系统"的复杂性。

第八节 集对分析的同异反系统理论

当集对分析的不确定性系统理论需要考虑不确定性趋向某种极端时,有可能出现与已有确定性("同")相反的另一种确定性("反"),并与"非同非反"又"亦同亦反"的"异"构成集对分析的同异反系统理论。类似于"不确定性"字意中蕴含复杂性那样,集对分析的同异反系统理论也在"同""异""反"字意中蕴含着复杂性,这种复杂性既有"同""异""反"内涵的多样性,也有"同""异""反"内涵随着语境变换而出现的内涵迁移性,但为了研究上的需要,仍需明确"同""异""反"相对确定的内涵,并给出"同""异""反"的数学刻画,进而了解同异反系统理论[11]。

一、同异反的概念及其内涵

(一) 同

同,一般指两个或多个事物的同一性,即形式上表现不同的事物,在本质上具有一种或一种以上的共有属性。如金银花、石斛、生地黄,表面上是不同的中药,但有共同的属性:"性凉"。

同,也指"类同"。某种药性接近的中药常称为某类药,就是类同的意思。例如,"太子参"与"西洋参"同属滋补类药,"当归"与"鸡血藤"同属补血活血类药,"首乌藤"与"酸枣仁"同属镇静类药等。

两个事物能够类同,说明这两个事物至少具有 1 个共有属性。

同,也指"等同",如 $x + y = 2$,$5 - 3 = 2$,$x + y = 5 - 3$。此例说明两个事物等同,是指在数量这个属性上相同。

同一剂中药处方的汤剂与丸剂,也有同的含义,但并非是数量上的等同,而是质的类同,为什么称其为类同? 因为同一处方的不同制剂有不同的治疗效果。

同,也指"相同",中医学中对同一药物有时有不同药名,如"制军"就是"制大黄","生军"就是"生大黄",名不同但实物同,这种"同",是指两个或多个事物在质的意义上具有全部共同属性,仅在"名称"这个属性上不同。

同,也指"协同",如"四君子汤"中的党参、白术、茯苓、甘草素有君、臣、佐、使的协同功能,这里的协同,说到底也是一种共有属性,就是都有补气的属性。类似地,"四物汤"中的当归、熟地、川芎、芍药,也有很强的补血活血协同作用,也就是说,这四味药各自有补血活血的属性。

由上可见,"同"的内涵丰富,这种丰富的内涵适用于辨证论治思维的具体展开,但也为定量刻画"同"的程度带来难处,为此,集对分析借助集合的图形表示,对"同"定义如下。

定义 2.8.1 同,是指所论两个集合 E、F 的交集 S 非空,如图 2 - 3。

并用下式表示

$$S = E \cap F \neq \varnothing \qquad\qquad (2.8.1)$$

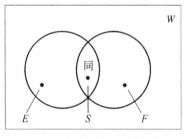

式(2.8.1)中的"S"称为"同一集",简称为"同集"或"同","$\cap$"表示集 E 和集 F 的"交",即 E, F 在 W 意义下的相交部分。从图 2 - 3 中看出,"S"这部分既属于集 E,是集 E 的一个子集;也属于集 F,是集 F 的一个子集;另外也显示,"S"这个属于集 E 的子集与其他属于集 E 的子集不同,不同之处在于"S"也同时是集 F 的一个子集。同理,站在集 F 的角度看,"S"这个属于集 F 的子集与其他属于集 F 的子集不同,不同之处在于"S"也同时

图 2 - 3　集合 E 与 F 在问题 W 意义下的"同"

是集 E 的一个子集;集"S"这种相对于集 E 与集 F 既"同"又"不同"的双重特性,在中医学理论研究和临床实践中都有重要的意义。例如,由两味中药组成的复方,其所具有的药理作用和效果并非是两味中药单一药理和效果的算术加法之和,如此等等。虽然如此,但为了能便于计算,下面仍从直觉的角度给出两个集合在给定问题 W 意义下的同一度计算,为明确起见,先给出两个集合的同一度定义。

定义 2.8.2 集对 H 中集合 E 与集合 F 的交集 S 与这两个集合的并集之比,称为集合 E 与集合 F 的同一度。

例 2.8.1 有集合 $E = (2, 3, 4, 5, 6)$,$F = (1, 3, 5, 9, 10, 11)$,则

$$S = E \cap F = (3, 5)$$

若其同一度用 a 表示,则

$$a(E, F) = \frac{E \cap F}{E \cup F} = \frac{(3, 5)}{(1, 2, 3, 4, 5, 6, 9, 10, 11)} = \frac{2}{9} \quad (2.8.2)$$

但式(2.8.2)是从构成集合元素的形式上计算两个集合的同一度,并不反映构成集合元素的性质。在中医临床中,大量的问题是研究"病"与"方"两个集合的各种关系,而"病"与"方"是两个不同性质的集合,难以简化为纯粹的数量化元素集合,因此需要有与式(2.8.2)不同的同一度计算公式,为此又给出以下情况时的两个集合的同一度定义。

定义 2.8.3 集对 H 中集合 E 与集合 F 的交集 S 与其中一个集合之比,称为集对 H 的偏同一度。

根据定义2.8.3,集对 H 的偏同一度分为偏 E 同一度和偏 F 同一度。

集对 H 的偏同一度在形式上是两个集合之比,具体根据两个集合的元素计算。

若用 $a(\partial E, F)$ 表示集对 $H(E, F)$ 偏 E 的同一度,则在例2.8.1中,有

$$a(\partial E, F) = \frac{E \cap F}{E} = \frac{(3, 5)}{(2, 3, 4, 5, 6)} = \frac{2}{5} \quad (2.8.3)$$

同理有

$$a(E, \partial F) = \frac{E \cap F}{F} = \frac{(3, 5)}{(1, 3, 5, 9, 10, 11)} = \frac{2}{6} \quad (2.8.4)$$

式(2.8.3)和式(2.8.4)中的 ∂E、∂F 分别表示以集 E 为基、集 F 为基,即分别以集 E 和集 F 的元素个数为分母计算集 E 与集 F 的交集 S 与自己的同一度。

由此可见,尽管两个集合"同"的含义较为复杂,但两个集合的同一度必须在相同属性上计算。因此在实际应用时,需要先确定"同"的具体含义,再计算集对中两个集合的同一度。

例如,无论是"气虚型"银屑病,还是"血瘀型"和"热毒型"银屑病,都有一个共同的属性症状"瘙痒",用图形表示为图2-4。其中 A = "气虚型",B = "血瘀型",C = "热毒型",W = 银屑病,S = 瘙痒,且

$$S = A \cap B \cap C \quad (2.8.5)$$

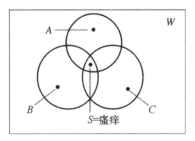

图 2-4 不同证型银屑病共同属性示意图

但"气虚型"的"瘙痒"与"血瘀型"的"瘙痒"在临床上的表现不同。同理,"气虚型"的"瘙痒"与"热毒型"的"瘙痒"在临床上的表现也不同;"血瘀型"的"瘙痒"与"热毒型"的"瘙痒"在临床上的表现也不同。如何计算这里的同一度和各自的偏同一度,请读者思考。

(二) 反

定义 2.8.4 反,是指所论两个集合 E、F 各自有子集存在相互对立的属性。

尽管对于"反"做了以上定义,但什么是"对立"? 仍然有待解释,根据赵克勤先生于1994 年在文献[12]中给出的研究,"对立"有 5 种类型,为便于理解,本书改称"对立"为"互反",或简称"反"。

类型 1,"正负型对立"的"反",也称"正负型互反",其特征方程组为

$$\begin{cases} 1 + (-1) = 0 \\ 1 \times (-1) = (-1) \end{cases} \quad \text{"正负型互反"} \tag{2.8.6}$$

在辨证论治中,若把药性为"热"用"+"表示,把药性为"凉"用"−"表示,则在用热性药时为防治"性热燥",不宜久用,可在方剂中加入适量的性凉药,以去其辛燥,达到阴平阳和,和中共消,如附片和生地同用,麻黄与太子参同用等,就是一种"正负型互反"的临床应用。

如果用"+"表示"提升"的药性,用"−"表示"下行"的药性,则同样属于"正负型互反"的概念,如上下肢皆有皮肤红斑时,可在一方剂中同用药性"下行"的"牛膝"和药性"上行"的"桂枝"。

类型 2,"有无型对立"的"反",也称"有无型互反",其特征方程组是

$$\begin{cases} 1 + 0 = 1 \\ 1 \times 0 = 0 \end{cases} \quad \text{"有无型互反"} \tag{2.8.7}$$

"见肝之病,知肝传脾,当先实脾",因为肝属木,脾属土,木旺克土,所以肝、脾,一病,一无病,构成一"有无型对立"。由此可知,"见肝之病,知肝传脾,当先实脾"是"有无型对立"的一种临床应用。

血为有形之物,气为无形之物,故气血也可以当作一种"有无型互反",气虚则血滞,气行则血行,调气和血,病乃愈。因此,"有无型互反"在辨证论治中既常见,也是开展辩证思维的一项内容。

类型 3,"虚实型对立"的"反",也称"虚实型互反",就是一个集合为虚集,另一个集合为实集。两个集合构成虚实型对立关系,其特征方程组是

$$\begin{cases} 1 + \sqrt{-1} = 1 + \sqrt{-1} \\ 1 \times \sqrt{-1} = \sqrt{-1} \end{cases} \quad \text{"虚实型互反"} \tag{2.8.8}$$

"实则泻之""虚则补之",是中医临床辨证论治的两大法则,无论男女老少,春夏秋冬皆要遵循之。从特征方程看,虚实相加仍虚实,虚实相乘则为虚。这与中医临床常见到一些疑难病症常现虚实相伴,体虚证实,病实人虚的复杂证候相符,是中医临诊遇到"虚实型证候"时可参考的一个数学模型。

类型 4,"倒数型对立"的"反",也称"倒数型互反"。其特点是,一个集合的特征参数用 R 表示,另一个集合的特征参数为 $\dfrac{1}{R}$,则 R 与 $\dfrac{1}{R}$ 构成"倒数型大小对立"。其特征方程组是

$$\begin{cases} \dfrac{1}{R} + R = R + \dfrac{1}{R} \\ \dfrac{1}{R} \cdot R = 1 \end{cases} \quad \text{“互补型互反”} \tag{2.8.9}$$

由特征方程组可以看出,从数量加和的角度看:可以写成 $\dfrac{1}{R} + R \approx R$,当 R 足够大时,说明这时的 $\dfrac{1}{R}$ 可以忽略不计。但若 $\dfrac{1}{R}$ 与 R 存在“乘积”作用,则 $\dfrac{1}{R} \times R = 1$,表示尽管一方相当“强盛”为 R,另一方相当“弱小”为 $\dfrac{1}{R}$,但只有两者共存,才是一个完整的“1”,一个阴平阳和的“有机体”。“$\dfrac{1}{R} \times R = 1$”现象也可以形象地称作“四两拨千斤”现象。这在中医临床中也不乏其例。例如,用“甘遂”泻“腹水”时,需同时用适量的“甘草”。一患者,手小指阴疽(脓性骨髓炎),X 线片显示指骨末端坏死。长期用抗生素无明显效果,用微量阳和汤(因考虑年事已高)终于使病痊愈。

要说明的是,倒数型特征方程中的 R 与 $\dfrac{1}{R}$ 一般情况下是分别指两个不同集合的特征参数在数量上呈现“大小悬殊”的情况。如在上例中,一方面是由大剂量抗生素组成的西药集合 E,另一方面是由“微量阳和汤”组成的集合 F,这两个药物集合的共同作用是“和”关系,还是“乘积”关系,还是两者兼有,还是以“一种关系”为主,需要从临床效果这个角度把握。例如,婴儿出生后,常用微量砒霜以“开口”就是另一种类型的倒数型对立,这是因为“砒霜”在常规情况下是一种剧毒药,但“微量”“砒霜”给婴儿出生后吞服之,有“排先天胎气之毒”的功效,但是否“微量”到常规用量 R 的倒数需由医生决定。

类型5,“互补型对立”的“反”,也称“互补型互反”,其原理是两个集合在所论属性上的特征参数之和为1。例如,集合 E 的特征参数为 p,集合 F 的特征参数为 q,则

$$\begin{cases} p + q = 1 \\ p \times q = pq \end{cases} \quad \text{“互补型互反”} \tag{2.8.10}$$

以上特征方程表明在“和”关系下,p 和 q 两个集合互补成一个整体,但在乘积关系下,其乘积关系小于 p 和 q。例如,令 $p = 0.6$,$q = 0.4$,则 $p + q = 1$,但 $pq = 0.6 \times 0.4 = 0.24$。

中西医结合治病也是一种互补型对立。由式(2.8.9)可知,只要对立的两个集合互补时,它们的相互作用就比它们各自的作用要小。临床也观察到,相当多的一类皮肤病,既使用西医的抗菌消炎和激素类药物,又同时使用清热解毒、祛风止痒的中药外洗,在提高疗效的同时,几乎可以忽略中药与西药共用产生的副作用。相反,还能减轻和抑制单纯用西药或单纯用中药产生的副作用。

“互补型对立”从其内涵看,其实还包括了前面所述的四种对立类型。如“正负型对

立",其实也含有"正负型互补"的意思,"有无型对立"中的气血对立更是互补的。"虚实型对立"中的"病实人虚""证实气虚",也通过"互补"这种特定的"联系"方式统一在某个患者身上。"倒数型对立"的内涵也有互补的意思在内。反之,互补型对立既是机体与疾病共存的一种方式,也是辨证论治过程中方药与病证的一种"联系"方式,又是使用不同药物,采用中西医结合防病治病的一种治疗策略,可以说,"互补型对立"方程组是辨证论治核心思想的一种数学模型,有重要的理论意义和临床实践意义。

"反"的内涵丰富,这种丰富的内涵适用于辨证论治思维的具体展开,但也为定量刻画"反"的程度带来困难,为此,集对分析对"反"做出分类,并给出各类"反"的特征方程组,为用联系数表示集对的特征函数提供了基础。从属性的角度看,处于"互反"的两个对象,可能有同一个属性,无非是其属性值差距过大,以至于由量变走到质变,如"倒数型互反";但也可以是在两个不同的属性上"互反",如"虚实型互反"中的"证实人虚",其中的"证"与"人"是两个不同的概念,因此有不同的属性,但也因病构成"虚实型互反";而"互补型互反"则说明了对立的双方在某种条件下是互补的,如此等等,说明了尽管对于对立做出了分类和定量刻画,但仍然具有复杂性,这是需要强调的。

（三）异

定义 2.8.5　异,是指所论两个集合 E、F 既不是同又不是反的属性。

集对中两个集合的关系,当只有 1 种属性时,可以分析其如何"同",并用"同一度"刻画"同"到何种程度;当有 2 种属性时,需要分析关系的"同"与"反";也需要分析关系的非"同"与非"反",也就是要考虑有 3 种属性的情况,这第 3 种属性称为"异"。事实上,当集对中两个集合的关系的同一度 $a \neq 1$ 的时候,其补数 $b = 1 - a$ 在通常情况下也称为"异",这说明集对中两个集合的关系只有 1 种属性的情况是一种理想化的特例,而不是一般情况,一般情况是"同""异"并存,以至于习惯性地称为"同异",这从一个侧面说明了第一节中给出的成对原理的普适性,另外也说明了系统不确定性原理的普适性,因为"同异"也有可能是一种"互补型"的"异",即"互补型"的"反"或"互补型互反",由此又进入到一个新层次的"异",如此等等,说明了"同""异""反"的复杂性,但为了应用上的方便,下面给出"同""异""反"的一种临床界定参考,而且,为了行文简洁起见,在不需要特别说明时,有时也不再对"同""异""反"加注引号,直接写成同,或同异,或同异反,或同反、异反。特别地,在把同异反作为相互独立的属性关系对待时,可见图 2-5 所示。

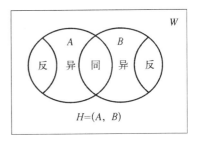

图 2-5　集合 A 与集合 B（关系）的同异反示意

二、基于临床的同异反定性界定

第八节中阐述的同异反是基于集对论的概念定义。在中医临床实践中,由于存在"事先约定"或"潜意识约定",建议采用基于中医辨证论治的同异反界定,见表 2-1。

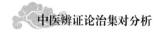

表 2-1 基于中医临床的同异反概念界定建议

	同(a)	异(b)	反(c)
患者体征	生化指标都在正常范围内;望闻问切四诊无异常	个别指标超过正常范围,但幅度不大;望闻问切四诊中有舌质变化、脉象变化,但变化不很明显	个别指标严重超标或多个指标有异常变化;望闻问切四诊中舌质、脉象变化、局部症状明显
疾病症状	病情较轻,或疾病初起,尚未影响正常生活,或本人尚未感到不适	不适已不能被忽视,疾病体征明显	自觉严重影响生活,临床诊断需立即医治或"紧急输液"救治
治疗结果	痊愈	明显好转	无效,或病情加重

表 2-1 给出的临床同异反界定有时仍显得粗糙,为此可以把同、异、反细化,当仅把其中的"异"细化时,得到"同""异偏同""异偏反""反"四等级测度的同异反,见表 2-2。

表 2-2 基于中医临床的"同""异偏同""异偏反""反"四等级概念界定

	同(a)	异偏同(b_1i_1)	异偏反(b_2i_2)	反(cj)
患者体征	生化指标都在正常范围内;望闻问切四诊无异常	1个或2个指标略超正常范围;望闻问切四诊中有舌质变化,脉象略有异样变化	2个或3个指标略超正常范围;望闻问切四诊中有舌质变化,脉象异样变化明显	个别指标严重超标或多个指标有异常变化;四诊中有舌质、脉象及局部症状明显
疾病症状	病情较轻,或疾病初起,尚未影响正常生活,或本人尚未感到不适	疾病初起,体征有时易被忽略,尚可自我医治	体征已较明显,需医生医治	自觉严重影响生活,临床诊断需立即医治或"紧急输液"救治
治疗结果	痊愈	明显好转	略有好转	无效,或病情加重

"同、异偏同、异偏反、反"这种四等级测度的同异反划分较"同、异、反"三等级测度的划分更为"细致",也便于临床医生临证判断和辨证分析。必要时,可以仿照对"异"的"细分"做法,对"同"和"反"也做类似的"一分为二",原因是医学临床中遇到的"同、异、反"都在动态变化之中,辨证论治的全过程需要对动态变化着的"同、异、反"有完整和动态的把握,才能达到理想的治疗效果。这时可以有"同""同偏异""异偏同""异偏反""反偏异""反"六等级测度的同异反。读者可自行根据自己的临床实践给出类似表 2-1、表 2-2 的概念界定表。

三、基于临床的同异反定量刻画

前面给出了同异反概念定义和基于临床的同异反定性判断,其实也给出了同异反定量刻画的思想和原则,其中同异反概念定义给出的是基于两个集合对立特征方程的定量原则。例如,在"倒数型对立"中,R 与 $\dfrac{1}{R}$ 固然是一对"互反",如果取"R"作为参考数量,则 $\dfrac{1}{R}$ 是与 R 相对立的一个数量。由此推得在 R 与 $\dfrac{1}{R}$ 之间的量是一个既不同于 R,也不等同于 $\dfrac{1}{R}$ 的量。由此,其同异反的数量界定,见表 2-3。

表 2 - 3　基于"倒数型互反"的同异反数量界定

药 物 例	同(平常用量)	异(异常用量)	反(反常用量)
麻黄临床用量	$x \leqslant R(=5\,g)$	$R > x > \dfrac{1}{R}$	$\dfrac{1}{R} \geqslant x$
	一般用量		反常用量
	$x \leqslant 5\,g$	$5\,g > x > 0.2\,g$	$x \leqslant 0.2\,g$

在"有无型互反"中,也存在同异反数量界定问题。例如,有无糖尿病诊断的一个依据是尿中糖含量的检测,检测结果如果只有 1 个"+"号,一般还不足以说明有糖尿病(记为同),有 3 个"+"号,或 4 个"+"号时,就应考虑是糖尿病(记为反),由此说明在"有糖尿病"和"无糖尿病"之间存在一个可以称为异的"中介过渡领域",这个区域的"长度"是"1 或 2"个"+"号,见表 2 - 4。

表 2 - 4　基于"有无型互反"的同异反数量界定

尿糖检测例	同(不考虑糖尿病)	异(不确定)	反(考虑糖尿病)
检测结果"+"个数	$x \leqslant 1$	$3 > x \geqslant 2$	$x \geqslant 3$

同理,"正负型对立"也有同异反数量界定问题。如设疾病经过治疗好转为"正(+)";经过治疗没有好转,病情加重为"负(-)",则某个临床观察期就是一个基于"正负型对立"的中介过渡期。在这个时期内,暂时还不能判断其为正(+),还是负(-),至于用哪些指标说明治疗效果是"正(+)",还是"负(-)"这里不讨论,由此得表 2 - 5。

表 2 - 5　基于"正负型互反"的同异反数量界定

临床疗效评定例	同(好转)	异(临床观察)	反(无效)
临床病例数	$x > 0$	$x = 0$	$x < 0$

从表 2 - 5 看出,"临床观察"所对应的数量标注是"$x = 0$",有些不太好理解,其实,只要把"0"放大即可,如图 2 - 6。

至于具体的 0^- 值与 0^+ 值可以视不同的临床实践赋值。

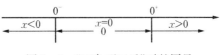

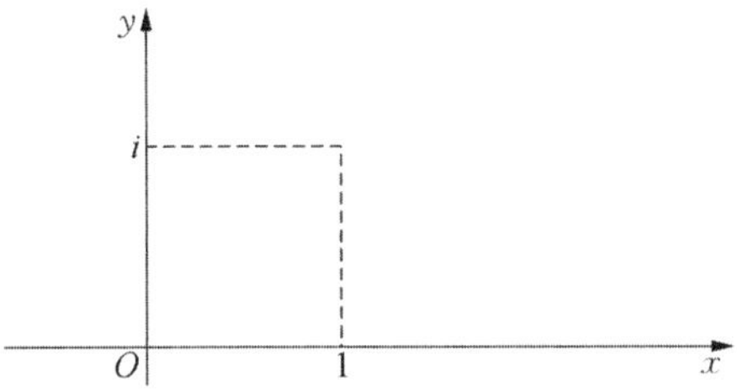

图 2 - 6　"正负型互反"时的同异反数量界定示意图

同理,"虚实型互反"也存在同异反数量界定,只是其"虚实对立"不能在一条直线上表示,而是在一个"复平面"内表示,见图 2 - 7。

为便于理解,集对分析中一般把可见的事实设为"实",而把不可见的思想、意象、理念等设为"虚";或者把客观世界实物设为"实",把该实物的"镜像"设为"虚"等。但在中医临床实践中,有"病实人虚"(证实人虚)的潜观点;而且医患双方

图 2 - 7　"虚实型互反"时的同异反界定示意

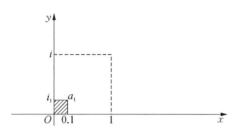

图 2-8 疾病初起时的"虚实互反"示意

多关注"病"的变化,所以这里用"Ox 轴"表示"病",用"Oy 轴"表示"人",当病初起时,人(正气)稍有虚,这时在图 2-7 上只展示出一个靠近原点 O 的微小区域,见图 2-8。

设该微小区域用 □$Oi_1a_1$0.1 表示,则在早期治疗干预小,设微小区域可能进一步缩小,直至消失。如果不加干预,或干预不当,则此微小区域可以逐渐扩大,见图 2-9。

图 2-9 显示,在不加干预或干预不当的情况下,作为"人"(患者)的一方,"虚"的程度加大(图中 ui_1 向 i_k 方向是加大方向);作为"病"的一方,"病"的程度也在加大(图中 u0.1 到达 x_k,x_k>0.1)。不难推知,如果不加干预或者干预不当,由图 2-8 发展到图 2-9 的趋势将得不到抑制,病情进一步加重,患者身上的各方面机能进一步低下,直至进入"病重阶段"。

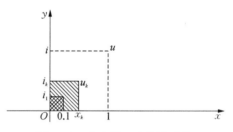

图 2-9 疾病进一步发展时的"虚实互反"示意

这时图 2-9 中的阴影部分面积将占据正方形 Oiu1 的大部分区域,见图 2-10。

于是,在中医辨证论治的意义下,所谓的"虚实型互反"的同异反数量界定就转换成单位复平面 Oiu1 中阴影部分面积的大中小界定,微小面积对应"同",大范围的阴影面积对应"反",介于微小面积和大面积之间的阴影面积对应"异"。由于矩形面积=长×宽,所以图 2-10 中单位复平面 Oiu1 的面积为 $1 \times i = i$,由此,问题就又转化为对患者正气"虚"的测度,也就是对"i"的估值;最严重的当然是 1 个单位的"i","微量"建议取 0.1i(在十分位这个尺度上,考虑更精细时可以放大到百分位这个尺度,这时"微量"建议取 0.01i,或更精细),大面积阴影情况下,建议取 0.8i(十分位尺度),在 0.1~0.8 之间,再分 0.1~0.4 与 0.4~0.8(不包含点 0.4)两个区间,于是得表 2-6。

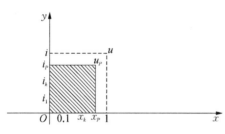

图 2-10 病重阶段的"虚实型互反"示意

表 2-6 基于"虚实型互反"的同异反数量界定

	同(a)	异偏同	异偏反	反(c)
数量界定	$x \leq 0.1i$	$0.1i < x \leq 0.4i$	$0.4i < x \leq 0.8i$	$0.8i < x$
临床对应	疾病初起 正气未衰	疾病强 正气略受损	疾病进一步发展 正气严重受损	病危 正气衰败

由上表分析可见,"虚实型互反"的同异反数量界定比前几种对立类型的同形数量界定要复杂,虽然表 2-6 中仍以 x 所在区间的"线性"表示形式出现,但其实质不是线性意

义上的大小,而是由实轴(x轴)与虚轴(y轴)所构成的单位复平面面积大小的一种复测度,复测度的大小反映了"虚实型互反"中人(正气)与疾病(邪)的"此进彼退",在刻画出"此进彼退"的基础上再展示疾病的严重程度和人体正气的衰留程度,这是要特别说明的。

由于"互补型互反"可以当作"倒数型互反""正负型互反""有无型互反""虚实型互反"的一种综合,所以,这里简要叙述基于"互补型互反"的同异反定量界定。

由式(2.8.9)知,"互补型互反"中的p和q的交为pq,由于$0 \leqslant p \leqslant 1$,$0 \leqslant q \leqslant 1$,$p + q = 1$,所以$pq < p$,$pq < q$,若取$p$为参考集,则得"互补型互反"中的同异反数量界定,见表2-7。

表2-7 基于"互补型互反"的同异反数量界定推荐

	同(a)	异(b)	反(c)
基于集对理论的同异反界定 (以p为参考集)	$x \geqslant (p - pq)$	$x = [-pq, pq]$	$x \leqslant (q - pq)$
基于辨证论治的临床含义(以中药疗效为参考值)	中药作用疗效	中西药共同作用疗效	西药作用疗效

从表2-7表面上看,会给人以"中西药共同作用疗效(b)"似乎不及单独的中药疗效(a)或者单独的西药疗效(c)的印象。其实不然,这只要把总的疗效度设为"1",并设$p = 0.5$,$q = 0.5$,这样就满足$p + q = 1$,而$pq = 0.25$,但$pq - (-pq) = 0.25 - (-0.25) = 0.5$,这说明中西药结合疗效其实在$[0, 0.5]$测度内,最佳时达到0.5,相对来说,这时单独应用中药的疗效与单独应用西药的疗效之和也为0.5。若取两者的平均,则$p' = 0.25$,$q' = 0.25$。关于如何结合一个具体的病例如何实现中西医结合辨证论治,则要具体分析。以上看出,中西医结合辨证论治的潜在优势和潜在难度。

四、常见的同异反系统

(一)原象系统与抽象系统的定义

定义 2.8.6 客观存在未经表述的系统称为原象系统。

人体系统是一个原象系统。人体系统中的各个子系统,如消化系统、神经系统、血液系统、运动系统、呼吸系统等,都是原象系统。

定义 2.8.7 用特定符号表示的系统称为抽象系统。抽象系统是对原象系统的抽象。目的是便于开展科学研究和抽象分析。按一定的法则和规定为原象系统建立的数学模型就是一类常见的抽象系统,但抽象系统不仅仅是数学模型,还可以是非数学模型。

(二)简单同异反系统

1. 一维同异反系统

当只关心原象系统中的一个属性时,该属性的m个特征值的大值、中值、小值构成一维同异反系统。

例如,当我们只关心祛风止痒汤中的地肤子用量时,地肤子常用量(10 g)可视为"同",略少量(6 g)或略大量(15 g)可视作"异"。用量在 15 g 以上(或 3 g 以下)可视作"反"。于是,地肤子的汤剂用量构成一个双向的一维同异反系统,见图 2-11。

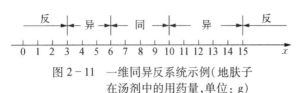

图 2-11 一维同异反系统示例(地肤子在汤剂中的用药量,单位: g)

一维双向同异反系统指该系统的特征值以一个"不大不小值"作为"同";"稍大一些"和"稍小一些"作为"异";把"太大值"和"太小值"作为"反",从中体现出"量变—质变"的辩证思想。

如果把某一药物 k 的"最小用量"记为 $\min x_k$(低于 $\min x_k$ 时该药物 k 不起作用),设为"同";适当增加用量 dx_k,即在 $\min x_k \sim \min x_k + dx_k$ 时则为"异";而当 $x_k > (\min x_k + dx_k)$ 时为"反",这种情况下药物 k 的用量范围构成单向一维同异反系统,见图 2-12。

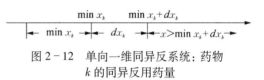

图 2-12 单向一维同异反系统: 药物 k 的同异反用药量

从数学上看,一维同异反系统可以分为一维正同异反系统,该系统位于数轴的正区间,见图 2-12;也可以位于数轴的负区间,如图 2-13。

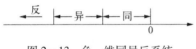

图 2-13 负一维同异反系统

随着治疗过程的逐步结束,为使机体能逐渐适应无药物作用的状态,使一些药物在使用过程中逐渐减量(同),较多减量(异),加大减量(反),直至完全停药的过程在一维数轴上是一个一维负同异反系统。

还有一种一维同异反系统,是正好同时位于数轴正负区间,见图 2-14。

不同年龄的正常血压在一定范围内波动,超出一定范围的过高和过低都是病理变化的反映,就是一种如图 2-14 所示的一维正负同异反系统。

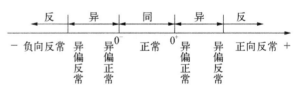

图 2-14 一维正负同异反系统

2. 二维同异反系统

常见的二维同异反系统有以下 3 种情况。

情况 1:考察各种药物不同用量条件下的疗效。

设药物用 p 表示,p 的同异反用量依次为正常用药量(记为同,用 s 表示)、异常用药量(记为异,用 d 表示)、反常用药量(记为反,用 o 表示)。这样 p 的同异反用量 p_s、p_d、p_o 构成一维同异反系统,用 s_{p-sdo} 表示这个一维同异反系统,则

$$s_{p-sdo} = (p_s, p_d, p_o) \tag{2.8.11}$$

若记药物 p 的疗效为 c_p,显然 c_p 是 (p_s, p_d, p_o) 的函数,记为

$$c_p = f(p_s, p_d, p_o) \tag{2.8.12}$$

式(2.8.12)的图像一般要在以下的二维直角坐标系(图 2-15)中才能显出。

为此称疗效 c_p 与 $s_{p\text{-sdo}}$ 构成一个二维同异反系统,记为 $s_{cp\text{-sdo}}$ 或简记为 s_{cp},其中 s 表示系统,c 表示疗效,p 表示药物。也同时有"用量"的意思,在容易引起误解的时候,建议用 $s_{cp\text{-sdo}}$ 表示药物 p 在同异反用量情况下的疗效。

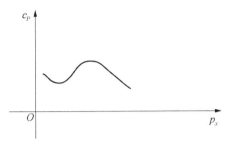

图 2 - 15　药物 p 的同异反用量与疗效 c 的关系

情况 2:两种不同药物同异反用量构成的同异反系统。

两种药物用于同一疾病的治疗在临床上司空见惯,从数量上说也是中药复方中最基础的一种复方。如用 p_1,p_2 表示两种不同的药物,用 $p_{1\text{-sdo}}$ 与 $p_{2\text{-sdo}}$ 表示这两种药物的正常用量、异常用量和反常用量,则在 p_1 和 p_2 联合使用时共有 $3 \times 3 = 9$ 种用量配伍,见图 2 - 16。

例如,用 p_1 = 党参,p_2 = 石斛配伍治疗气阴两虚证,党参的正常用量 $p_{1s} = 10 \sim 15\,\text{g}$,$p_{1d} = 16 \sim 29\,\text{g}$,$p_{1o} = 30 \sim 50\,\text{g}$,石斛的正常用量 $p_{2s} = 10 \sim 15\,\text{g}$,$p_{2d} = 16 \sim 29\,\text{g}$,$p_{2o} = 30 \sim 50\,\text{g}$,则实际运用的配伍是图 2 - 17 中 9 个小方块中的某个方块所示的配伍。

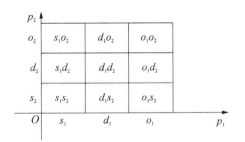

图 2 - 16　两种不同药物的同异反用量配伍

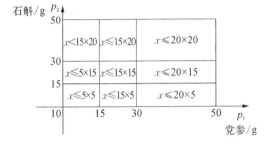

图 2 - 17　党参-石斛在同异反三种不同用药量情况下的配伍

情况 3:不同患者采用两种不同药物同异反用量时的二维同异反系统。

中医辨证论治在本质上奉行"以人为本"的治则,不论疾病本身需要用何种药物,以及药物的何种用量,说到底要"以人为本",也就是要以患者的承受能力为前提。因此,不论是采用一种药物治疗,还是以两种或两种以上的复方治疗,药物与患者也构成一种二维同异反系统。

也就是说,即使是同一种疾病用同一种药物,不同的患者应采用不同的剂量。由于患者有性别、年龄、素质,以及病程、病理表现等各种不同,所以为了不失一般性和简化起见,按中医理论取"正气"为其指标,以"正气强""正气弱""正气衰微"为同、异、反的定义域。若用 p_n 表示"正气"(healthy atmosphere),则 p_{ns},p_{nd},p_{no} 就表示正气的同、异、反,按前面所述,p_n 本身构成一个一维的同异反系统,与此同时的药物 p_{km},$k = 1, 2, 3$,$m = 1, 2, 3$ 的同异反用量构成一个一维同异反系统,两者构成一个二维同异反系统,见图 2 - 18。由图可见,同一药物 p 在给定的最小用药量(p_1)与最大用药量(p_3)范围内,针对不同强弱的正气条件(微、弱、强),共有9种用药量,可以把这个二维同异反系统简称为"九格矩阵"。若需要在此基础上再看实际疗效,则需要引入三维同异反系统,见图2-19。

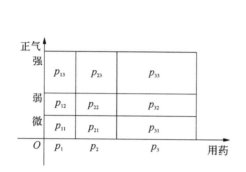

图2-18 "正气"与"用药"构成的二维同异反系统示意图

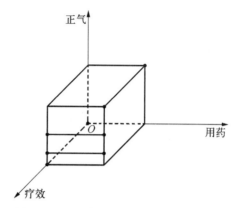

图2-19 "正气"-"用药"-"疗效"构成的三维同异反系统示意图

3. 三维同异反系统

常见的基于辨证论治的三维同异反系统又可根据不同情况分为纯药物类型的三维同异反系统和"药物-患者-疗效"类型的同异反系统两类,分述如下。

类型1:由三种不同药物组成的同异反系统$S_{p_1p_2p_3}$。

无论是临床实践,还是药学的研究都表明,不同的药物配伍,确切地说是不同药物在不同剂量下的配伍会有不同的药理作用。特别是不同中药在不同剂量下的配伍,其药理作用更为复杂。这是因为单味中药已具有多种化学成分,所产生的药理作用在不同剂量下又有不同,当二味或者三味中药合在一起时,不同的剂量产生的综合药理作用也因此变得复杂。目前的中医药研究还不能对常用的多味中药配伍所产生的药理作用做广泛和深入的定量研究。在这种情况下,借助一定的数学工具对中药配伍的药理作用展开定量和半定量的系统性研究不失为一条有价值的探索途径。

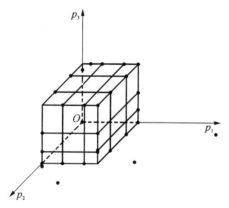

图2-20 由三种药物的正常剂量、异常剂量、反常剂量构成的同异反系统$S_{p_1p_2p_3}$示意图

p_1、p_2、p_3三种药物,每种药物可以有正常剂量、异常剂量、反常剂量三档剂量,根据排列组合原理,这三种药物一共有$3×3×3=27$种配伍,这27种配伍构成一个三维的同异反系统,见图2-20。

由图2-20可以看出,由三种药物的同异反三种剂量组成的同异反系统$S_{p_1p_2p_3}$有以下特点。

特点1:$S_{p_1p_2p_3}$是一个不确定性系统。

这是因为"同"和"反"是两个可以探索(定义)的量,相对之下,"异"剂量是一个相对闭的区间量;反过来,"同"和"反"是两个相对确定的量,相对之下,"异"剂量是一个相对开放(不确定)的区间量;但这两种情况都说明 $S_{p_1p_2p_3}$ 是一个不确定性系统。

特点 2: $S_{p_1p_2p_3}$ 系统位于直角坐标系 $O - PQM$ 的第一象限,这是因为每种药物的剂量都不存在"负剂量"。

特点 3: 对同异反的细分,如把同细分为"同""偏同",把异分为"异偏同""异偏反",把反分为"反偏异""反",则得到六维同异反系统,读者可以自画六维同异反系统示意图,并可类推思考其他维数的同异反系统。

类型 2: 由药物、患者、疗效组成的同异反系统 S_{pmc}。

上面是从不同中药配伍复方角度把复方作为一个药物系统对待,从临床实践看,把治疗阶段所用的全部药物做成一个集合也未尝不可,与此同时把患者的体质与疾病作为一个集合,另把疗效作为第三个集合,把这三个集合作为一个药物、患者、疗效组成的系统,加以研究,更适合中医临床辨证论治参考和科学研究的需要,据此可得图 2 - 21。

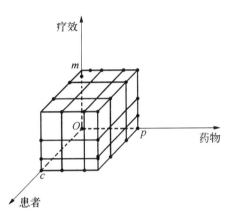

图 2 - 21 由"患者""药物""疗效"构成的同异反系统 S_{pmc} 示意图

由图 2 - 21 看出,由药物、患者、疗效组成的同异反系统 S_{pmc} 有以下两个特点。

特点 1: S_{pmc} 是一个不确定性系统。这是因为用药量的"同""异""反"既有确定性,又有不确定性。相对之下患者的"正气"与"疗效"也是既有确定性,又有不确定性。

特点 2: S_{pmc} 是一个位于直角坐标空间 $O - pcm$ 第八象限的一个系统,刚好与 $S_{p_1p_2p_3}$ 相反,这说明纯粹的三维药物系统 $S_{p_1p_2p_3}$ 和药物-患者-疗效系统 S_{pmc} 是两个具有"对立"性质的系统。其临床意义是,尽管从物理意义上说,不同的药物可以有不同的基于剂量的配伍,但临床上只能选择不同的配伍用于疾病的治疗。

例如,针对痛风性关节炎可以分为热毒型、血瘀型和气虚型,相应的中药辨证论治基本方也有方Ⅰ(针对热毒型)、方Ⅱ(针对血瘀型)、方Ⅲ(针对气虚型),把这三个基本方施用于某个时期的痛风性关节炎患者,仍会有不同的疗效,

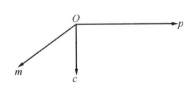

图 2 - 22 痛风性关节炎临床效果三维同异反系统空间位置示意图

这些疗效分为痊愈、好转、无效三类,通过把患者分成正气强、正气弱、正气微弱三类,分别得知这三类人数后,即可画出一个具体的三维同异反系统图 S_{pmc}。图 2 - 22 表示上海中医药大学附属岳阳中西医结合医院 2018 年 12 月~2019 年 12 月收治的痛风性关节炎患者分别用方Ⅰ、方Ⅱ、方Ⅲ治疗后的三维同异反系统空间位置示意图。

4. 复杂同异反系统

临床辨证论治中遇到的一些病证,大多属于复杂同异反系统问题,这些复杂同异反系统有以下几种情况。

一是维数多于三维。其中药物系统有四维和四维以上的复方中药汤剂。例如，党参、白术、茯苓、甘草组成的四君子汤，由当归、芍药、川芎、红花组成的四物汤，是典型的复杂药物系统，只是经过无数的中医临床实践，其药理作用和治疗效果均被人们理解和确认。在四君子汤、四物汤的基础上加味中成药，用于不同类型的气虚、血瘀型患者，其复杂性更甚，因为随着方中药物味数的增加，相应药物系统的维数也随之增加，其药理性质和治病的物理、化学机制也更加复杂。

二是药物-病证-患者-疗效复杂系统。在简单同异反系统中，只讨论一种疾病条件下的药物、患者、疗效的关系，因此在讨论中并没有明确地指出是哪一种疾病，但在复杂同异反系统中，需要从临床实践出发，考虑患者同时存在两种或两种以上疾病时的药物、患者、疗效关系。由于存在两种或者两种以上疾病，又需要区别主症和次症的问题，中医辨证论治认为"有诸内者，必形诸外"，也就是反映在患者皮肤上的种种不适，其实都是一种或几种疾病在不同发展阶段上的信息表露，要分清表里、营卫、脏象、气血、虚实、论治。机体是一个高度统一、严密复杂，随时在进行各种能量、信息、物质交换的自动系统，该系统既是物理系统，又是化学系统，还是生理和心理的系统，至于具体的如呼吸、消化、泌尿、血液循环、神经系统只是各种能量、物质交换的不同物理化学形式而已。要用不同药物去辨证论治患者的一种或各种疾患，并取得如期的疗效，毫无疑问是具有不确定性的高度复杂系统问题。显然，这些三维、四维、五维和更多维的具有不确定性的高度复杂系统，虽然也可以笼统地称为高维同异反系统，但已不在集对分析基本知识范围之内，在此不再深入介绍。

第九节　集对分析的若干进展

世界是联系的，两个事物的联系是一种最基本的联系；世界是发展的，世界在联系中发展。集对分析把有联系的两个事物形式化为集对，在给定问题背景下研究集对中两个集合全部关系的确定性与不确定性，同一性与差异性和对立性，并进一步研究确定性与不确定性的联系与转化规律、同异反的联系与转化规律，以便为解决各种问题提供决策支持，客观上为建立联系科学奠定了基础[13, 14]，集对分析也因此不断发展。与中医学相关较为紧密的进展是赵森烽-克勤概率的提出和应用[15, 16]，以及对于联系数几何特性和物理特性的若干研究和应用[17, 18]。

一、赵森烽-克勤概率

（一）基于古典概型的赵森烽-克勤随机试验

设一盒子中只装有 $n(n \geq 1)$ 个白球，令 A 为"任抽一个球是白球"，显然 A 是必然事件，无随机性可言。用概率论的语言说，这时事件 A 的概率为 1，即 $P(A) = 1$。现在向盒子中放入 $m(m \geq 1)$ 个黑球，再向这盒子中任抽一个球，这时的事件 $A =$ "任抽一个球是白球"就从必然事件变为随机事件，相应地，$P(A) = 1$ 变为 $P(A) < 1$。

分析以上摸球试验,得到以下结论。

(1)(基于现象的结论)事件 A 的随机性来自盒子中加入了黑球。

因为试验表明,当盒子中只有白球时,事件 A = "任抽一个球是白球"是必然事件;但当盒子中加入黑球后,事件 A 就成为随机事件,这说明事件 A 的随机性来自黑球。

(2)(对现象进行抽象后的结论)事件的随机性来自 2 个事物的联系。

因为试验表明,当盒子中只有白球时,事件 A = "任抽一个球是白球"是必然事件;但当盒子中加入黑球后,事件 A 成为随机事件,这说明事件 A 的随机性源自 2 个事物(白球和黑球)的联系。

上述随机试验与经典的古典概型随机试验的实质意义相同,都说明只有当盒子有白球又有黑球时,事件 A = "任抽一个球是白球"才是随机事件;同理,事件 $\overline{A}$ = "任抽一个球是黑球"也是随机事件;但两种试验的操作过程不同,赵森烽-克勤试验是,盒子中全是白球时任抽一个球,这时 A = "任抽一个球是白球"是必然事件;在向盒子中加入黑球后再任抽一个球,观察到这时 A = "任抽一个球是白球"是随机事件,由此可知这一试验过程是一个"二阶段过程"。而经典的古典概型随机试验没有这个操作过程,一开始就让试验者向同时放有白球和黑球的盒子中任抽一个球,观察这个球是白球还是黑球,是一个"一阶段过程",一阶段过程不容易让人联想到"只有当盒子既有白球又有黑球时,事件 A = '任抽一个球是白球'才是随机事件"。

(二)基于频率概型的赵森烽-克勤随机试验

设一硬币的两面都是"正面",令 A 为"任掷一次硬币结果是正面朝上",显然 A 是必然事件,无随机性可言,也就是事件 A 的概率为 1,即 $P(A) = 1$。现在把所掷的硬币换成一个面是"正面",一个面是"反面",这时的事件 A 就从必然事件变为随机事件,相应的 $P(A) = 1$ 变为 $P(A) < 1$。

分析以上掷硬币试验,得到以下结论。

(1)(基于现象的结论)事件 A 的随机性来自硬币有两个不同的面(正面和反面)。

因为试验表明,当硬币的两面都是"正面"时,事件 A 为"任掷一次硬币结果是正面朝上"是必然事件;但当所掷的硬币一个面是"正面",而另一个面是"反面"时,事件 A 就成为随机事件,这说明事件 A 的随机性来自硬币的"反面"。

(2)(对现象进行抽象后的结论)事件的随机性来自两个事物的联系。

因为试验表明,当所掷的硬币两面都是"正面"(相当于只有一种面)时,事件 A 为"任掷一次硬币结果是正面朝上"是必然事件;但当所掷的硬币一个面是"正面"而另一个面是"反面"时,事件 A 就成为随机事件,这说明事件 A 的随机性源自两个事物(硬币"正面"和"反面")的一种联系。

以上赵森烽-克勤随机试验的结论(2)也表述为事件 A 的随机性源自随机试验中两个互不相容事件 A 与 $\overline{A}$ 的一种联系。由此得到新的随机事件定义。

(三)随机事件定义

定义 2.9.1 具有随机性的事件称为随机事件。

经典概率论把随机事件定义为可能出现也可能不出现的事件,但上述随机试验表明,随机试验是由两个不同事物同时存在(盒子中有 2 种不同颜色的球,硬币要同时具有 2 个不同的面)的随机试验,正是 2 个不同事物在随机试验中同时存在,并且这 2 个事物引发的 2 个互不相容事件的相互关系才导致了这两个事件的随机性。

（四）随机事件成对存在定理

定理 2.9.1（随机事件成对存在定理） 任一随机试验中的随机事件成对存在。

证明 设事件 A 是某一随机试验中的随机事件,根据定义 2.9.1 和赵森烽-克勤随机试验显示的随机性产生原理可知,随机性是两个事件的一种关系,因此在随机试验中的随机事件 A 与随机事件 $\bar{A}$ 成对存在。

（五）随机事件表现定理

定理 2.9.2（随机事件表现定理） 设随机事件 A 与 $\bar{A}$ 是互不相容的对立事件,则在一次随机试验中必出现其中之一,且只能出现其中之一。

证明 根据随机事件成对存在定理,随机事件 A 与随机事件 $\bar{A}$ 成对存在,又由于随机事件 A 与随机事件 $\bar{A}$ 是互不相容的对立事件,所以在关于随机事件 A 与 $\bar{A}$ 共存的随机试验中,随机事件 A 与 $\bar{A}$ 不可能同时出现,也不可能同时不出现,因此定理 2.9.2 成立。

（六）概率补数定理

定理 2.9.3（概率补数定理） 设随机事件 A 与 $\bar{A}$ 是互不相容的对立事件,$P(A)$ 为随机事件 A 的大数概率,则 $P(A)$ 的补数 $P(\bar{A}) = 1 - P(A)$ 是随机事件 A 的即或概率,也就是 A 不发生而 $\bar{A}$ 发生的概率。

（七）随机事件转化定理

定理 2.9.4（随机事件转化定理） 在试验次数 n 足够大的一个频率型随机试验 E 中,如果在第 $K\,(K \geqslant 1,\ K \in n)$ 次试验中第一次出现事件 A,则必然在 $K + m\,[m \geqslant 1,\ (K + m) \in n]$ 次试验中出现事件 $\bar{A}$。

定理 2.9.3 和定理 2.9.4 的证明从略。

（八）主事件和伴随事件

由于随机事件成对存在,随机试验会有不同的结果,为研究方便起见,文献[15,16]给出以下定义。

定义 2.9.2 在随机试验中,被首先关注的事件称为主事件(也称为第一关注事件或正事件);与主事件互不相容的另一事件称为该主事件的伴随事件(也称为第二关注事件或负事件),简称伴随事件。

根据定义 2.9.2 知,在 2 个互为成对的随机事件 A 与 $\bar{A}$ 中,主事件 A 是我们的首先关注事件,伴随事件则与主事件有关。

也就是说,用 A 表示主事件时,$\bar{A}$ 就是 A 的伴随事件;反之,用 $\bar{A}$ 表示主事件时,A 就是 $\bar{A}$ 的伴随事件。

（九）赵森烽-克勤概率

由于随机事件 A 与 $\bar{A}$ 成对存在,又因互不相容而在某次随机试验中随机出现其中之一,所以用 $P(A, \overline{A})$ 表示 A 或 $\overline{A}$ 出现的概率,并约定 $(A, \overline{A})$ 中的 A 为主事件,表示 $\overline{A}$ 为伴随事件。由此导出赵森烽-克勤概率(联系概率)——一种基于主事件 A 发生的大数概率和主事件 A 不发生的即或概率的联系数表达式

$$P_c(A) = P(A) + [1 - P(A)]i \tag{2.9.1}$$

式(2.9.1)中的 $P_c(A)$ 表示联系数意义下事件 A 在某次随机事件中发生的可能性大小 $P(A)$(A 的大数概率)与不发生的可能性大小 $1 - P(A)$(A 的即或概率)的"联系和",式(2.9.1)即赵森烽-克勤概率,也称联系概率,$P_c(A)$ 中的下标"c"是"联系"(connected)的意思。

有时,也把式(2.9.1)写成

$$P(A, \overline{A}) = P(A) + P(\overline{A})i \tag{2.9.2}$$

式(2.9.1)和式(2.9.2)中,i 代表不确定性,定义 i 在 $\left[\dfrac{-1 - P(A)}{1 - P(A)}, 1\right]$ 内根据不同情况取不同的值。因为就随机试验的结果看,$P(A, \overline{A}) = P(A) + P(\overline{A})i$ 有-1(伴随事件发生)与1(主事件发生)两个值,解方程 $P_c(A) = P(A) + P(\overline{A})i = -1$ 得 $i = \left[\dfrac{-1 - P(A)}{1 - P(A)}\right]$;解方程 $P_c(A) = P(A) + P(\overline{A})i = 1$ 得 $i = 1$,由此才能刻画出每一次随机试验的实际结果。

例如,袋子中有 2 个白球和 3 个黑球,设抽到白球为主事件 A,抽到黑球为伴随事件 $\overline{A}$,在任抽一球是白球时,有赵森烽-克勤概率 $P_c(A) = P(A) + P(\overline{A})i = \dfrac{2}{5} + \dfrac{3}{5}i = 1$,解得这时的 $i = 1$。 当实际抽到的球是黑球时,站在主事件 A 的角度看,其相应的赵森烽-克勤概率 $P_c(A) = P(A) + P(\overline{A})i = \dfrac{2}{5} + \dfrac{3}{5}i = -1$,解得这时的 $i = -\dfrac{7}{3}$。 如果以 $\overline{A}$ 作为主事件,把 A 看成 $\overline{A}$ 的伴随事件,则相应的赵森烽-克勤概率为 $P_c(\overline{A}) = P(\overline{A}) + P(A)i = \dfrac{3}{5} + \dfrac{2}{5}i$。

这时如果任抽一球是黑球,则有 $P_c(\overline{A}) = P(\overline{A}) + P(A)i = \dfrac{3}{5} + \dfrac{2}{5}i = 1$,解得 $i = 1$;如果任抽一球是白球,则有 $P_c(\overline{A}) = P(\overline{A}) + P(A)i = \dfrac{3}{5} + \dfrac{2}{5}i = -1$,解得 $i = -4$。

可见在同一问题中选择不同的事件作为主事件,把与之不相容的另一事件作为该主事件的伴随事件,它们的赵森烽-克勤概率表达式不同,i 的取值也随之不同,这是容易理解的。特别地,当随机试验中,设事件 A 为主事件(参考事件),而实际试验结果出现事件 $\overline{A}$,$A \cap \overline{A} = \varnothing$,$A \cup \overline{A} = \Omega$(全事件),则称出现随机事件 $\overline{A}$ 的概率 $P(\overline{A})$ 为相对于主事件 A 的负概率。

由此可见,所谓主事件 A 的负概率并非是 $P(A)$ 的负值,也就是 $P(\overline{A}) \neq -P(A)$。

由于联系概率由赵森烽、赵克勤于 2012 年在文献[15]中第一次提出,所以也称赵森烽-克勤概率,相关研究尚在进行之中,可以参考文献[16~18]内容。

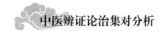

二、联系数的几何与物理特性

由第五节知,集对的特征函数是联系数,联系数是集对分析的一个基础性数学工具。笔者在 2016 年首次利用联系数的几何特性与物理特性研究中药治疗银屑病的疗效系统评价和药物筛选,相应成果见文献[19,20]。从已有研究内容看,主要有以下内容。

首次给出了刻画"痊愈、显效、好转、无效"百分比的四元联系数在二维空间上的几何曲线表示,定义为基于集对分析的疗效曲线;讨论了把疗效曲线映射到四维空间后的距离计算,根据实际疗效曲线与完美理想疗效曲线的距离大小,实现了中医辨证论治效果的系统性定量比较,利用这一思想筛选中医治疗银屑病的中药,获得较好效果。

利用三角形的几何稳定性考察"痊愈、显效、好转、无效"四元联系数中前三个联系分量是否能构成一个总有效疗效三角形,借此预期中医辨证论治银屑病阶段性治疗结局的近期稳定性,为提前干预提供决策支持。

利用偏联系数的物理特性研究疗效曲线中"痊愈、显效、好转、无效"的潜在动态趋势等,详见第三章相关内容。

本 章 小 结

本章侧重于从中医辨证论治皮肤病角度简单介绍了集对分析的基本知识,包括集对的基本概念和集对的特征函数。集对分析的两个基本科学原理:成对原理和系统不确定性原理;集对分析的两个理论:不确定性系统理论和同异反系统理论。给出了集对分析的目的和一般步骤,从中看出集对分析的基本知识内容丰富,特别是集对分析的基本方法:系统分析法和数学模型法,不仅适用于中医学理论研究和临床实践,也适用于中西医结合研究和其他领域相关问题的研究。笔者首次提出的基于联系数的疗效曲线,以及对联系数几何特性的研究,对于推进集对分析和联系数学发展也具有重要意义,有关联系数的性质和联系数运算将在第三章中介绍。

参 考 文 献

[1] 赵克勤.成对原理及其在集对分析(SPA)中的作用与意义[J].大自然探索,1998,17(4):90.

[2] 赵克勤.集对分析及其初步应用[M].杭州:浙江科学技术出版社,2000.

[3] 赵克勤,宣爱理.集对论——一种新的不确定性理论方法与应用[J].系统工程,1996,14(1):18-25.

[4] 赵克勤.集对分析的不确定性系统理论在 AI 中的应用[J].智能系统学报,2006,1(2):16-25.

[5] 赵克勤.集对分析对不确定性的描述和处理[J].信息与控制,1995,24(3):162-166.

[6] 赵克勤. 集对分析与熵的研究[J]. 浙江大学学报(社会科学版), 1992, 38(2): 68‒72.

[7] 赵克勤, 蒋焕良. 联系分析法及其应用[A]//集对分析与界壳论的研究与应用[C]. 北京: 气象出版社, 2002: 1‒2.

[8] 汪明武, 金菊良, 周玉良. 集对分析耦合方法与应用[M]. 北京: 科学出版社, 2014.

[9] 陆广地. 集对分析自耦合算法在多属性决策中的应用[J]. 淮阴工学院学报, 2017, 26(1): 89‒94.

[10] 赵克勤. 集对分析中的不确定性理论及若干应用[J]. 有色冶金设计与研究, 1995, 2(3): 40‒43.

[11] 赵克勤. SPA 的同异反系统理论在人工智能研究中的应用[J]. 智能系统学报, 2007, 2(5): 24‒29.

[12] 赵克勤. 基于集对分析的对立分类度量与应用[J]. 科学技术与辨证法, 1994, 11(2): 26‒30.

[13] 赵克勤. 联系科学的定义、框架、应用与意义[J]. 大自然探索, 1999, 18(3): 69.

[14] 赵克勤. 自然辨证法可以称"联系科学"吗? ——从《自然辨证法通讯》的副标题说起[J]. 自然辨证法通讯, 2008, 53(6): 101‒103.

[15] 赵森烽, 赵克勤. 概率联系数化的原理及其在概率推理中的应用[J]. 智能系统学报, 2012, 7(3): 200‒205.

[16] 赵森烽, 赵克勤. 几何概型的联系概率(复概率)与概率的补数定理[J]. 智能系统学报, 2013, 8(1): 15‒19.

[17] 赵森烽, 赵克勤. 频率型赵森烽‒克勤概率与随机事件的转化定理[J]. 智能系统学报, 2014, 9(1): 553‒569.

[18] 赵克勤, 赵森烽. 贝叶斯概率向赵森烽‒克勤概率的转换与应用[J]. 智能系统学报, 2015, 10(1): 51‒61.

[19] 李欣, 删仍, 许逊哲, 等. 基于集对分析的疗效曲线在银屑病血热证药物选优中的应用[J]. 新中医, 2017, 49(10): 107‒111.

[20] 李欣, 李斌, 赵克勤. 基于银屑病疗效联系数几何特性的临床用药优选探讨[J]. 辽宁中医杂志, 2018, 45(2): 237‒240.

第三章
联 系 数

联系数是集对的特征函数,是开展集对分析的主要数学工具。联系数把研究对象的确定性测度与不确定性测度联系在同一个数学式中,是一种结构函数。联系数既有实数的性质,也有复数的性质,因此有标量与向量双重特性。联系数中蕴含着中医学阴阳互根与阴阳和合思想,因而在中医学的理论研究和临床实践中都可以有不同程度的应用。本章尝试从中医辨证论治角度介绍一元到多元联系数的概念及其运算规则,包括基于实数的标量运算规则与基于复数的向量运算规则,举例说明这些规则在刻画中医临床症状、辨证用药和疗效评价时要注意的事项。

第一节 联系数的来源与定义

一、联系数的来源

联系数源自赵克勤构思集对分析时对集合论中罗素悖论的解读[1~4]。

罗素(Bertrand Russell,1872—1970)是英国数学家、哲学家,于1903年构造了一个集合 X,X 中的元素 X_1,X_2,$\cdots$,X_n 都不属于自己,然后罗素问:集合 X 是属于 X,还是不属于 X? 如果回答 X 不属于 X 自己,那么,X 正好属于 X 自己;如果回答属于 X,那么 X 正好不属于 X 自己,无论如何都自相矛盾。

为了说明上面这个悖论,罗素举了个通俗的例子:村上有一个理发师贴出公告,宣称他为所有不为自己理发的人理发。请问:理发师自己的头发该由谁来理? 如果他不给自己理发,那么按照理发师发布的公告,他应该为自己理发;如果他为自己理发,同样根据理发师公告,理发师不能为自己理发;无论如何,都不能确定该理发师自己的头发由谁理。

罗素悖论震撼了当时的数学界,著名法国数学家庞加莱(Jules Henri Poincaré,1854—1912)坦言:"我们围住了一群羊,然而在羊群中也可能围进了狼。"这一悖论之所以引起世界数学界的震动,是因为罗素悖论指出了,即使构造一个普通的集合,如把"所有不为自己理发的人组成一个集合 A"这样一件普通和简单的事,也会遇到令人棘手的不确定问题。而集合论在当时已被公认为现代数学的基础。

如何解读这个著名的罗素悖论? 数学家们进行了长达一个多世纪的激烈争论,史称

"第三次数学危机"。客观地说,这次争论促进了现代数学的大发展,也引发了集对(set pair, SP)概念的形成和集对分析(set pair analysis, SPA)的诞生。

在罗素悖论中,如果同时用两个集合去描述理发师所称的"全体服务对象"就可避免悖论的产生,其思路是:用一个集合 A 去描述确定需要理发师理发的人,用另一个集合 B 去描述理发师自己,由于理发师自己由谁理发不确定,为此给 B 乘上系数 i,借助 i 在 $[-1, 1]$ 区间视不同情况取值去说明 B 的不确定性,再把 A 和 Bi 联系起来组成集对 $H = (A, Bi)$,既方便直观,又简明易懂,也便于做进一步的分析和计算。这中间有三个关键点:一是用两个集合(完全确定的集合 A 与含有不确定性的集合 B)去描述同一个对象,而不是用一个完全确定的集合去描述一个对象。二是让具有内在不确定性的集合 B 乘上一个不确定取值的系数 i,从而使得集合 B 在形式上与集合 A 一样是确定的集合,这种确定性使得这两个集合能够做相对确定的运算,同时又使集合 B 的内在不确定性因 i 的作用得到外在显示。三是用一个带圆圈的联系加符号"$\oplus$"把集合 A 与集合 B 联系起来组成一个数学表达式 $A \oplus Bi$,这时,若用 u 表示这个数学表达式,则得等式

$$u = A \oplus Bi \tag{3.1.1}$$

因为式(3.1.1)中的 A, B 是任意的正数,不能保证 $A + B = 1$,所以令 $N = A + B$,$a = \dfrac{A}{N}$,$b = \dfrac{B}{N}$,$\mu = \dfrac{u}{N}$,从而得归一化的二元联系数

$$\mu = a \oplus bi \tag{3.1.2}$$

其中 $a \in [0, 1]$,$b \in [0, 1]$,$a + b = 1$。这样当 A 表示确定由理发师理发的顾客人数时,a 就表示确定由理发师理发的顾客人数占总顾客人数的比例。类似地,应用到临床疗效评价,当 A 表示某一疾病的临床治愈人数,B 表示还在治疗人数时,a 就表示临床治愈率,b 表示还在治疗人数占患者人数的比例。符号"$\oplus$"称为"联系加",式(3.1.1)、式(3.1.2)中的等式右边称为"联系和",当仅从数量角度处理"联系和"时,则用不带圆圈的加号"+",把式(3.1.1)和式(3.1.2)依次改写成

$$N = A + Bi \tag{3.1.3}$$

$$\mu = a + bi \tag{3.1.4}$$

由此看出,集对分析对集合论中罗素悖论的合理解读,与中医临床中"病"与"方""全部关系"$R(d, p)$(部分关系确定、部分关系不确定)的定量刻画有着一定的对应关系,联系数是表达这种对应关系的一个数学工具。

为明确和方便起见,下面介绍集对分析给出的联系数定义。

二、联系数的定义

根据集对分析理论,联系数是集对的特征函数[5, 6],其定义如下。

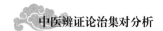

定义 3.1.1　集对中两个集合在给定问题背景下相互联系的确定性测度与不确定性测度的代数和,称为集对的特征函数。

根据集对的定义,在中医临床实践中,患者(patient)与医生(doctor)构成一个母集对 $H=(P, D)$,患者的"病"与医生开具的"方"是母集对 H 的一个子集对 $h=(d, p)$。通常情况下,患者的"病"具有不确定性,相对而言,医生开具的"方"具有确定性,因此,在"病"与"方"构成的全部关系(all relationships)$R(d, p)$ 中,既存在"对症下药"的确定性,相对应的是确定性测度(determine measure),也同时存在由各种原因构成的不确定性,相对应的是不确定性测度(uncertainty measure)。显然,这两个测度之和从整体上定量地刻画出一个具体的"方"与一个具体的"病"的联系程度。如果把确定性测度记为 m_D,把不确定性测度记为 m_U,用"i"表示不确定性,$m_D + m_U i$ 就是对"病"与"方"全部关系 $R(d, p)$ 的确定性测度与不确定性测度及相互关系的整体刻画。$m_D + m_U i$ 就是符合联系数定义的联系数,用 μ 表示联系数,即有

$$\mu = m_D + m_U i \qquad (3.1.5)$$

令式(3.1.5)中的 $m_D = a$,$m_U = b$,则得

$$\mu = a + bi \qquad (3.1.6)$$

式(3.1.6)就是集对分析中常用的二元联系数,这是一种重要的联系数,因为把二元联系数再简化可以导出一元联系数,对二元联系数的分析可导出三元和更多元联系数,第三节中将对二元联系数做详细介绍。

第二节　一元联系数

定义 3.2.1　仅用一个实数刻画集对中两个集合在给定问题背景下相互联系的确定性测度与不确定性测度,这个实数称为一元联系数。

显而易见,定义 3.2.1 与定义 3.1.1 相比,仅仅多了"仅用一个实数"这几个字。因此,当仅用一个实数刻画集对中两个集合在给定问题背景下相互联系的确定性测度与不确定性测度时,把这个实数称为一元联系数是合理的。

读者可能会问,仅用一个实数能刻画集对中两个集合在给定问题背景下的确定性测度与不确定性测度及其相互联系? 这个问题在第三节中回答。

第三节　二元联系数

定义 3.3.1　用两个正实数 A(或 a)和 B(或 b)刻画集对中两个集合在给定问题背景下相互联系的确定性测度与不确定性测度,并把这两个正实数写成 $A + Bi$(或 $a + bi$)的

形式,其中 i 在 $[-1,1]$ 区间视不同情况取值,则称 $A+Bi$（或 $a+bi$）为二元联系数。

由定义 3.3.1 知,式(3.1.3)~(3.1.6)就是二元联系数。

一般地,设 A, B 为非负实数,$i \in [-1, 1]$,则称

$$u = A + Bi \tag{3.3.1}$$

为二元联系数的代数表达式,也简称二元联系数,或直接称联系数,不致引起误解时,也称式中的 u 为联系数。容易看出,当 $i=1$ 时,这里的 u 相当于 $A+B=N$ 中的 N,而由第一节看出,这个 N 表示了所论范围的大小(理发师所称的"全体服务对象"),所以也称 N 为"联系范数"。

令 $A+B=N$,$\mu = \dfrac{u}{N}$,$a = \dfrac{A}{N}$,$b = \dfrac{B}{N}$,则得

$$\mu = a + bi \tag{3.3.2}$$

称式(3.3.2)为归一化的二元联系数,因为式(3.3.2)中的 a 与 b 有归一性

$$a + b = 1 \tag{3.3.3}$$

这时也称式(3.3.2)为二元联系度,其中 $A(a)$、$B(b)$ 称为二元联系数(联系度)的联系分量,i 称为二元联系数(联系度) $B(b)$ 的不确定性示性系数,或待定系数,借此说明 $B(b)$ 的不确定性,在不计其值的情况时仅作为外显 $B(b)$ 不确定性的标记使用,在需要计值时,在 $[-1, 1]$ 内取值。

当式(3.3.2)中 $b=0$ 时,有

$$\mu' = a \tag{3.3.4}$$

当式(3.3.2)中 $a=0$ 时,有

$$\mu' = bi \tag{3.3.5}$$

式(3.3.4)在形式上就是一个一元联系数,同理,式(3.3.5)也是一个一元联系数,这就回答了第二节中提出的问题。

由此提示,对形如" $a \leqslant 1$ "" $b \leqslant 1$ "这样的一元实数,从集对分析的角度看,是一类特定含义的"二元联系数",只要把它们与其补数 $1-a$ 或 $1-b$ 写成 $a+(1-a)i$ 或 $(1-b)+bi$ 的形式,就是二元联系数。

结合中医临床,说明生化检验中常用的百分数、卫生统计中用到的相关系数、疾病诊断中的概率、医生对某次手术成功的把握度、医患关系中的满意度等,都是一元联系数的例子,它们都可以看成二元联系数的一种特例,都可以化为二元联系数。

例如,生化检验中用的百分数,是在生化检验中检测到的特定对象数占总对象数的比例,化成百分比后的数,这个数在数学形式上是一个确定的数,也是一次抽查中获得的确定的信息,但是这个百分数仅代表人体某个时刻在该指标上的反映,而人体是每时每刻都变化着的有机体,体内的各种物质和功能都在以本能的不确定性应对着人体所

处环境的不确定性。直言之,在一次生化抽查(血液检查、尿液检查,或其他组织检验)中得到的百分数,无论如何都在实际的意义上带有不确定性,但在数学形式上,这个百分数毕竟是一个确定的数。对此,只能说这样的百分数是反映一个样本(抽检样本)与人体总体全部关系确定性测度与不确定性测度的一个数,因而按定义 3.2.1 可以当作一个一元联系数。但这样的解释和理解毕竟有些啰唆和牵强,如果把一个百分数,如76%,改写成76%+(24%)i,就清楚地看出不仅 24% 有不确定性,而且 76% 也有一定的不确定性。

又如,医生对某次手术成功的把握度,在考虑各种风险因素后,通常不是一个 100% 的数,假定是 98%,这个形式上确定的数,其实也有其不确定性,把其改写成 98%+(2%)i,就把 98% 中的不确定性表示出来。显然,这种数学表示形式具有"系统性"和"完整性",也就是95%+5%=100%,体现出一种"系统"和"完整"的思维。特别是,这种"系统""完整"意义上的数学表达,对于稍有数学知识的人来说,立即会意识到这时的"98%",在客观上受到(2%)i 的影响,提示实际手术成功率有可能低于 98%,从而对手术中可能遇到的各种情况制订更加严密的预案,其实际效果就是把手术不成功的风险降到最低。

由上可以看出二元联系数的临床意义。

有关二元联系数在中医药物筛选、疾病诊断和疗效评价中的应用等内容,参考后面各章内容。

二元联系数也称为"确定-不确定联系数",因为 $A(a)$ 相对确定,$Bi(bi)$ 相对不确定;或称为同异型联系数(或同异联系数),因其中的 $A(a)$ 也称为联系数 μ 的"同分量",$B(b)$ 称为联系数 μ 的"异分量"。

需要注意的是,当 i 仅作为标记使用时,$0i$ 仍表示不确定量,也就是表征这时的"0"具有不确定性,需具体分析。

上面从实数意义上理解二元联系数,这时把二元联系数刻画的量看成标量。其实还可以从复数意义上理解二元联系数,把二元联系数刻画的量看成一种向量,因为从形式上看,二元联系数中的 $A(a)$ 相对确定,其系数是 1, $Bi(bi)$ 相对不确定,其中的系数 i 在 $[-1, 1]$ 区间取值,因此有可能不在与 $A(a)$ 同一个方向上取值,其一般情况在如图 3-1 所示的二维空间 xOy 中表示。

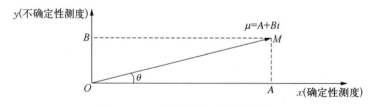

图 3-1 二元联系数 μ 的向量示意

从复数意义上理解二元联系数时,称其为复数型联系数,简称复联系数,因为二元联系数 $A+Bi$ 与复数形式相同,但二元联系数中的 Bi(或 bi)含义与复数 $A+Bi$ 中的 Bi(或 bi)含义不同。不过,基于两者在形式上的一致性,有时可以把复数的运算规则借用到二元联系数的运算中。

二元联系数 $\mu = a + bi$ 作为标量时,可以在一维空间数轴上表示,见图 3-2。

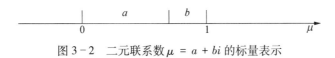

图 3-2 二元联系数 $\mu = a + bi$ 的标量表示

需要注意的是,图 3-2 中仅标出 a 和 b,而不是标出 a 和 bi,是为了说明 $a + b = 1$。事实上,由于不确定系数 i 可能的副作用,b 可以部分地或全部地"进入"到 a 中,为省篇幅,不另出图示,请读者自行思考。

在一些具体的问题中,利用二元联系数既可以作为标量处理,又可以作为向量处理的这一特性,有时可以巧妙地避开 i 的取值而确定出二元联系数的值,详见联系数的运算一节,也可以参考文献[6]。

二元联系数在中医辨证论治中有重要应用,"辨阴阳""辨表里""辨寒热""辨虚实"等,都可以用二元联系数作为定量思辨的一个工具。

例如,按阴阳理论,阴阳互根,需要先就阴和阳做相对划分,从而使得阴阳的划分具有可观性和可操作性。根据这种可观性和可操作性,可以把辨证论治中能够获得的各种信息,如各种生化检验数据,望闻问切中获得的信息,都可以归纳为属于"阳",具有相对确定性;而由蕴含在这些数据和信息中的病理病机则可以归属于"阴",具有相对不确定性。在一个具体的辨证辨病过程中,究竟有几分属阳(a),几分属阴(b),是一个临床中医师需要思考和把握的问题,当需要把"阴"与"阳"合起来做辨证思考时,二元联系数 $\mu = a + bi$ 就是一个合适的数学工具。

"辨表里"的思路类似于上述"辨阴阳",即把所有看到的信息视为相对确定的"表",其测度用 a 表示,而由这些表象掩盖着的"里",显然具有不确定性,其测度用 b 表示,于是,"辨表里"就转化成了如何得到一个关于"表里"的二元联系数或二元联系数模型,以及如何对得到的二元联系数或二元联系数模型展开分析。

"辨寒热"也存在既有确定性的指征,又有不确定性的指征的问题。通常,患者体温是一个确定的测度,但中医临床中遇到的一些疑难杂症,常有"既寒又热""真寒假热""寒热往来",但自感内热等现象,不能仅凭一个体温数判断患者所患疾病程度和全身状况。这时,若用 a 表示(人)"寒"的程度,用 b 表示(病)"热"的程度,用二元联系数 $a + bi$ 表示一个患者的"寒热"度,既有对患者所得疾病程度和全身状况的整体把握,又有对这种把握不确定性的客观描述,进而结合其他体征和有关信息,运用相关的集对分析理论展开分析,既对临床实践提供启发和指导,也适合于从统计角度展开研究。

"辨虚实"也存在"证实人虚""表实里虚",以及虚实不确定性等问题。因此,对于虚实的定量把握,客观上也存在既确定又不确定的双重特性,这时只能由临床医师根据自身的经验和判断做出一个具体的二元联系数。

需要指出的是,"辨阴阳""辨表里""辨寒热""辨虚实"时得到的二元联系数,是作为标量处理,还是作为向量处理,还是两者兼而有之,需要根据临床经验和问题要求来定。但至少,对于"辨虚实"得到的二元联系数,应当首先用向量处理,原因在于临床上需要做出虚实演化趋势的判断。

第四节 三 元 联 系 数

定义 3.4.1 用三个正实数 A(或 a)、B(或 b)、C(或 c)刻画集对中两个集合在给定问题背景下相互联系的确定性测度(同一性测度和对立性测度)与不确定性测度(介于同一性和对立性之间的差异性测度),并把这三个正实数写成 $A + Bi + Cj$(或 $a + bi + cj$)的形式,其中 $j = -1$,i 在 $[-1, 1]$ 区间视不同情况取值,则称 $A + Bi + Cj$(或 $a + bi + cj$)为三元联系数。

三元联系数可以由本章中的第五至八节中介绍的分析得到,也可由解析二元联系数的 i 导出。

由定义 3.4.1 看出,三元联系数的定义比二元联系数的定义复杂,为研究和应用方便起见,对三元联系数定义做如下叙述。

一般地,设 A,B,C 为非负实数,$j = -1$,$i \in [-1, 1]$,称

$$u = A + Bi + Cj \tag{3.4.1}$$

为三元联系数。

令 $A + B + C = N$,$\mu = \dfrac{u}{N}$,$a = \dfrac{A}{N}$,$b = \dfrac{B}{N}$,$c = \dfrac{C}{N}$,得

$$\mu = a + bi + cj \tag{3.4.2}$$

由于在式(3.4.2)中有

$$a + b + c = 1 \tag{3.4.3}$$

所以也称式(3.4.2)为归一化三元联系数,或三元联系度,简称联系度,或直称联系数。

式(3.4.1)与式(3.4.2)还有同异反联系数[同异反联系度(专指式(3.4.2))]的称谓,其含义结合第七节的分析和定义 3.4.1 加以理解。其中的 $A(a)$ 为同一度,$B(b)$ 为差异度,$C(c)$ 为对立度。联系数(度)中的各项 $A(a)$,$B(b)$,$C(c)$ 也称为联系数 $u(\mu)$ 的联系分量,其中 $A(a)$ 为同分量,$B(b)$ 为异分量,$C(c)$ 为反分量,统称联系分量。i,j 为三元联系数联系分量 $B(b)$ 与 $C(c)$ 的示性系数,在不计值时,仅作为差异(不确定性)(i)、反(与"同"相反的确定性)(j)的示性标记使用;需要时,i,j 在给定范围内按具体情况取值。

联系分量的概念也适用于二元联系数与后面讲到的四元、五元等多元联系数。

例如,前面已指出,在二元联系数中,称 $A(a)$ 为同分量(确定性分量),称 $B(b)$ 为异分量(不确定性分量)。

由于在式(3.4.2)中有式(3.4.3)的归一化约束,因此,当省略三元联系数中某一联系分量时,由式(3.4.2)得到以下等价表达式

$$\mu' = a + bi(省略\ cj) \tag{3.4.4}$$

$$\mu' = a + cj(省略\ bi) \tag{3.4.5}$$

$$\mu' = bi + cj(省略\ a) \tag{3.4.6}$$

式(3.4.4)就是第三节所述的二元联系数。

式(3.4.4)~(3.4.6)也可以看成三元联系数(度)中的c, b, a等于0时的特殊形式。

反之,三元联系数可以看成二元联系数$\mu = a + bi$中对bi解析成$b_1 i_1$和$b_2 i_2$,且让$i_2 = -1$的结果,只需令$j = i_2 = -1$,而i_1仍在$[-1, 1]$区间内,即由式(3.3.2)导得式(3.4.2)。

在三元联系数$u = A + Bi + Cj$中,当把$j = -1$计入时,得$u = (A - C) + Bi$,这也是二元联系数(3.3.1)的形式。

无论是三元联系数(度)还是二元联系数(度),统称为联系数。联系度与联系数的区别仅在于联系度中的各联系分量(在不计及联系分量示性系数)之和为1,而联系数中的各联系分量之和可以是1之外的其他非负整数。后面讲到的四元联系数(四元联系度),五元联系数(五元联系度)等,也有这一约定。

三元联系数$\mu = a + bi + cj$也具有标量和向量双重特性,作为标量时,可以在一维空间的数轴上做出示意,见图3-3。

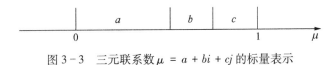

图3-3　三元联系数$\mu = a + bi + cj$的标量表示

需要注意的,图3-3中仅标出a, b和c,而不是标出a, bi, cj,是为了说明$a + b + c = 1$。事实上,由于不确定系数i的可正(部分正或全部正)可负(部分负或全部负)作用,b可以部分地或全部地"进入"到a中,也可以部分地或全部地"进入"到c中,见图3-4。

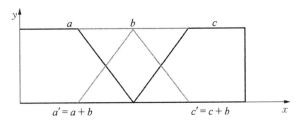

图3-4　三元联系数$\mu = a + bi + cj$中同一度a与对立度c随bi取值的变化示意图

图3-3和图3-4还给出了一个重要的同异反判别实用准则。这个实用准则是,若把"a"设为参考集,则与"a"相邻的是"异",与"a"隔着"异"的为"反",简记成"相邻为异,相隔为反",这一判别准则由李凡修在文献[7]中最早给出,在实际应用时较为方便。例如,成年男性尿酸正常值为149~416 μmol/L,设为"同",则当尿酸值在417~600 μmol/L时可

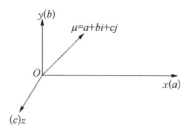

图 3-5 三元联系数 $\mu = a + bi + cj$ 在三维空间中的向量表示

设为"异",尿酸值>600 μmol/L 时就是"反"。这样就便于根据单个患者的某次检测数据做出定性标记,或对一批检验数据做定性标记,以便做同异反分类统计,构造出这批检验数据的内在"结构",并用一个三元联系数刻画这一结构,以及画出在二维空间或三维空间中的图像,进一步做数据的动力学分析。把三元联系数放置在三维空间时,是把三元联系数做向量对待,见图 3-5。

由此可见,三元联系数在实际应用时,可以根据问题的需要,或作为标量对待,或作为向量处理,其间可以做空间转换。

有关三元联系数的其他内容请参考第八节。

第五节　四元联系数

用四个正实数 A(或 a)、B(或 b)、C(或 c)、D(或 d)刻画集对中两个集合在给定问题背景下相互联系的确定性测度(同一性测度和对立性测度)与不确定性测度(介于同一性和对立性之间的差异偏同测度与差异偏反测度),并把这四个实数写成 $A + Bi + Cj + Dk$(或 $a + bi + cj + dk$)的形式,其中 $k = -1$,j 在 $[-1, 0]$ 区间视不同情况取值,i 在 $[0, 1]$ 区间视不同情况取值,则称 $A + Bi + Cj + Dk$(或 $a + bi + cj + dk$)为四元联系数[8]。

由此可知,四元联系数比三元联系数要复杂,为研究和应用方便,对四元联系数的定义做如下叙述。

定义 3.5.1 设 A, B, C, D 为正实数,称

$$u = A + Bi + Cj + Dk \qquad (3.5.1)$$

为四元联系数,其中 $k = -1$,$j \in [-1, 0]$,$i \in [0, 1]$。

令 $A + B + C + D = N$,$\mu = \dfrac{u}{N}$,$a = \dfrac{A}{N}$,$b = \dfrac{B}{N}$,$c = \dfrac{C}{N}$,$d = \dfrac{D}{N}$,则由式(3.5.1)得

$$\mu = a + bi + cj + dk \qquad (3.5.2)$$

显然,式(3.5.2)中有 $a + b + c + d = 1$,这时也称式(3.5.2)为四元联系度,也称归一化四元联系数或直称四元联系数。称 $A(a)$, $B(b)$, $C(c)$, $D(d)$ 依次为四元联系数的同分量、偏同分量、偏反分量、反分量,统称为联系分量。称 i, j, k 为四元联系数中各联系分量的示性系数。不考虑这些示性系数的取值时,仅作为偏同、偏反和反的标记使用,需要时在规定的定义域内视具体情况取值。

当四元联系数中的任何一个联系分量为零时,式(3.5.2)就后退化为三元联系数

$$\mu' = a + bi + cj \qquad (3.5.3)$$

$$\mu' = a + cj + dk \qquad (3.5.4)$$

$$\mu' = a + bi + dk \qquad (3.5.5)$$

可见,四元联系数可以在一定条件下等价地表示成三元联系数,称为"压缩"或"减元"成三元联系数。

反之,四元联系数可以当作由三元联系数中的联系分量示性系数 i 解析导出,为此只需把式(3.4.2)所示的三元联系数 $a + bi + cj$ 中的"bi"解析成 b_1i_1 和 b_2i_2,且约定 $i_1 \in [0, 1]$,$i_2 \in [-1, 0]$,式(3.4.2)可变成

$$\mu = a + b_1i_1 + b_2i_2 + cj \qquad (3.5.6)$$

为避免与式(3.4.2)在联系分量系数上的重复,用"bi"代替 b_1i_1,用"cj"代替 b_2i_2,用"dk"代替"cj",则式(3.5.6)就变成式(3.5.2)。

四元联系数 $\mu = a + bi + cj + dk$ 也具有标量和向量双重特性,其作为标量时,可以在一维空间的数轴上做出示意,见图 3-6。

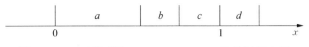

图 3-6 四元联系数 $\mu = a + bi + cj + dk$ 的标量表示

注意,图 3-6 中仅标出 a, b, c, d,而不是标出 a, bi, cj, dk,是为了说明 $a + b + c + d = 1$。事实上,由于不确定系数 i 的可正(部分正或全部正)可零作用,b 可以部分地或全部地"进入"到 a 中;同理,由于不确定系数 j 的可负(部分负或全部负)可零作用,c 可以部分地或全部地"进入"到 d 中,见图 3-7。

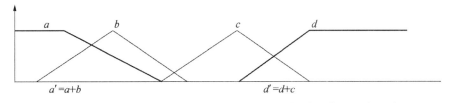

图 3-7 四元联系数 $\mu = a + bi + cj + dk$ 中同一度 a 与对立度 d 随偏正差异度 b 和偏反差异度 c 取值的变化示意图

四元联系数 $\mu = a + bi + cj + dk$ 作为向量时,需要在四维空间中用四维直角坐标系才能做出示意,见图 3-8。

中医临床中的阶段性治疗效果通常分"痊愈""显效""好转""无效"。一个样本中的全部"痊愈""显效""好转""无效"则构成一个有层次特性的疗效系统,这里的四元联系数恰好能客观地表征这个疗效系统。因为,客观地说,"痊愈"与"无效"具有相对确定性,可以与四元联系数中的 a 和 d 对应;"显效"与

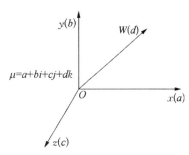

图 3-8 四元联系数 $\mu = a + bi + cj + dk$ 在四维空间的向量表示

51

"好转",则因有更多不确定性,可以与四元联系数中的 b 和 c 对应,由此得到的四元联系同时从样本整体和样本数据的层次性两个尺度上传递着样本信息,便于根据问题的需要挖掘其中有价值的信息。

第六节 五元联系数

用 5 个正实数 A(或 a),B(或 b),C(或 c),D(或 d),E(或 e)刻画集对中两个集合在给定问题背景下相互联系的确定性测度(同一性测度和对立性测度)与不确定性测度(介于同一性和对立性之间的差异偏同测度、差异偏同偏反临界测度、差异偏反测度),并把这 5 个实数写成 $A + Bi + Cj + Dk + El$(或 $a + bi + cj + dk + el$)的形式,其中最后一个联系分量的系数 $l = -1$,其他的 i, j, k 在"均匀分布"假设时,规定 i 在 $[0.333, 1]$ 区间视不同情况取值,j 在 $[-0.333, 0.333]$ 区间视不同情况取值,k 在 $[-1, -0.333]$ 区间视不同情况取值,则称 $A + Bi + Cj + Dk + El$(或 $a + bi + cj + dk + el$)为五元联系数,简称联系数。

由此看出,五元联系数的结构比三元和四元联系数都要复杂,表现为联系分量个数多达 5 个,结构更为细分等,为研究和应用方便起见,对五元联系数的定义做如下叙述。

定义 3.6.1 设 A, B, C, D, E 为正实数,称

$$u = A + Bi + Cj + Dk + El \tag{3.6.1}$$

为五元联系数,把式(3.6.1)中的 A, B, C, D, E 做归一化处理,即令 $A + B + C + D + E = N$, $a = \dfrac{A}{N}$, $b = \dfrac{B}{N}$, $c = \dfrac{C}{N}$, $d = \dfrac{D}{N}$, $e = \dfrac{E}{N}$, $\mu = \dfrac{u}{N}$,得

$$\mu = a + bi + cj + dk + el \tag{3.6.2}$$

式(3.6.2)称五元联系度或归一化联系数,因其中的 $a + b + c + d + e = 1$,也简称联系数。$A(a)$,$B(b)$,$C(c)$,$D(d)$,$E(e)$ 依次为五元联系数的同分量、差异偏同分量、差异居中临界分量、差异偏反分量、反分量,或简称同分量、偏同分量、居中临界分量、偏反分量、反分量,相应的联系分量系数 $i \in [0.333, 1]$,$j \in [-0.333, 0.333]$,$k \in [-1, -0.333]$,$l = -1$。要注意的是,在偏同分量、居中临界分量、偏反分量不是均匀分布假设时,则可以对 i, j, k 规定其他的取值区间,如规定 $i \in [0, 1]$,$j \in [0, 0]$,$k \in [-1, 0]$,等等。

五元联系数既可以当作由四元联系数通过解析其中的联系数分量"bi"或"cj"得到的一种结构函数,也可当作对三元联系数 $\mu = a + bi + cj$ 中 bi 的"一分为三"展开,展成

$$\mu = a + b_1 i_1 + b_2 i_2 + b_3 i_3 + cj \tag{3.6.3}$$

对式(3.6.3)改写,并做一些补充定义,就得式(3.6.2)。读者可就此进行解析和改写练习。

需要指出的是,不仅仅是联系数中处在第 1 个联系分量与最后一个联系分量之间那些联系分量可以分解展开,第 1 个联系分量与最后面联系分量也可以分解和展开。据此,容易导出比五元联系数更多元的联系数,如六元联系数(可以用于中医临床中的六经辨证数学建模)、七元联系数、八元联系数、九元联系数、十元联系数、十一元联系数、十二元联系数(可以用于中医临床中的十二经络辨证数学建模)等,通常称三元和三元以上的联系数为多元联系数,为简便计,下面给出多元联系数的一个通式。

第七节 多元联系数

定义 3.7.1 用 $n(n \geq 3)$ 个正实数刻画集对中两个集合在给定问题背景下相互联系的确定性测度与不确定性测度,对每个正实数赋上相应的示性系数,并把这些测度及其示性系数写成代数和,称此代数和为多元联系数,也简称联系数。

由于二元联系数是既含有确定性测度,又含有不确定性测度的一种最基本的联系数,为研究和应用方便起见,下面对多元联系数做基于二元联系数的叙述。

设 $A + Bi$(或 $a + bi$)为二元联系数,则联系分量个数 $n \geq 3$ 时的联系数为多元联系数,记成

$$u = \sum_{k=1}^{n} (A + B_k i_k), \quad i_k \in [-1, 1] \tag{3.7.1}$$

或

$$\mu = \sum_{k=1}^{n} (a + b_k i_k), \quad i_k \in [-1, 1] \tag{3.7.2}$$

式中,$\sum_{k=1}^{n} (a + b_k) = 1$。

这时也称二元联系数 $A + Bi$(或 $a + bi$)为多元联系数的基。

多元联系数也可以用同异反三元联系数 $A + Bi + Cj$ 为基,这时有

$$u = \sum_{k=1}^{n} (A + B_k i_k + Cj) \tag{3.7.3}$$

式中,$i_k \in [-1, 1]$,$j = -1$。

以 $a + bi + cj$ 为基时有

$$\mu = \sum_{k=1}^{n} (a + b_k i_k + cj) \tag{3.7.4}$$

式中,$i_k \in [-1, 1]$,$j = -1$,且 $\sum_{k=1}^{n} (a + b_k + c) = 1$。

采用式(3.7.3)与式(3.7.4)表示多元联系数的优越之处是明确了联系数中联系数分量的同异反对立统一关系,采用式(3.7.1)与式(3.7.2)表示多元联系数的特点是明确了联系数中确定性联系分量与不确定性联系分量对立统一关系。当联系分量的个数 $k \to \infty$ 时,采用以下形式表示一个无穷多元联系数

$$u = \sum_{k=1}^{\infty} (A + B_k i_k), \quad i_k \in [-1, 1] \tag{3.7.5}$$

或

$$\mu = \sum_{k=1}^{\infty} (a + b_k i_k) \tag{3.7.6}$$

式中, $\sum_{k=1}^{\infty} (a + b_k) = 1$ 。

这里采用 $A + B_k i_k$ (或 $a + b_k i_k$)的形式表示无穷多个联系分量,是因为 $A + B_k i_k$ (或 $a + b_k i_k$)最简洁地反映出联系数中确定性联系分量与不确定性联系分量的对立统一。

类似地,可以根据问题需要采用四元联系数或五元联系数或更多元联系数为基构造多元联系数,直至采用无穷元联系数为基构造无穷元联系数。这些多元联系数的展开式,规模将随着元数(联系分量个数)的增多而增大。

多元联系数也同时具有标量和向量的双重特性,其中标量特性可以在一维数轴上表示,向量特性需要在多维空间直至无穷维空间中表示。因篇幅原因,不再介绍相应的图示,读者可以根据需要自行思考和试画相应的图示,以加深印象和促进理解。

第八节 多元联系数的基本性质

对于联系分量个数为有限多的多元联系数,有以下基本性质。

性质 1 系统性。

证明 首先,根据定义 3.7.1 知,多元联系数所刻画的对象是一个系统;其次,多元联系数中关于对象的确定性测度与不确定性测度及其相互联系的数学表达式是一个系统;最后,多元联系数中确定性测度与不确定性测度的关系分成两个层次,"和"关系处在当前可视的宏观层次,而 ik 取何值需要进一步在微观层次上展开分析,说明多元联系数是一个有宏观微观多层次结构的系统。

性质 2 不确定性。

多元联系数 $u = \sum_{k=1}^{n} (A + B_k i_k)$ 具有不确定性。

证明 在多元联系数 $u = \sum_{k=1}^{n} (A + B_k i_k)$ 中,由于存在不确定数 i_k ,且 i_k 在 $[-1, 1]$ 内不确定,由性质 1 可知,其值 $u \in (-\infty, +\infty)$,即表示 u 的取值具有不确定性。

性质3 可计算性。

情况1,当 $i \in [-1, 1]$ 时,多元联系数中的 Bi 与多元联系数中 $-Bi$ 所代表的取值范围相同。

证明 当 $i \in [-1, 1]$ 时,联系数 Bi 在区间 $[-B, B]$ 中,同样,$-Bi$ 也在区间 $[-B, B]$ 中,所以取值范围相同。

情况2,在多元联系数 $u = \sum_{k=1}^{n} (A + B_k i_k)$ 中,当 $i_k \in [-1, 1]$ 时,多元联系数 $u \in (-\infty, +\infty)$。

证明 在多元联系数 $u = \sum_{k=1}^{n} (A + B_k i_k)$ 中,因联系分量 A, B_k 是任意实数,$i_k \in [-1, 1]$,必有 $u \in (-\infty, +\infty)$。

该情况表明,多元联系数的取值范围是区间 $(-\infty, +\infty)$ 范围内的任意实数。

情况3,大小可比较性。

$$\left[\sum_{k=1}^{n} (A + B_k i_k) \Big|_{i_k=1} \right] > \left[\sum_{k=1}^{n} (A + B_k i_k) \Big|_{i_k=0} \right] > \left[\sum_{k=1}^{n} (A + B_k i_k) \Big|_{i_k=-1} \right]$$

证明 因为对于任意的 $A + B_k i_k$,都有

$$A + B_k i_k \big|_{i_k=1} > A + B_k i_k \big|_{i_k=0} > A + B_k i_k \big|_{i_k=-1}$$

显然,联系分量满足归一化条件的多元联系度也具有以上3条性质。

多元联系数在一定条件下还具有几何特性,详见参考文献[9]。

由多元联系数的以上3条性质可得以下推论。

推论 多元联系数的值域与不确定性测度有关,详见第九节对联系数图像的讨论。

第九节　联系数的图像

我们在把联系数用于中医临床疗效评价时,首次采用了四元联系数的图像表示,在此给出二元至四元联系数的图像表示。

二元联系数 $a + bi$($a \in [0, 1]$, $b \in [0, 1]$, $a + b = 1$, $i \in [-1, 1]$)的图像,见图3-9和图3-10。

由图3-9看出,二元联系数 $a + bi$ 在二维直角坐标系中的图像是两条折线:一条是"1-P-1"折线,反映的是二元联系数 $a + bi$ 当 i 在 $[0, 1]$ 区间取值时的 bi 变化是一条朝向 x 轴正方向的斜线"P-1",$a + bi$ 的数值变动区间是 $a + b$,其绝对值是 $a + b$,其数值在 $[a, 1]$ 区间变化;另一条是"1-P-a-b"折线,反映的是二元联系数 $a + bi$ 当 i 在 $[-1, 0]$ 区间取值时的 bi 变化是一条朝向 x 轴负方向的斜线"P-a-b",与此同时的 $a + bi$ 的变动区间为 $[a-b, P']$。 这两条折线在 x 轴上的总投影是 $[a-b, 1]$ 区间,该区间总长 $1 - (a -$

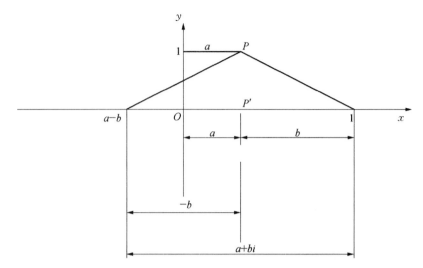

图 3-9　二元联系数 $a + bi(b > a)$ 在二维空间中的图像

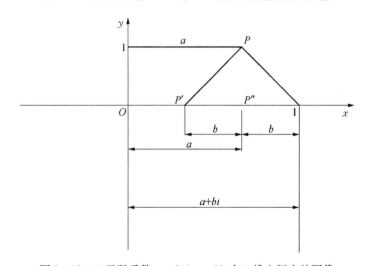

图 3-10　二元联系数 $a + bi(a > b)$ 在二维空间中的图像

b) $= 1 - a + b = (1 - a) + b = 2b$。由此看出,当二元联系数 $a + bi$ 在 $b > a$ 时,二元联系数 $a + bi$ 的值域由其中的不确定性测度 b 决定,与确定性测度 a 无关。

由图 3-10 看出,二元联系数 $a + bi$ 在 $a > b$ 时,其在二维直角坐标系中的图像是两条折线:一条是"1-P-1"折线,反映的是二元联系数 $a + bi$ 当 i 在 $[0, 1]$ 区间取值时的 bi 变化是一条朝向 x 轴正方向的斜线"P-1",$a + bi$ 的数值变动区间是 $a + b$,其绝对值是 $a + b$,其数值在 $[a, 1]$ 区间变化;另一条是"1-P-P'"折线,反映的是二元联系数 $a + bi$ 当 i 在 $[-1, 0]$ 区间取值时的 bi 变化是一条朝向 x 轴负方向的斜线"P-P'",与此同时的 $a + bi$ 的变动区间为 $[P', P'']$。这两条折线在 x 轴上的总投影是 $[0, 1]$ 区间,该区间总长 $1 - 0 = 1$。由此看出,当二元联系数 $a + bi$ 在 $a > b$ 时,二元联系数 $a + bi$ 的值域为 $[0, 1]$ 区间。

三元联系数的图像见图 3-11 和图 3-12。

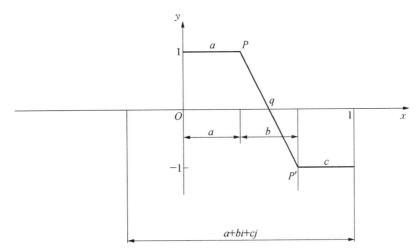

图 3-11 三元联系数 $a + bi + cj, i \in [0, 1]$ 在二维空间中的图像

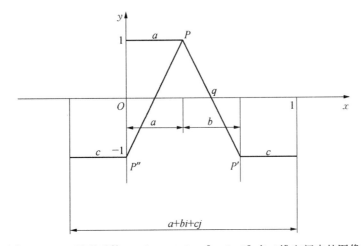

图 3-12 三元联系数 $a + bi + cj, i \in [-1, 1]$ 在二维空间中的图像

图 3-11 是三元联系数 $a + bi + cj$ 中 i 在$[0, 1]$区间取值时的图像,其在二维直角坐标系中的图像是一条折线,由三条线段组成:第一条是"1-P"水平线段,其长度是 a;第二条是斜线"P-P'",其与水平轴有交点 q,不难证明,线段 $Pq = qP'$;第三条是位于 $y = -1$ 水平线上长度为 c 的线段,此时三元联系数 $a + bi + cj$ 的数值变动区间是$[0, 1]$,其绝对值是1。

由于三元联系数 $a + bi + cj$ 中 i 的取值范围是$[-1, 1]$,也就是在图 3-11 的基础上当 i 在$[-1, 0]$时的图像,这两部分图像合成后的图像才是三元联系数 $a + bi + cj$ 的图像,见图 3-12。

把图 3-12 与图 3-11 比较可以看出,当三元联系数 $a + bi + cj, i \in [-1, 0]$ 时,线段 PP'' 与 PP' 等长,且构成一个等腰三角形。但从总体上看,三元联系数 $a + bi + cj, i \in [-1, 1]$ 在二维空间中的图像也是由两条折线组成:一条是"a-PP'-c";另一条是"a-PP''-c",这两条折线构成的值域为 $1 + c$。

四元联系数的图像,见图 3-13。

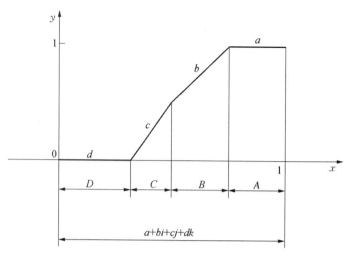

图 3 - 13　四元联系数 $\mu = a + bi + cj + dk (k = 0, j \in [0, 0.5],$
$i \in [0.5, 1])$ 在二维空间中的图像

图 3 - 13 是基于临床意义的一个图像，其中 a 表示临床治愈率，b 表示临床显效率，c 表示临床好转率，d 表示临床无效率。

从理论上说，四元联系数 $\mu = a + bi + cj + dk$ 中的联系分量系数的取值范围是 $i \in [0, 1], j \in [-1, 0], k = -1$，因此还可以有不同于图 3 - 13 的图像。这里为节约篇幅，不再画出这些图像，读者可结合感兴趣的问题自行试画和展开讨论。

从函数的意义上看，上述联系数的图像提示联系数是一类分段函数，因此也可以用分段函数定义联系数，但本书采用集对分析理论从集对特征函数的角度定义联系数。

第十节　联系数的基本运算

一、联系数的加法

（一）二元联系数的加法运算
定义 3.10.1　设有二元联系数

$$u_1 = A_1 + B_1 i \quad (\mu_1 = a_1 + b_1 i) \tag{3.10.1}$$

$$u_2 = A_2 + B_2 i \quad (\mu_2 = a_2 + b_2 i) \tag{3.10.2}$$

则有加法运算

$$u = u_1 + u_2 = (A_1 + A_2) + (B_1 + B_2)i \tag{3.10.3}$$

$$\mu = \frac{\mu_1 + \mu_2}{2} = \frac{(a_1 + a_2) + (b_1 + b_2)i}{2} \tag{3.10.4}$$

称 $u(\mu)$ 为 2 个二元联系数的和。

式(3.10.3)可以推广到 3 个和 3 个以上二元联系数的加法运算。

（二）三元联系数的加法运算

定义 3.10.2 设有三元联系数

$$u_1 = A_1 + B_1 i + C_1 j \quad (\mu_1 = a_1 + b_1 i + c_1 j) \tag{3.10.5}$$

$$u_2 = A_2 + B_2 i + C_2 j \quad (\mu_2 = a_2 + b_2 i + c_2 j) \tag{3.10.6}$$

则有加法运算

$$u = u_1 + u_2 = (A_1 + A_2) + (B_1 + B_2)i + (C_1 + C_2)j \tag{3.10.7}$$

$$\mu = \frac{u_1 + u_2}{2} = \frac{(a_1 + a_2) + (b_1 + b_2)i + (c_1 + c_2)j}{2} \tag{3.10.8}$$

称 $u(\mu)$ 为 2 个三元联系数的和。

式(3.10.7)和式(3.10.8)可以推广到 3 个和 3 个以上三元联系数的加法运算。

（三）多元联系数的加法运算

定义 3.10.3 设有 2 个 $n(n \geqslant 3)$ 元联系数

$$u_1 = A_1 + B_{11}i + B_{12}i + \cdots + Cj \quad (\mu_1 = a_1 + b_{11}i + b_{12}i + \cdots + cj) \tag{3.10.9}$$

$$u_2 = A_2 + B_{21}i + B_{22}i + \cdots + Cj \quad (\mu_2 = a_2 + b_{21}i + b_{22}i + \cdots + cj) \tag{3.10.10}$$

则有加法运算

$$u = u_1 + u_2 = (A_1 + A_2) + \sum_{k=1}^{n} (Bk_1 i_k + Bk_2 i_k + \cdots) + (C_1 + C_2)j \tag{3.10.11}$$

$$\mu = \frac{\mu_1 + \mu_2}{2} = \frac{(a_1 + a_2) + \sum_{k=1}^{n} (bk_1 i_k + bk_2 i_k + \cdots) + (c_1 + c_2)j}{2} \tag{3.10.12}$$

称 $u(\mu)$ 为 2 个多元联系数的和。

式(3.10.12)可以推广到 3 个和 3 个以上多元联系数的加法运算。

例 3.10.1 设有两组患者,分别采用 U1 和 U2 处方治疗,经过 1 个疗程后的临床治愈、临床显效、临床好转、临床无效人数分别用联系数 $u_1 = 3 + 2i + 1j + 0k$, $u_2 = 2 + 1i + 0j + 3k$ 表示,则两组患者的总临床治愈、总临床显效、总临床好转、总临床无效人数的四元联系数,就是这两个四元联系数的和 $u = u_1 + u_2 = 5 + 3i + 1j + 3k$。

若在本例中采用归一化联系数计算,则需要把两个归一化联系数相加得到的和再除以 2,才是所需要的结果。计算过程如下。

先把 μ_1 与 μ_2 分别归一化,得

$$\mu_1 = \frac{3}{6} + \frac{2}{6}i + \frac{1}{6}j + 0k, \quad \mu_2 = \frac{2}{6} + \frac{1}{6}i + 0j + \frac{3}{6}k$$

如果把 μ_1，μ_2 相加得

$$\mu = \mu_1 + \mu_2 = \frac{3}{6} + \frac{2}{6}i + \frac{1}{6}j + 0k + \frac{2}{6} + \frac{1}{6}i + 0j + \frac{3}{6}k = \frac{5}{6} + \frac{3}{6}i + \frac{1}{6}j + \frac{3}{6}k$$

显然，上式应当再除以 2 才能满足归一化要求，得

$$\mu' = \frac{\dfrac{5}{6} + \dfrac{3}{6}i + \dfrac{1}{6}j + \dfrac{3}{6}k}{2} = \frac{2.5}{6} + \frac{1.5}{6}i + \frac{0.5}{6}j + \frac{1.5}{6}k = 0.42 + 0.25i + 0.08j + 0.25k$$

这是因为前面已有一个约定，把联系分量不满足归一化的联系数用 u 表示，满足归一化的联系数用 μ 表示，因此，两个归一化联系数（不论是二元联系数、三元联系数，还是多元联系数）相加时，要把得到的"和"除以 2，因此有式（3.10.4）、式（3.10.8）、式（3.10.12）。类似地，三个归一化联系数（不论是二元联系数、三元联系数，还是多元联系数）相加时，要把得到的"和"除以 3；四个归一化联系数（不论是二元联系数、三元联系数，还是多元联系数）相加时，要把得到的"和"除以 4；一般地，$n(n \geqslant 2)$ 个归一化联系数（不论是二元联系数、三元联系数，还是多元联系数）相加时，要把得到的"和"除以 n，以保证"和"联系数中全体联系分量的归一化要求。

（四）联系数加法的运算律

设有联系数 u_1，u_2，u_3，其加法运算满足交换律和结合律。

交换律

$$u_1 + u_2 + u_3 = u_3 + u_2 + u_1 \tag{3.10.13}$$

结合律

$$u_1 + u_2 + u_3 = u_1 + (u_2 + u_3) = (u_1 + u_3) + u_2 \tag{3.10.14}$$

证明略。

式（3.10.13）和式（3.10.14）同样适用于 $n(n \geqslant 2)$ 个归一化联系数的加法运算。

（五）不同结构形式的联系数相加，需要化为相同的结构形式才能做相加运算

在例 3.10.1 已有说明。一般地，设两个联系数 $u_1 = A_1 + B_1 i$，$u_2 = A_2 + B_2 i + C_2 j$ 相加，先将 u_1 化为 $u_1 = A_1 + B_1 i + 0j$，则得 $u = u_1 + u_2 = (A_1 + A_2) + (B_1 + B_2)i + (0 + C_2)j$。或先把 $u_2 = A_2 + B_2 i + C_2 j$ 化为 $u_2 = (A_2 - C_2) + B_2 i$，再与 $u_1 = A_1 + B_1 i$ 相加，得

$$u = u_1 + u_2 = (A_1 + A_2 - C_1) + (B_1 + B_2)i$$

以上算法可以推广到 $n(n \geqslant 2)$ 元联系数与 $n - k(k = 1, 2, \cdots)$ 元联系数加法运算。

二、联系数的乘法

（一）二元联系数的乘法运算

定义 3.10.4 设有

$$u_1 = A_1 + B_1 i \tag{3.10.15}$$

$$u_2 = A_2 + B_2 i \qquad\qquad (3.10.16)$$

则有 2 个二元联系数的积

$$u = u_1 \cdot u_2 = (A_1 + B_1 i)(A_2 + B_2 i) = A_1 A_2 + (B_1 A_2 + A_1 B_2)i + B_1 B_2 i^2$$

$$(3.10.17)$$

可以看出,2 个联系数的乘积是关于 i 的二次函数。换言之,由于 i 表示不确定性,所以 2 个联系数的乘积是关于不确定性的二次函数。

在中医临床中,医生获取的证候信息,既有确定性又有不确定性的,辨证后给出的"方"也在相对确定的同时具有一定的不确定性,辨证论治过程在总体上是既有确定性又有不确定性的过程,在客观地用联系数量化"病"的证候信息和"方"的信息基础上,辨证论治过程就是一个关于"病"的联系数和"方"的联系数相互作用的过程,关于"病"的联系数和"方"的联系数相乘的运算,是这种相互作用的一种数学表达,还可以有其他的数学表达。

集对分析理论已指出,在 $n(n \geqslant 2)$ 个联系数(二元联系数、三元联系数……)相乘的积中,当 i 仅作为不确定性标记使用时,由于 i 是不确定量的示性系数,不确定量与不确定量的乘积仍为不确定量,所以在仅考虑确定性关系与不确定关系而不计较不确定关系所处层次的条件下,为简化联系数的运算,可以约定 $i^n = i\ (n \geqslant 2)$ 以减少计算复杂性。

一般地,有

$$i = i^2 = i^3 = \cdots = i^n \qquad (n \geqslant 2) \qquad (3.10.18)$$

2 个二元联系数的乘法运算可以推广到 3 个和更多个二元联系数的乘法运算。

例 3.10.2 设有 3 个二元联系数 $u_1 = 4 + i$, $u_2 = 3 + i$, $u_3 = 2 + i$, 求 u_1, u_2, u_3 的乘积。

解 根据 2 个二元联系数的乘积的运算规则,得

$$u_1 \cdot u_2 \cdot u_3 = (4 + i)(3 + i)(2 + i) = (12 + 7i + i^2)(2 + i) = 24 + 26i + 9i^2 + i^3$$

可见这 3 个二元联系数的乘积是关于 i 的三次函数。但如果只需要在一个层次上考虑"确定-不确定关系"时,则利用式(3.10.18),把 $24 + 26i + 9i^2 + i^3$ 化简成 $24 + 36i$。从这里可以看出,在允许使用式(3.10.18)所示的约简公式条件下,形式上的二元联系数有可能是从某个多元多次联系数约简而来的联系数,必要时需要解析这个二元联系数,甚至还原出这个二元联系数是由哪些原联系数相乘,这是必须注意的。

2 个二元联系数乘法满足交换律。

设有二元联系数 u_1, u_2,则有交换律

$$u_1 \times u_2 = u_2 \times u_1 \qquad\qquad (3.10.19)$$

3 个以上的二元联系数乘法满足交换律和结合律。

设有二元联系数 u_1, u_2, u_3,则有交换律

$$u_1 \times u_2 \times u_3 = u_3 \times u_2 \times u_1 \qquad\qquad (3.10.20)$$

结合律

$$u_1 \times u_2 \times u_3 = u_1 \times (u_2 \times u_3) = (u_1 \times u_3) \times u_2 \qquad (3.10.21)$$

交换律和结合律可以推广到 3 个以上二元联系数的乘积运算。

（二）三元联系数的乘法运算

定义 3.10.5 设有联系数 $u_1 = A_1 + B_1 i + C_1 j$，$u_2 = A_2 + B_2 i + C_2 j$，则 u_1 与 u_2 的乘积为 $u_1 u_2$，记为 $u = u_1 u_2$，

$$\begin{aligned}
u = u_1 u_2 &= (A_1 + B_1 i + C_1 j)(A_2 + B_2 i + C_2 j) \\
&= A_1 A_2 + (A_1 B_2 + A_2 B_1)i + (A_1 C_2 + A_2 C_1)j \\
&\quad + B_1 B_2 i^2 + (B_1 C_2 + B_2 C_1)ij + C_1 C_2 j^2
\end{aligned} \qquad (3.10.22)$$

上述 2 个三元联系数的乘法运算是按照多项式运算规则进行的，得到的结果是 1 个六元联系数。显然，2 个三元联系数相乘，其积是关于 "i" 的 2 次联系数；如果是 3 个三元联系数相乘，则其积是关于 "i" 的 3 次联系数，依此类推，n（$n \geq 2$）个三元联系数相乘时，得到关于 i 的 n 次幂联系数。对于 j，因 $j = -1$，则 $j \cdot j = 1$，$j^3 = -1$，…，一般地，$j^{2n} = 1$，$j^{2n+1} = -1$，$n = 1, 2, \cdots$。

由上看出，两个联系数的乘积是关于 i 和 j 的函数，为此，当要根据问题需要对联系数计算数值时，需要给定 i 和 j 的值。例如，计算联系数 $u = 0.5 + 0.1i + 0.4j$ 在 $i = 0.5$ 及 $j = -1$ 处的值，则采用以下记法并做相应的运算。

$$u = u(i, j) \Big|_{\substack{i = 0.5 \\ j = -1}} = 0.5 + 0.1 \times 0.5 + 0.4 \times (-1) = 0.15$$

要注意的是，当指明联系数中联系分量的示性系数是在给定范围取值时，该联系分量示性系数通常同时取不同的值。为此需要做取不同值的计算，但要把计算结果看成同时性的结果。也就是说，联系数的值具有并非是严格的"对偶性"，如联系数 $u = 0.5 + 0.1i + 0.4j$，其中的 i 在取 $i = 0.5$ 时，同时也取 $i = -0.4$，这时需要计算该联系数在 $i = -0.4$，$j = -1$ 处的值，如

$$u = u(i, j) \Big|_{\substack{i = -0.4 \\ j = -1}} = 0.5 + 0.1 \times (-0.4) + 0.4 \times (-1) = 0.06$$

其意义是指联系数 $u = 0.5 + 0.1i + 0.4j$ 中的 0.1，其中有 0.05 是偏向于 0.5 的，同时又有 0.04 是偏向于 0.4j 的，剩下的 0.01 还不确定。基于这一分析，可知在保证信息不损失要求下的 $i = 0.5$，$j = -1$ 处的联系数值应当仍然是一个联系数，记为 $0.15 + 0.05i$；在 $i = -0.4$ 及 $j = -1$ 处的联系数值也应当是一个联系数，记为 $0.06 + 0.06i$。显然，i 的这种同时取值的计算，实质上是对联系分量 0.1 的 1 次分解。如果有必要，可以对 $0.15 + 0.05i$ 和 $0.06 + 0.06i$ 中的 i 做第 2 次分解，第 3 次分解，第 4 次分解……直至没有必要做进一步分解为止。

以上关于 2 个三元联系数的乘法运算可以推广到 2 个四元联系数相乘，2 个五元联系数相乘等。

三、联系数的减法

（一）二元联系数的减法运算

减法运算是加法的逆运算，为此有以下定义。

定义 3.10.6 若有联系数 $u_1 = A_1 + B_1 i$，$u_2 = A_2 + B_2 i$，定义

$$u = u_1 - u_2 = A + Bi \qquad (3.10.23)$$

其中 $A = A_1 - A_2$，$B = B_1 - B_2$。称 u 为联系数 u_1 与联系数 u_2 的减法运算的差，u_1 是被减联系数，u_2 是减数联系数。

显然，在二元联系数的减法运算中，2 个二元联系数的差的联系分量有可能是负数。为此定义"负联系数"。

定义 3.10.7（负联系数定义） 设有联系数 $u = A + Bi$，$i \in [-1, 1]$，令

$$-u = -A + (-B)i \qquad (3.10.24)$$

称 $-u$ 为 u 的相反联系数，也简称负联系数。

根据联系数的性质 3，式（3.10.24）可以改写为

$$-u = -A + Bi \qquad (3.10.25)$$

根据联系数的定义，式（3.10.25）可以改写为

$$-u = Bi + Aj \qquad (3.10.26)$$

在一个具体的运算中，是否要把 2 个联系数的差做上述形式的改写，视具体情况而定。

（二）三元联系数的减法运算

把三元联系数 $a + bi + cj$ 改写成 $(a - c) + bi$，就转换成二元联系数减法运算。

四、联系数的除法

除法是乘法的逆运算。联系数的除法也是作为联系数乘法的逆运算来定义，由于联系数中含有表示不确定的示性系数 i，所以其除法有其特殊性。

（一）二元联系数的除法

定义 3.10.8 设 u_1，u_2 是两个二元联系数，$u_1 = A_1 + B_1 i$，$u_2 = A_2 + B_2 i$，则商 $\dfrac{u_1}{u_2}$ 是一个二元联系数 u。

设 $u = A + Bi$，则因为 $u_1 = u u_2$，所以有

$$u_1 = A_1 + B_1 i = (A + Bi)(A_2 + B_2 i) = AA_2 + (AB_2 + A_2 B)i + BB_2 i^2 \qquad (3.10.27)$$

根据式（3.10.18），令 $i^2 = i$，上式简化为

$$A_1 + B_1 i = AA_2 + (AB_2 + A_2 B + BB_2)i \qquad (3.10.28)$$

比较上式的左右两边,有

$$A_1 = AA_2 \qquad (3.10.29)$$

$$B_1 = AB_2 + A_2B + BB_2 \qquad (3.10.30)$$

则有

$$A = \frac{A_1}{A_2} \qquad (3.10.31)$$

$$B = \frac{B_1 - AB_2}{A_2 + B_2} \qquad (3.10.32)$$

或有

$$B = \frac{A_2B_1 - A_1B_2}{A_2(A_2 + B_2)} \qquad (3.10.33)$$

称式(3.10.31)和式(3.10.32)为联系数的商公式。

例 3.10.3 设 $u_1 = 5 + 3i$, $u_2 = 2 + 1i$, 求商 $\dfrac{u_1}{u_2}$。

解 由式(3.10.31)和式(3.10.33)得

$$A = \frac{A_1}{A_2} = \frac{5}{2}$$

$$B = \frac{A_2B_1 - A_1B_2}{A_2(A_2 + B_2)} = \frac{2 \times 3 - 5 \times 1}{2(2 + 1)} = \frac{1}{6}$$

所以商

$$\frac{u_1}{u_2} = \frac{5}{2} + \frac{1}{6}i$$

(二) 三元联系数的除法

由于三元联系数 $u = A + Bi + Cj$ 取 $j = -1$ 时化成二元联系数 $u = (A - C) + Bi$, 所以三元联系数的除法可依照二元联系数的除法进行。

类似地,对于四元以上多元联系数的除法,可以根据其乘法运算导出相应的除法公式。

以上介绍的运算,是基于联系数标量性质的运算,下面介绍的二元联系数复运算就是基于联系数向量性质的一种运算。

五、联系数的复运算

(一) 确定-不确定空间(determine-undetermined space,简称 D - U 空间)

取一直角坐标系 xOy, 若以 x 轴表示联系数中的确定性测度, y 轴表示联系数中的不确定性测度,则由 x 轴与 y 轴构成的直角坐标系 xOy 就是一个二维确定-不确定空间,简称 D－U 空间,也称集对空间,见图 3－14。

（二）D－U 空间中的联系数运算

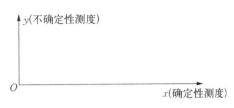

图 3－14　确定-不确定空间

在 D－U 空间中,可以用联系数刻画出一个不确定向量的大小和空间位置。通常,二元联系数 $u = A + Bi$ 在 D－U 空间确定的向量 $\overrightarrow{OM}$,称为二元联系数 u 在 D－U 空间的映射,见图 3－15。

用 r 表示二元联系数的向量 $\overrightarrow{OM}$ 的长度,由图 3－15 易知

$$r = \sqrt{A^2 + B^2} \tag{3.10.34}$$

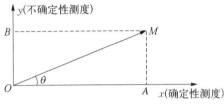

图 3－15　联系数 u 在 D－U 空间上的映射

称为二元联系数在 D－U 空间的模,用 $|u|$ 表示。用 θ 表示二元联系数的向量 $\overrightarrow{OM}$ 与 x 轴正向的夹角,当 $A \neq 0$ 时,有

$$\theta = \arctan \frac{B}{A} \tag{3.10.35}$$

称为二元联系数 u 在 D－U 空间的辐角,记为 $\arg U$。

进一步有

$$A = r\cos\theta \tag{3.10.36}$$

$$B = r\sin\theta \tag{3.10.37}$$

由此得

$$u = r(\cos\theta + i\sin\theta) \tag{3.10.38}$$

式(3.10.32)称为二元联系数 u 在 D－U 空间上的三角函数表达式。

为解决实际问题的需要,定义二元联系数的复运算如下[3, 4]。

定义 3.10.9　设有二元联系数 $u_1 = A_1 + B_1 i$, $u_2 = A_2 + B_2 i$,其三角函数表达式分别为

$$u_1 = r_1(\cos\theta_1 + i\sin\theta_1) \tag{3.10.39}$$

$$u_2 = r_2(\cos\theta_2 + i\sin\theta_2) \tag{3.10.40}$$

则有

$$u_1 u_2 = r_1(\cos\theta_1 + i\sin\theta_1) \cdot r_2(\cos\theta_2 + i\sin\theta_2)$$
$$= r_1 r_2 \big[\cos(\theta_1 + \theta_2) + i\sin(\theta_1 + \theta_2)\big] \tag{3.10.41}$$

称为二元联系数的复运算。

二元联系数的复运算满足下列规则

$$| u_1 | | u_2 | = | u_2 | | u_1 | \tag{3.10.42}$$

$$\arg(u_1 u_2) = \arg u_1 + \arg u_2 \tag{3.10.43}$$

式(3.10.41)和式(3.10.43)说明 2 个用三角函数表示的二元联系数相乘,其结果仍然是 $a + bi$ 型联系数,且乘积的模等于这 2 个二元联系数模的乘积,乘积的辐角等于这 2 个二元联系数辐角的和。

但要注意式(3.10.38)中的 i 与复数理论中的 i 含义不同,值域不同,这里的 $i \in [-1, 1]$。

上述表明,二元联系数在 D - U 空间中所刻画的量是一种复合量——一种需要用确定性测度与不确定性测度共同表示的量。

根据第四节,三元联系数可以化归为二元联系数,因此上面关于 2 个二元联系数的复运算可以推广到三元联系数。同理,四元联系数可以经三元联系数化归为二元联系数,因此上面关于 2 个二元联系数的复运算可以推广到四元联系数,依此类推,可以把联系分量个数超过 3 个的 $n(n \geq 3)$ 元联系数压缩化归为二元联系数做复运算,但这时得到的运算结果仍需返回成 n 元联系数做相应分析。因专业和篇幅所限,这里不再做进一步介绍,可以参考文献[10, 11]。

六、联系数的矩阵运算

基于联系数的向量特性,可以引入联系数的矩阵表示和联系数的矩阵运算,在某些问题的分析和求解时会带来一些方便,这里以三元联系数为例做简介。

设有三元联系数 $\mu = a + bi + cj$,则可以用下述矩阵表示这个三元联系数

$$\mu = [a, b, c] \begin{bmatrix} 1 \\ i \\ j \end{bmatrix} \tag{3.10.44}$$

式(3.10.44)同时也蕴含了矩阵的乘法规则,说明如下。

设有矩阵 A 和矩阵 B,当矩阵 A 的列数与矩阵 B 的行数相等时,这两个矩阵可以相乘,乘积记为 AB,AB 是一个矩阵,其行数与矩阵 A 的行数相同,其列数与矩阵 B 的列数相同,其 n 行 m 列的元素等于 A 的第 n 个行向量和 B 的第 m 个列向量对应分量的乘积之和,由此式(3.10.44)可得

$$\mu = [a, b, c] \begin{bmatrix} 1 \\ i \\ j \end{bmatrix} = a + bi + cj \tag{3.10.45}$$

三元联系数的矩阵乘法规则。

联系数的矩阵乘法满足以下法则

（1）分配律

$$A(B + C) = AB + AC$$

$$(A + B)C = AC + BC \tag{3.10.46}$$

（2）数乘律 设 K 为常数，则有

$$K(AB) = (KA)B \tag{3.10.47}$$

（3）结合律

$$(AB)C = A(BC) = B(AC) \tag{3.10.48}$$

（4）转置

$$(AB)^{\mathrm{T}} = B^{\mathrm{T}}A^{\mathrm{T}} \tag{3.10.49}$$

式（3.10.49）中的"T"表示矩阵的转置，矩阵转置的定义如下：

设 A 为 $n \times m$ 矩阵（即 n 行 m 列），第 p 行 q 列的元素是 $a(p, q)$，即 $A = a(p, q)$，定义 A 的转置为这样一个 $m \times n$ 矩阵 B，满足 $B = a(q, p)$，即 $b(p, q) = a(q, p)$（B 的第 p 行 q 列元素是 A 的第 q 行 p 列元素），记为 $A^{\mathrm{T}} = B$。

例如，在式（3.10.45）中，设 $A = [a, b, c]$，$B = \begin{bmatrix} 1 \\ i \\ j \end{bmatrix}$，则有 $B^{\mathrm{T}} = [1, i, j]$。据此可以把式（3.10.45）改写成

$$\mu = [a, b, c][1, i, j]^{\mathrm{T}} = a + bi + cj \tag{3.10.50}$$

要指出的是，在上面介绍的内容中，是把三元联系数 $\mu = a + bi + cj$ 作为一个纯粹的线性式子对待，其中 i 的不确定性被忽略不计，但事实上，集对分析定义 i 是不确定性的示性系数，因此并不能完全套用线性代数中关于矩阵运算的全部法则，有时在做形式上的规则套用后仍需做不确定性分析，这一思想与联系数做复运算相同。

用矩阵表示的联系数也称为多维联系数，矩阵中的每一个行向量代表着一个联系数，例如，式（3.10.51）是一个 $n(n \geqslant 2)$ 维二元联系数，式（3.10.52）是一个 $n(n \geqslant 2)$ 维三元联系数，式（3.10.53）是一个 $n(n \geqslant 2)$ 维 $m + 2(m \geqslant 2)$ 元联系数。此外，还有联系数中的联系分量也是一个联系数的多维多重多元联系数，式（3.10.54）是一个 $n(n \geqslant 2)$ 维二重 $m + 2(m \geqslant 2)$ 元联系数。

$$u = \begin{bmatrix} a_1 + b_1 i \\ a_2 + b_2 i \\ \cdots\cdots \\ a_n + b_n i \end{bmatrix} \tag{3.10.51}$$

$$u = \begin{bmatrix} a_1 + b_1 i + c_1 j \\ a_2 + b_2 i + c_2 j \\ \cdots\cdots \\ a_n + b_n i + c_n j \end{bmatrix} \qquad (3.10.52)$$

$$u = \begin{bmatrix} a_1 + b_{11} i + b_{12} i + \cdots + b_{1m} i + c_1 j \\ a_2 + b_{21} i + b_{22} i + \cdots + b_{2m} i + c_2 j \\ \cdots\cdots \\ a_n + b_{n1} i + b_{n2} i + \cdots + b_{nm} i + c_n j \end{bmatrix} \qquad (3.10.53)$$

$$u = \begin{bmatrix} (a_1 + b_1 i) + (a_{11} + b_{11} i) i_{11} + (a_{12} + b_{12} i) i_{12} + \cdots + (a_{1m} + b_{1m} i) i_{1m} + (c_{11} + c_{12} i) j \\ (a_2 + b_2 i) + (a_{21} + b_{21} i) i_{21} + (a_{22} + b_{22} i) i_{22} + \cdots + (a_{2m} + b_{2m} i) i_{2m} + (c_{21} + c_{22} i) j \\ \cdots\cdots \\ (a_n + b_n i) + (a_{n1} + b_{n1} i) i_{n1} + (a_{n2} + b_{n2} i) i_{n2} + \cdots + (a_{nm} + b_{nm} i) i_{nm} + (c_{n1} + c_{n2} i) j \end{bmatrix}$$

$$(3.10.54)$$

从中医学角度看,式(3.10.54)中二重联系数的意义在于每一个联系分量都是"阴阳互根",这时,只要把其中的 a_k 看成关于"阳"的测度,把 $b_{kt}(k = 1, 2, \cdots, n; t = 1, 2, \cdots, m)$ 看成关于"阴"的测度, $a_k + b_{kt} = 1$。

式(3.10.54)所示的多维多重多元联系数也简称联系数,相应的矩阵运算规则较为复杂,在此略去,相关应用可见后面有关内容。

总之,对一个联系数的联系分量做适当的定义和扩展,可以诱导出不同的联系数,或者得到这个联系数不同的伴随函数。一个联系数有多个伴随函数,如势函数、态势函数、邻联系数、间邻联系数、偏联系数等。其中的偏联系数又分为偏正联系数、偏负联系数、偏中联系数、全偏联系数。全偏联系数又分为一阶全偏联系数、二阶全偏联系数……一般的 n 元联系数存在 $n - 1$ 阶全偏联系数;连同多维联系数、多维多元联系数、多维多重多元联系数等,内容丰富,这里不再一一介绍,仅在后面需要用到时做相关知识的介绍。

联系数和联系数的运算,用数学的语言表达了一个基于集对分析的不确定性系统理论和同异反系统理论[12,13],这两个理论的内容要点在第三章中已有阐述,这里不再重复。

本 章 小 结

本章从中医辨证论治的角度简介联系数的来源和联系数定义,给出了联系数的基本性质,指出了联系数同时具有标量和向量双重特性,系统和数的双重特性;基于联系数及其基本运算的集对分析不确定性系统理论和同异反系统理论已在第二章中简介。总体上看,联系数的定义、性质及其运算体现出中医学的"阴阳互根"思想,联系数及其伴随函数也遵循"阴阳互根"规则,联系数内部各联系分量之间的相互作用也是"阴阳互根"的体现,从而使得联系数的运算"生生不息",这与中医学认为"阴阳互根、生生不息"的辨证思想不谋而合,正因如此,集对分析及其联系数在中医辨证论治理论创新和临床实践中有重要和广泛的应用。后面各章将侧重从中医辨证论治皮肤病的角度介绍集对分析和联系数的具体应用,并将重点介绍作为联系数伴随函数之一的偏联系数及其应用。

参 考 文 献

[1] 赵克勤. 数学危机与集对分析[C]//中国人工智能学会集对分析联系数学专委会. 全国集对分析暨联系数学学术研讨会论文集. 杭州:第 6 次全国集对分析暨联系数数学学术研讨会, 2009:213 - 219.

[2] 赵克勤, 赵森烽. 奇妙的联系数[M]. 北京:知识产权出版社, 2014:19 - 25.

[3] 赵克勤. 二元联系数 $A + Bi$ 的理论基础与基本算法及在人工智能中的应用[J]. 智能系统学报, 2008, 3(6):476 - 486.

[4] 赵克勤. 联系数学的基本原理及应用[J]. 安阳工学院学报, 2009, 8(2):107 - 110.

[5] 赵克勤. 联系数及其应用[J]. 吉林师范学院学报, 1996, 17(8):50 - 56.

[6] 赵克勤. 集对分析及其初步应用[M]. 杭州:浙江科学技术出版社, 2000:1 - 45.

[7] 李凡修, 陈武. 海水水质富营养化评价的集对分析方法[J]. 海洋环境科学, 2003, 22(2):72 - 74.

[8] 李欣, 蒯仂, 许逊哲, 等. 基于集对分析的疗效曲线在银屑病血热证药物选优中的应用[J]. 新中医, 2017, 49(10):107 - 111.

[9] 李斌, 华亮, 徐蓉, 等. 基于银屑病疗效联系数几何特性的临床用药优选探讨[J]. 辽宁中医杂志, 2018, 45(2):237 - 241.

[10] 王霞. 基于复数理论的同异型联系数及其应用[J]. 数学的实践与认识, 2005, 35(8):127 - 132.

[11] 刘秀梅, 赵克勤. 基于联系数复运算的区间数多属性决策方法及应用[J]. 数学的实践与认识, 2008, 38(23):57 - 64.

[12] 赵克勤. 集对分析的不确定性系统理论在 AI 中的应用[J]. 智能系统学报, 2006, 1(2):16 - 25.

[13] 赵克勤. SPA 的同异反系统理论在人工智能研究中的应用[J]. 智能系统学报, 2007, 2(5):24 - 39.

第四章
集对分析在中医学与相关
学科中的应用概述

集对分析在包括中医学在内的现代医学和卫生统计学,以及相关学科中的应用已有不少文献,本章就集对分析在这些领域的应用进行概述。内容包括集对分析在中医学中的应用,在医院统计中的应用,在卫生统计中的应用,在运动医学与心理学中的应用,在卫生防疫中的应用,在职业病与地方病防治研究中的应用,在卫生装备评价与优化中的应用,在医学教学中的应用,在体质健身与体育中的应用。

第一节 集对分析在中医学中的应用

孟庆刚等最早把集对分析用于中医学研究。在文献中指出,由于中国古代文化对中医学的渗透,中医学中广泛存在着不确定性,其精髓也往往很难把握,随着科学的发展,中医证候的规范化研究成为中医界乃至整个科学界关注的问题。集对分析是一种用联系数 $a + bi + cj$ 统一处理模糊、随机、中介和信息不完全所致不确定性的系统理论和方法,是把确定性与不确定性作为一个既确定又不确定的同异反系统进行辨证分析和数学处理。从量的角度去探讨中医证候,将集对分析应用于中医证候的研究中,这是从系统层次的角度,领会中医学不确定性的本质,有可能会在很大程度上推动证候规范化和中医客观化的理论研究[1]。

龚燕冰等指出,目前用于中医证候研究的数据挖掘方法主要有关联规则、集对分析、粗糙集理论、聚类分析、人工神经网络、决策树、支持向量机、贝叶斯网络等。结论:中医数据具有非线性、模糊性、复杂性、非定量等特征,针对具体的医学数据和不同的挖掘目标往往要将几种方法综合起来应用,以发挥各自的技术优势[2]。

张若煜等基于集对分析的同异反系统理论和联系数,从系统和数学的层面上研究中西医结合的"同""异""反"现象及其内在本质,以中西医结合的"同""异""反"建立同异反系统数学模型,借助模型在"同""异""反"时空展开过程中,探索中西医结合的实质,并用于中西医结合临床实践和疗效评定,同时也对中医学传统的"同病异治""异病同治""通因通用""相反相成"等治则、治法提供现代科学理论依据[3]。

徐蓉等通过对痛风性关节炎血瘀证辨证因子的临床统计与集对分析,找出其中的主要辨证因子、次要辨证因子、非辨证因子,以期对临床"血瘀证"辨证起指导作用。方法:系统收集 140 例具有完整资料的痛风性关节炎患者的临床资料,建立血瘀证证候指标、关节肿胀程度、与痛风性关节炎患者构成比的联系数,计算这些联系数的辨证值(dialecti csconnection value, DCV),根据 DCV 的大小来决定辨证因子的主次关系。结果:研究发现疼痛,痛风石,舌下静脉迂曲、腭黏膜征阳性(血管曲张,色调紫暗)这 3 项指标的 DCV≥0.8。肌肤甲错(皮肤粗糙、肥厚、鳞屑增多),关节轻度肿胀、舌质青紫或暗、舌有瘀点,机体各部位静脉曲张、毛细血管扩张这 3 项指标是 0.5≤DCV<0.8。其余指标的 DCV 均小于 0.5。结论:疼痛,痛风石,舌下静脉迂曲、腭黏膜征阳性(血管曲张,色调紫暗)为痛风性关节炎血瘀证的三大主要辨证因子。肌肤甲错(皮肤粗糙、肥厚、鳞屑增多),关节轻度肿胀、舌质青紫或暗、舌有瘀点,机体各部位静脉曲张、毛细血管扩张是痛风性关节炎血瘀证的 3 个次要辨证因子[4]。

尹东奇在流行性腮腺炎中医诊疗指南研究中,从中医药证候研究方法学入手,分析了关联规律、集对分析、粗糙集理论、聚类分析、人工神经网络、决策树、支持向量机、贝叶斯网络的优缺点;将中医药证候研究方法与德尔菲法做了进一步的比较,初步评价了德尔菲法在医学研究中的作用和地位[5]。

李斌等采用集对分析联系数方法,寻找与痛风性关节炎血瘀证相关的辨证因子,用于指导临床。方法:选取符合研究标准的 70 例痛风性关节炎血瘀证患者,按照集对分析联系数分析方法,根据 DCV 的大小排序,查找与痛风性关节炎血瘀证相关的辨证因子。结果:9 项观察中,5 项 DCV>0.5,包括疼痛(0.858 0),舌下静脉迂曲、腭黏膜征阳性(血管曲张,色紫暗)(0.773 1),痛风石(0.723 0),机体各部位静脉曲张、毛细血管扩张(0.700 9),肌肤甲错(皮肤粗糙、肥厚、鳞屑增多)(0.612 3)。其余的 DCV 均<0.5。结论:疼痛为1 号主因子(最主要的辨证因子);舌下静脉迂曲、腭黏膜征阳性(血管曲张,色紫暗)为2 号主因子;痛风石为 3 号主因子;机体各部位静脉曲张、毛细血管扩张为 4 号主因子;肌肤甲错(皮肤粗糙、肥厚、鳞屑增多)为 5 号主因子;其余如口唇及指端发绀,面部、唇、齿龈及眼周紫黑,舌质青紫或暗、舌有瘀点等都是次要辨证因子[6]。

李斌等基于集对分析对慢性皮肤溃疡中医辨证论治规律进行数学建模。针对慢性皮肤溃疡中医辨证论治的不确定性,把集对分析中不确定性系统理论引入中医辨证论治研究;提出了慢性皮肤溃疡病理机制是相对确定的"热""瘀""虚"病理因素与不确定的干扰因子共同作用致病假说的学术论点,并对这些病理因素和干扰因子及相互作用给予定量刻画,进而建立慢性皮肤溃疡中医辨证论治数学模型,系统深入研究慢性皮肤溃疡的中医辨证论治规律,验证前述致病假说,对慢性皮肤溃疡创面的"热""瘀""虚"与不确定性干扰因子的相互作用做同异反分析和定量刻画,建立诊疗方案库和疗效评价体系与评价标准,该种方法是对慢性皮肤溃疡中医辨证论治规律的一种创新研究,对研究其他疾病的中医辨证论治规律也有参考意义[7]。

贾运滨等通过对近年中医证候研究中运用数据挖掘技术情况进行分析,试图展示中医证候研究中各种数据挖掘技术的优势及不足。在分析关联规则、集对分析、粗糙集理论、聚类分析、人工神经网络等方法后,认为对于中医证候这样多维复杂且模糊不确定的巨量数据,各种单一的研究方法都有其局限性;数种方法的组合可能会更好地诠释中医证候的特点,挖掘出更有意义的信息[8]。

贝太学等指出,对于中医专家系统的综合评价来说,单一的数学模型已经不能满足评价的需要。为了得到客观和科学的评价结果,利用不同的数学模型进行计算,如层次分析法、模糊理论、集对分析法等,并将其综合运用,已经成为新的发展趋势[9]。

李欣等运用经典统计学方法和集对分析相结合的方法,分析寻常型银屑病进行期血热证与方药的相关性。方法:研究纳入患者1 238例,其中包括清热凉血中药治疗寻常型银屑病进行期血热证相关文献15篇986例、课题组前期临床数据资料160例及前瞻性临床研究92例,运用单因素相关系数法分析相关性并剔除无统计学意义的因素、变量,分别进入二分类Logistic回归模型和联系数学集对分析。结果:单因素相关系数分析显示,苦参、金银花、重楼、蛇莓、土茯苓、赤芍、白鲜皮、荆芥、牡丹皮、生地黄、水牛角(片)、白芍、蜈蚣、全蝎、凌霄花等中药是寻常型银屑病进行期血热证临床疗效的正相关因素。二分类Logistic回归分析显示,甘草、磁石、牡蛎、赭石、赤芍、菝葜、知母、生地黄、山豆根、全蝎、蜈蚣、重楼为寻常型银屑病进行期血热证临床疗效的影响因素。联系数学集对分析显示,荆芥、白芍、白鲜皮、蜈蚣、全蝎、苦参、金银花、土茯苓、蛇莓、牡丹皮、生地黄、重楼、赤芍、地肤子用于治疗寻常型银屑病进行期血热证均为强同势。结论:荆芥、赤芍、生地黄、重楼、苦参、白鲜皮、金银花、土茯苓、蛇莓、牡丹皮、知母、山豆根、水牛角(片)、菝葜、地肤子、磁石、全蝎、蜈蚣、牡蛎、赭石、白芍、甘草22种中药是寻常型银屑病进行期血热证的相关因素,临床应用疗效较好[10]。

李欣等在国家自然科学基金资助下,通过文献回顾、课题组前期临床数据回顾和临床研究,把集对分析与经典统计学原理相结合,分析寻常型银屑病血热证与方药的相关性,为临床诊疗提供依据。方法:研究纳入符合标准的清热凉血中药治疗寻常型银屑病血热证的相关文献15篇、课题组前期临床数据回顾160例及临床研究中寻常型银屑病血热证患者92例,运用单因素相关系数法,分析相关性并剔除无统计学意义的因素、变量,进入联系数学集对分析,从而量化方药与血热证之间的关联度。结果:显示荆芥、白芍、白鲜皮、蜈蚣、全蝎、苦参、金银花、土茯苓、蛇莓、牡丹皮、生地黄、重楼、赤芍、地肤子、莪术等用于治疗寻常型银屑病血热证均为强同势(按势值大小排序),势值均≥7.00。结论:荆芥、白芍、白鲜皮、蜈蚣、全蝎、苦参、金银花、土茯苓、蛇莓、牡丹皮、生地黄、重楼、赤芍、地肤子、莪术15种中药是寻常型银屑病血热证的相关因素[11]。

李峰等通过对寻常型银屑病血热证临床症状进行同、异、反定量刻画,建立相应的集对分析数学模型,从而指导临床、提高临床辨证的准确性。方法:选择采用凉血潜阳法治疗后具有完整资料的202例寻常型银屑病血热证患者,系统收集其临床症状、体征等。通过集对分析的方法,将治疗结局为痊愈及显效的归为同部、有效归为异部、无效归为反部,根据公式计算各项辨证因子的U值,筛选寻常型银屑病血热证中医辨证相关的联系因子;根据各辨证因子联系数的大小,构建寻常型银屑病血热证辨证模型。结果:鳞屑积分>2.04,

红斑积分>2.34,年龄>50岁,面积积分>2.07,口干,脉滑,苔黄,脉濡,大便干结为银屑病血热证的主要辨证因子;汗出减少,失眠,脉数,任何程度的病变浸润,皮损发于任何部位,舌红,精神抑郁,病程1~360个月,年龄16~50岁,脉弦,苔薄,面积积分0~2.07,苔白,舌紫,鳞屑积分0~2.04,脉细弱为次要辨证因子;红斑积分0~2.34,舌淡为再次要辨证因子。

寻常型银屑病血热证集对分析数学模型建立: $U_{血热证} = \sum \dfrac{A_n}{N} + \sum \dfrac{B_m i}{M} + \sum \dfrac{C_p j}{P}$,其中 A_n 指 $A_1 \sim A_{11}$ 各项主要辨证因子的 μ 值, B_m 指 $B_1 \sim B_{25}$ 各项次要辨证因子的 μ 值, C_p 指 $C_1 \sim C_2$ 各项再次辨证因子的 μ 值。 N 、 M 、 P 分别指患者所具有主要、次要或再次要辨证因子个数; i 可根据实际情况,采取不同取值方法; $j = -1$ 。结论: $U_{血热证} \geq 0.75$ 可判定为血热证,采用中医凉血治疗即可取得不错的疗效; $U_{血热证} < 0.75$,则患者在血热证基础上伴有其他证型,单纯凉血治疗效果不好[12]。

李峰等应用集对分析探索寻常型银屑病血热证的辨证因子。方法:通过单因素相关分析、回归分析及集对分析的方法,总结归纳202例寻常型银屑病血热证患者的临床表现、体征,筛选与银屑病血热证中医辨证相关的辨证因子,并按联系数大小排序。结果:鳞屑积分>2.04,红斑积分>2.34,年龄>50岁,面积积分>2.07,口干,脉滑,苔黄,脉濡,大便干结为银屑病血热证的主要辨证因子;汗出减少,失眠,脉数,任何程度的浸润,皮损发于任何部位,舌红,精神抑郁,病程在1~360个月,年龄16~50岁,脉弦,苔薄,面积积分≤2.07,苔白,舌紫,鳞屑积分≤2.04,舌淡为血热证的次要辨证因子。结论:通过相关系数法结合集对分析法得到的银屑病血热证主要辨证因子与次要辨证因子符合临床实际,可有效指导临床辨证,提高临床疗效[13]。

李斌等通过文献回顾、课题组前期临床数据回顾和前瞻性临床研究(200例慢性皮肤溃疡患者),结合集对分析理论,明确了影响中医临床辨证论治慢性皮肤溃疡临床疗效的不确定性因素,建立了慢性皮肤溃疡中医辨证模型(M-HFAM)。其运用联系数学集对分析从同、异、反三方面研究不确定性因素对"清-化-补"三阶段动态序贯诊疗方案治疗慢性皮肤溃疡临床疗效的影响程度,同时采用单因素相关系数法及多因素二分类 Logistic 回归法进行验证。研究建立了慢性皮肤溃疡中医辨证模型: $U_{溃疡} = \sum \dfrac{A_n}{N} + \sum \dfrac{B_m i}{M} + \sum \dfrac{C_p j}{P}$ 。并根据该模型计算 U 值,发现如果 $U \geq 75$ 则该患者采用"清-化-补"动态序贯诊疗方案临床疗效较好;如果 $U < 50$,则该患者病情复杂,影响临床疗效,单纯采用该诊疗方案疗效欠佳。"清-化-补"动态序贯诊疗方案治疗慢性皮肤溃疡临床疗效的相关不确定性因素共18项,并发现其对疗效的影响效应程度的规律。实验研究部分以静脉性溃疡、血管炎性溃疡、压力性溃疡、坏疽性脓皮病和正常人组织为研究平台,共观察21例患者,采用免疫组化检测转化生长因子(TGF-β1、TGF-β3)、基质金属蛋白酶(MMP-2、MMP-3、MMP-8、MMP-9)、组织金属蛋白酶抑制物(TIMP-1)、表皮生长因子(EGF)、血管内皮细胞生长因子(VEGF)蛋白在不同类型创面中的表达和分布规律。

主要技术性能指标完成情况：① 项目建立慢性皮肤溃疡中医辨证规律及疗效评价联系数学模型，$U_{溃疡} = \sum \dfrac{A_n}{N} + \sum \dfrac{B_m i}{M} + \sum \dfrac{C_p j}{P}$，并完成技术总结报告 1 份；② 上述确定性因素与不确定性因素共同致病的联系数学模型，为中医药临床疗效综合评价（含阶段性综合评价）提供了新的研究方法；③ 发表受本项目资助的论文 6 篇（其中 SCI 1 篇，核心期刊 5 篇）；④ 培养中医药防治皮肤溃疡方向博士研究生 2 名，硕士研究生 2 名[14]。

李欣等探索基于集对分析四元联系数疗效曲线在银屑病血热证药物优选中的应用，以求进一步提高疗效。方法：先利用最大相关系数法筛选出治疗银屑病血热证的常用中药，建立单味中药的痊愈、显效、好转、无效四元联系数，再根据四元联系数在疗效数量测度与疗效性质测度直角坐标系中画出疗效曲线。通过把疗效曲线映射到四维疗效空间中，计算各疗效曲线与完美疗效曲线的欧氏距离，根据欧氏距离从小到大的排序得出治疗银屑病血热证的常用中药的优劣，对此优劣排序与按痊愈率从高到低的排序进行比较，确定最优药物、次优药物。结果：在所筛选的前 14 种治疗银屑病血热证的常用中药中，蛇莓排序第一，苦参排序第二，重楼排序第三，这与中医临床经验相符。结论：可以在银屑病血热证临床用药优选中应用基于集对分析四元联系数的疗效曲线，对其他疾病进行临证用药优选时，也可参考应用此疗效曲线及其算法[15]。

洪锡京等通过随机对照试验（randomized controlled trial，RCT）的临床研究评价既往集对分析势值理论得出的方案治疗银屑病血热证的临床疗效。方法：纳入符合纳入标准的寻常型银屑病血热证 60 例，使用随机数字表将其随机分为两组：传统辨证组 30 例，以犀角地黄汤为基本方随症加减；集对分析势值成果组 30 例，对课题组前期病例回顾及临床观察的中药进行经典统计和用集对分析势值成果方法分析共得到 15 种中药，以其为基本方随症加减。观察 4 周，指标包括银屑病皮损面积和严重程度指数（PASI）评分法、Zung 焦虑量表及 Zung 抑郁量表。结果：临床研究显示，集对分析势值成果组有效率为 93.10%、愈显率为 58.62%，传统辨证组有效率为 96.55%、愈显率为 41.38%，集对分析势值成果组优于传统辨证组（$P<0.05$）。两组均能降低银屑病临床症状 PASI 评分（$P<0.01$），集对分析势值成果组优于传统辨证组（$P<0.01$）；同时两组均能降低患者 Zung 指数评分（$P<0.01$），传统辨证组效果优于集对分析势值成果组（$P<0.01$）。结论：基于集对分析势值成果的方剂是临床治疗寻常型银屑病血热证的有效方剂，显著改善了患者临床证候且提高了生活质量，其作为辨病论治基本方值得进一步推广应用[16]。

华亮等探索基于集对分析的四元联系数势值与疗效曲线在银屑病中药优选中的应用，进一步提高疗效。方法：通过对在线检索的临床数据进行单因素相关系数分析，得到治疗银屑病的常用中药共 48 种，并确定了阶段性治疗结局的效果测度，即建立单味中药的"痊愈""显效""好转""无效"四元联系数，计算联系数势值，按照数值从大到小排序[17]。

蒯仂等通过集对分析五元联系数对 260 首中医内服方剂治疗寻常型银屑病的组方规律做二次分析。方法：针对徐张杰与覃永健统计的 260 首中医内服方剂治疗寻常型银屑病的组方资料，按照用药频次分为"高频次（$f>100$）、偏高频次（$75<f\leqslant100$）、中频次

（50<f≤75）、偏低频次（25<f≤50）、低频次（1<f≤25）"5 个层次,将其中"高频次"用药当作"常规用药",用 a 表示常规用药的种数;把"偏高频次"用药当作"偏常规用药",用 b 表示偏常规用药的种数;把"中频次"用药当作"处在常规和反常规之间的中间状态用药",用 c 表示中间状态用药的种数;把"偏低频次"用药当作"偏反常规用药",用 d 表示偏反常规用药的种数;把"低频次"用药当作"反常规用药",用 e 表示反常规用药的种数;构建五元联系数 $\mu = a + bi + cj + dk + el$ 并分析其态势。结果:偏低频次和低频次的共用药 169 种,约是前三类用药(共 14 种)的 12 倍。$\mu = 0.038\ 5 + 0.005\ 5i + 0.033\ 0j + 0.109\ 9k + 0.813\ 2l$,其属于反势 19 级(总态势 153 级),提示组方趋势向偏反常规用药或反常规用药方向发展。结论:对寻常型银屑病中医治疗用药种类数的把握有较大难度,善于"反常规加减用药",才有取得较好的临床疗效的可能[18]。

许逊哲等探索基于集对分析的四元联系数疗效曲线与偏联系数在银屑病血热证药物优选中的应用,以进一步提高疗效。方法:先利用最大相关系数法筛选出治疗银屑病血热证的常用中药,建立单味中药的"痊愈""显效""好转""无效"四元联系数,计算四元联系数疗效面积与全偏联系数,按照数值从大到小排序。用集对分析的同异反系统比对法分析两种方法排序的可信度,将排序号为同(可信度高)的药物按照疗效面积的排序进行再次排序,确定出银屑病血热证常用清热凉血药中的优选药物。结果:在所筛选出的前 14 种治疗银屑病血热证的常用中药中排序号为同的有蛇莓、荆芥、地肤子,其中蛇莓、荆芥的疗效面积排序靠前,为优选药物,这与中医临床经验相符。结论:可于银屑病血热证临床用药选优中应用基于集对分析四元联系数的疗效曲线与全偏联系数,对其他疾病进行临证用药优选时也可参考应用此种算法。基于集对分析的疗效曲线与全偏联系数可用于银屑病用药优选探讨[19]。

魏冬慧等在前期研究清热凉血方与益气活血方辨证论治寻常型银屑病血热证、血瘀证的良好临床基础上,采用集对分析的同异反分析两种治法的异同并优选药物。方法:将血热组内服清热凉血方视作集合 A;血瘀组内服益气活血方视作集合 B。集合 A 与集合 B 组成集对 $H(A, B)$,从定性与定量两个角度计算联系数势值,比较两种治法的异同,并优选药物。结果:定性角度 shi$[\mu(A, B)] = 0.75\ <1$;定量角度 shi$[\mu(A, B)] = 0.667\ <1$。凉血法和活血法的侧重点难以在系统意义上做趋同看待,优选药物为丹参、莪术。结论:借助于集对分析的同异反分析,从定性描述及定量计算分析不同治法的同一度及对立度,可得出优选药物[20]。

李斌等研究银屑病中医"望闻问切"四诊与疗效的关系,探讨四元联系数在其中的应用。结果:失眠证候的两种排序号相同,都排序 6,说明对失眠证候的用药具有普遍适用性;出汗减少、苔薄、苔白、脉滑、脉细这 5 个证候的两种排序相距 8~11 个排序号,属于"反",提示在这些证候上的随症加减用药对一部分患者适用,对另一部分患者有一定程度的不适用;其余 9 个证候的两种排序号相距 1~4 个排序号,提示在这 9 个证候上的用药,对不同患者都有较好的治疗作用。结论:正确的"望闻问切"四诊及其信息处理有助于提高银屑病的治疗效果,四元联系数可以用于"望闻问切"证候与疗效关系的定量研究[21]。

蒯仂等以寻常型银屑病的红斑、鳞屑症状为例,应用集对分析中的偏联系数研究该治疗疾病的中药处方的症-药关联性。首先统计痊愈、显效患者的辨证用药,然后将患者症状与治疗用药的情况分为3种,即症状与药物同时出现、症状与药物同时不出现和症状与药物仅出现其一,并令其依次对应三元联系数中的同一度 a、差异度 b 和对立度 c。计算各子类症-药三元联系数的二阶全偏联系数,按大小排序后与症-药直接相关的排序进行同异反比较,排序"同"的可信度高。排序为"同"的药物根据症-药联系数的二阶全偏联系数再排序,排序靠前的症-药关联性高。确定对寻常型银屑病对症用药的关联程度,可为提高该疾病的治疗效果提供新途径[22]。

第二节 集对分析在医院统计中的应用

周成武等把集对分析用于糖尿病患者血糖控制情况调查分析,测定糖尿病患者餐后3 h 的血糖、体重指数及血压,根据糖尿病治疗控制标准,利用 Riddt 分析及集对分析评价糖尿病患者的血糖控制情况、血糖控制水平对体重指数和血压控制的影响。结果:血糖控制不良率为57.7%,体重指数控制不良率为31.5%,血压控制不良率为29.4%[23]。

覃杰等把集对分析中的同异反联系数用于医院综合评价及排序,通过对把同异反联系数用于医院模糊综合评价的探讨,为医院综合评价提供了一种新的简便实用的思路。方法:对评价指标事先给定"优、中、差"标准,以"好"为参考集,把集对分析中的"同、异、反"与"优、中、差"相对应,用同异反联系数 $U = A + Bi + Cj$ 刻画"优、中、差"的程度,建立评价对象相对于给定标准的同异反联系数,根据集对分析理论,计算该联系数在 $i = 0$、$j = -1$ 的联系值,最后根据联系值的大小做出综合评价和排序。结果:引进同异反联系数可使模糊综合评价计算过程简化,而评价与排序结果保持不变。结论:可在医院综合评价及排序工作中应用同异反联系数[24]。

覃杰等通过研究医院门诊人数增长与门诊医疗质量因子的关系,找出了影响门诊人数增长的主要门诊医疗质量因子。方法:利用集对分析联系数 $a + bi + cj$ 的层次结构特性。结果:影响医院门诊人数增长的门诊医疗质量因子首先是医疗新技术、新项目与重大改革,其次是副高以上职称占坐诊工时比,再次是高中级职称比。结论:应用联系数研究门诊人数增长与门诊医疗质量因子关系思路清晰、方法科学、结果可靠、与实际吻合[25]。

周成武等为调查评价高血压患者的血压控制现状,使用问卷调查了高血压患者相关因素情况,并检测其血压,将调查结果"理想血压、正常血压、正常高值血压、1 级高血压、2 级高血压、3 级高血压"分布构成 A、B、C、D 4 个集对系统(A:理想血压、正常血压、正常高值血压;B:正常血压、正常高值血压、1 级高血压;C:正常高值血压、1 级高血压、2 级高血压;D:1 级高血压、2 级高血压、3 级高血压),作为一个动态变化系统进行集对分析。结果显示,A 集对系统的联系数为强同势,B 集对系统的联系数为弱反势,C 集对系统的联系数为微反势,D 集对系统的联系数为弱向势。通过集对势及集对系统突变分析,说明

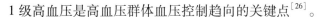

1级高血压是高血压群体血压控制趋向的关键点[26]。

邵珠艳等把集对分析用于治疗慢性前列腺炎效果的综合评定,方法是对评价指标事先拟定"好、一般、差"标准,把集对分析中的"同、异、反"与"好、一般、差"相对应,用同异反联系数刻画"好、一般、差"的程度,建立评价对象相对于拟定标准同异反联系数,根据集对分析理论,计算该联系数的联系值,最后根据联系值的大小做出综合评价。结果发现,治疗慢性前列腺炎,注射庆大霉素比口服米诺环素效果好,与其他评价方法所得结果具有一致性。不仅包含了模糊综合法的特性,而且具有信息利用率高,评价结果客观可靠的优点,为更客观地进行综合评价提供了新的方法和思路[27]。

覃杰等最早把联系数用于医院医疗质量发展趋势分析。通过先对给定的统计数据按理想点法做规范化处理,再计入权重和以最优值为参考编秩,把位于前、中、后秩次的数据分别记入联系数的同部、异部、反部,得到医院医疗质量同异反状态联系数,再由这种状态联系数计算得到医疗质量发展趋势联系数,根据趋势联系数的同反比大于、等于、小于1做出医疗质量是提高、临界、下降趋势的判断。结果发现,利用联系数可以客观地刻画出医疗质量的同异反状态和发展趋势。因此,可以在医院医疗质量发展趋势分析中应用联系数[28]。

周成武等利用集对分析方法研究住院病案管理质量,以探讨集对分析方法在医疗质量管理中的应用。方法是根据住院病案撰写要求,将实际内容转化为25个项目,每个项目分"好、中、差"3个标准,对3个病区进行为期11个月的抽查考评,将考评结果的"好、中、差"作为集对分析的"同、异、反",分别构建联系数,对其进行系统分析。结果发现病案质量考评结果联系数集对势经过强同势的过渡后稳定在弱同势状态,质量波动水平在9%以内,和实际病案质量一致,由此得出集对分析可用于研究病案管理质量,能够对考评单元的质量现状及管理情况做出系统的评估[29]。

覃杰等通过对医院综合评价工作中加权求和综合评价模型失效的原因进行剖析,认为失效时可改用基于联系数系统态势数值排序的综合评价方法以获得科学的评价结论。方法:根据综合评价指标的权重个数 n 选用 n 元联系数,用 n 元联系数中处于不同层次的联系分量描述对应权重指标上计入权重后的评价值,考察该 n 元联系数中各联系分量的大小关系,并与相应的联系数态势数值排序表对照,得出综合评价排序结果。结果:可以科学地解决加权求和综合评价模型失效或误判的问题。结论:可以在医院综合评价中应用基于联系数的系统态势排序分析技术[30]。

覃杰等为治愈、显效、好转、无效的整体评价分析提供了一种新的数学方法。以治愈为参考集,把治愈率、显效率、好转率、无效率与集对分析四元联系数的同部、同异部、异反部、反部相对应,借助四元联系数的同异反态势分级排序,对疗效做出整体评价分析,并用实例说明其应用[31]。

辛焰等运用模糊集对分析方法,对某医院近6年来消毒质量进行综合评价。结果:评价结果与 TOPSIS 分析法所得的结果完全一致。结论:模糊集对分析方法是一种有效的综合评价方法,其原理简单、算法简捷,为医院消毒质量综合评价提供了新的方法和思路[32]。

　　覃杰等最早把偏联系数用于医院医疗质量发展趋势综合分析。目的：为医院医疗质量发展趋势综合分析提供一种简便实用的新方法。方法：先对给定的统计数据以最优值为基准做规范化处理，并计入权重，再以最优值为参考编秩，把位于前、中、后秩次的数据分别记入同异反联系数的同部、异部和反部，再计算该同异反联系数的偏正联系数与偏负联系数及两者之差。差值为正时表明医疗质量存在提高趋势；差值为负时表明医疗质量存在下降趋势；差值为零时表明医疗质量发展趋势既不提高也不下降。结果：用联系数综合评价医院 1997~2001 年各年度医疗质量，所得的排序结果与他人研究结果相同，但进一步指出 1997 年、2000 年呈反势，其余 3 年是同势；在此基础上利用偏正联系数与偏负联系数差值的计算，显示出 1997 年该院医疗质量是下降趋势，1998~2001 年各年度均具有提高趋势。这说明同一态势的医院医疗质量状态，其综合趋势可能是提高也可能是下降，需要具体分析。结论：可以在医院医疗质量发展趋势的综合分析中应用偏联系数[33]。

　　高晓辉把联系数势函数用于医疗质量发展趋势分析[34]。

　　哈丽阳等探讨了用集对分析中的联系数势函数、邻联系数、距离函数这些伴随函数计算分析医院的医疗质量的发展趋势[35]。

　　哈丽阳等从理解集对分析联系数概念入手，试图建立国际疾病分类数学模型，并且举例说明数学模型建立的基本原则和步骤及该模型如何推广等，演示集对联系数学语言的精简性、生动性与实用性[36]。

　　岳丽等探讨了模糊集对分析在医院医疗质量综合评价中的应用，评价结果与组合评价法、加权综合指数法所得的结果一致，为医院医疗质量评价提供了一种新的简便实用方法[37]。

　　张绍林等应用联系数的有效值对布鲁菌氏病的抗菌药物的各种配伍方案疗效进行排序，以筛选适合本地区的治疗方案，为制订防治策略和措施提供客观的依据[38]。

　　王双等引入集对分析理论，讨论 ICU 护理风险分析步骤及风险水平，并结合集对分析势值判断 ICU 护理风险分析系统态势。结果：i 取值不同，ICU 护理风险分析系统所属等级不同；ICU 护理风险瞬时态势属于反势。结论：集对分析理论适合用于 ICU 护理风险分析，科学、合理[39]。

　　Zhou 等给出了一种基于集对分析的护士排班方法模型。实践中，护士排班中需要处理多个不确定因素，涉及多个相互矛盾的方面。例如，满足个人需求、法律规定、人事政策和许多医院的各种限制，使护士的满意程度最大化。本研究的目的有两个方面：一是将集对分析理论应用于护士排班问题中，对不确定性因素进行处理并建立模型以解决护士排班问题；二是将护士排班评估模型与遗传算法相结合，建立护士排班方法。此外，还以广州胸科医院某外科病房的护士排班调度为例，验证了该方法的有效性[40]。

第三节　集对分析在卫生统计中的应用

　　覃杰采用集对分析对卫生统计学中的相关系数值进行分析，结果：发现利用集对分析可对卫生统计中相关系数的不确定性做定量描述和分析。结论：认为在考察自变量与应变量的宏观相关性时，同时对相关系数做微观层次上的集对分析，有助于全面认识自变量与应变量的相关关系[41]。

李秀央等探讨流行性乙型脑炎发生率与预测因子的关系，用基于联系数的主因子分析预测法预测流行性乙型脑炎，以为预测提供一种简单、行之有效的新方法。首先计算历史上预测因子与发病率的联系数，根据联系数的大小依次排列出最主要因子、次要因子、再次要因子，剔除联系数为最小的次要因子。再把新近出现的预测因子观测值与历史上同类因子值相比较，与之最接近的因子值为该次预测所用因子值，并根据该因子值与当时发病率的同一度建立预测方程，代入新因子值，解此方程得到预测值。当预测用因子数为 $n'(n' \geq 2)$ 时，取 n' 个预测值的平均值作为该次预测值。结果：应用以上预测方法预测某地某年流行性乙型脑炎，预测值与实际发生率很接近，仅相差 $\dfrac{0.026\,4}{100\,000}$，准确率为 97.94%。结论：可以应用基于联系数的主因子分析预测法预测流行性乙型脑炎[42]。

娄伟平等引用集对分析中联系数概念，对影响脑出血发生的气象预报因子进行影响区间划分，进行同异反分析，建立了基于集对分析的气象变化导致脑出血发生的预测方法；历史拟合与实际预测表明，该方法有一定的实用价值[43]。

陈亚玲等应用集对分析探讨表示因子间相关性的相关系数的可靠性。方法：应用集对分析理论，将应变量 X 与自变量 Y 进行同异反分析，建立 X、Y 的联系数 μ，从而将 r 分解为 ra（或 rc）部分的确定相关和 rb 部分的不确定相关。以相关系数的不确定度 $f_s = \dfrac{rb}{r} = b$ 表示相关系数的可靠性，$r > 0$ 时，$f_s = b = 1 - a$；$r < 0$ 时，$f_s = b = 1 - c$。结果：新昌县脑卒中发生人数与气压、气温的相关分析表明，脑卒中发生人数与日平均气压、最高气压、日平均气温、最低气压、气温日较差、前后两天气温差绝对值、前后两天气压差绝对值、气压日较差的相关系数均达到 0.05 的显著性检验水平，但只有后三者相关系数的不确定度较低，有较高的可靠性，此和相关研究结果一致。结论：相关分析时，只有当相关系数达到显著水平，不确定度又较低，相关关系才真实可信[44]。

娄伟平等做了关于气象条件与脑出血发生的关系及预测研究，由于气象条件是诱发脑出血的因素之一，可根据气象条件变化对脑出血发生的概率进行预测，但发生脑出血疾病是一种小概率事件，气象条件与脑出血发生具有不确定性的特征，通过引用集对分析中联系数概念，对影响脑出血发生的气象预测因子进行同异反分析，建立基于集对分析的脑出血发生预测方法，历史拟合与业务试用表明，这一方法有较好的效果[45]。

邵珠艳等提出了流行性脑脊髓膜炎发病率预测的集对分析模型。方法：利用集对分析方法计算历史上预测因子与发病率的联系数，根据联系数的大小依次排列出最主要因子、次要因子、再次要因子，剔除联系数为最小的次要因子；用新近出现的预测因子观测值与历史上同类因子值相比，最接近的因子值为该次预测用因子值，并根据该因子值与当时发病率的同一度建立预测方程，代入新因子值，解此方程得到预测值。结果：用该方法预测某年某地流行性脑脊髓膜炎的发病率,预测效果好,预测精度为 91.2%。结论:应用基于联系数的分析预测法预测流行性脑脊髓膜炎发病率,方法简单,计算简捷,预测精度高,效果好[46]。

洪雁等应用集对分析评价不同血液标本获取 DNA 的影响因素,发现不论以联系数的态势分析还是同反比分析,其综合排序均为血凝块>全血>白细胞,与模糊综合评价法的结论完全一致[47]。

第四节 集对分析在运动医学与心理学中的应用

卢运河根据涂俊杰等所做的前期工作,检测 32 例正常人、61 例精神分裂症患者血液流变学五项指标及指标间的相关性,采用集对分析法[1]进行二次分析,建立该不确定系统的同异反联系数,对精神分裂症患者康复治疗疗效进行评价[48]。

覃杰等用同异反集对分析的态势排序表研究胃癌患者的心理特征与健康人心理特征的联系,发现两者正好处于相反状态。改善胃癌患者的心理状态,有利于胃癌的治疗和提高患者的生活质量[49]。

张乐等引入集对分析方法,根据联系数之间的关系,构建心理亚健康分型体系。结果:心理亚健康被分为 27 级,其中 1~16 级为亚健康 1 态,17~27 级为 2 态。结论:心理亚健康的分型有利于对心理状态做出更为准确的评价,从而为提供针对性的干预措施提供依据[50]。

王冰洁将集对分析用于某医学院 448 名大学生思维风格与人格特征协同关系的研究[51]。

王冰洁将四元联系数 $U = A + Bi + Cj + Dk$ 中的各联系分量 A、B、C、D 依次对应于被调查的 2 型糖尿病住院患者中没有抑郁发生(正常)及有轻度、中度和重度抑郁情况的发生率,依据四元联系数的系统态势对不同影响因子做出分类,为医务人员采用不同的心理关怀和健康指导提供决策依据[52]。

张雪莲等把集对分析中的同一度用于高校女性教职工亚健康与高压力关系的研究[53]。

第五节 集对分析在卫生防疫中的应用

周成武把集对分析用于临床实验诊断判定标准的研究[54]。

卢运河把集对分析用于二次体检血清标本检出 HBV 抗原抗体结果的研究[55]。

卢运河用集对分析法对甲胎蛋白(AFP)检测结果进行分析[56]。

辛焰等把集对分析法用于公共场所卫生质量评价[57]。

周成武把集对分析用于乙型肝炎病毒标志物检测结果的研究[58]。

　　邵珠艳等针对评价系统的复杂性,以集对理论的同、异、反为基础,确定食品卫生监督质量评价指标和各评价因素的联系数,建立集对分析评价模型。作为实例,对某地区不同年度的食品卫生监督质量进行了综合评价,评价结果为 1992 年好于 1990 年,1990 年略好于 1991年,取得了与其他评价方法一致的结果。评价结果表明,集对分析方法正确,计算简便[59]。

　　韩贵玉等研究了疾病预防控制机构工作质量的集对分析与假设检验[60]。

　　佟立国等把集对分析用于碘缺乏病防治效果综合评价的研究[61]。

　　王文悦等应用基于多指标评价体系的分类等级标准和集对分析对不同地区或年度卫生监督质量进行评价,为监督工作的顺利开展提供了科学的依据[62]。

　　邱昭君等把联系数用于不同地区卫生监督质量聚类分析[63]。

　　赵红等把联系数用于不同年度公共场所卫生监督质量分类分析[64]。

　　张杰等用集对分析对某市市区连续 3 个年度 13 类食品抽样检测总合格率进行聚类分析,为保证食品安全、提高食品卫生监督质量提供参考依据[65]。

　　史景明等把联系数用于食品卫生质量合格率排序和潜在发展趋势分析[66]。

　　吴莹等应用集对分析原理对海门市 1997~2002 年食品卫生监督工作质量进行分类和排序[67]。

　　夏淼等探究集对分析在卫生监督质量综合分类中的应用。选择 2014 年内蒙古自治区锡林浩特市反映公共场所卫生监督质量资料为研究对象,采用集对分析进行综合分类,观察其结果。经过三元联系数的计算,发现住宿应归属于第三级,用同样的方法计算其他时间的结果,发现洗浴场所和足浴属于第三级、美容店属于第一级、理发店属于第二级。结论:集对分析方法比较简明,计算快捷,可以应用于卫生监督质量分类[68]。

　　谷玉祥等把集对分析联系数用于车站环境和站卖食品卫生情况的聚类分析。方法:应用均匀分布法确定给定车站各评价指标观测值的等级区间值,根据集对分析的原理构造三元联系数并计算中间有效值,有效值最大者对应的等级即该车站类别。结果:南宁站、凭祥站和湛江站的环境与站卖食品卫生情况属于Ⅰ类;黎塘站、贵港站、玉林站、茂名站和北海站属于Ⅱ类;防城港站属于Ⅲ类。结论:联系数用于聚类分析原理自明,计算简明,操作简单,值得推广应用[69]。

　　孙爱峰等应用集对分析理论对我国 2003 年 10 个调查省市职业卫生管理状况进行聚类分析。结果:Ⅰ类职业卫生管理状况包括地区 1、2、3、5、9 和 10;Ⅱ类包括地区 4、6 和8;Ⅲ类包括地区 7。认为应用集对分析理论对省市职业卫生管理状况进行聚类分析具有一定的应用价值,其关键在于等级数目的确定和各等级定量观测值范围的合理划分及联系数有效值的计算和不确定度分析,并能观察其类别的动态变化[70]。

　　孙爱峰等将联系数伴随函数用于不同地区公共场所卫生监督质量的态势和趋势分析,由态势函数说明不同地区卫生监督质量的态势和势级,由全偏联系数和全邻联系数的有效值分别说明不同地区卫生监督质量的潜在发展趋势和显著发展趋势,为科学地开展卫生监督管理提供参考。文章还讨论了联系数态势函数的适用条件和适用范围[71]。

　　于佳等在研究统计分析在甲状腺超声诊断数字化管理系统中的应用时指出,统计分析在甲状腺超声诊断数字化管理系统中发挥关键作用,可供选择的数据挖掘方法包括关联规则、集对分析、粗糙集理论、聚类分析等,可供选择的统计学方法包括 Logistic 回归分析、因子分析与主成分分析、典型相关分析、结构方程模型、线性混合模型、最大似然判别。目前我国医学统计学仍处于较低水平,数据挖掘利用水平远远不足,卫生工作者应努力掌握更加专业的统计学理论、方法,提高自身统计应用水平[72]。

王红等把联系数用于心脑血管疾病危险度等级和排序判定的研究[73]。

第六节　集对分析在职业病与地方病防治研究中的应用

李华等应用集对分析对煤矿作业场所职业危害综合评价做同异反模型的研究。为克服传统安全评价方法的粗糙性和主观性,提高煤矿企业职业危害安全评价方法的计算效率,运用集对分析原理系统地展开分析和评价。通过对煤矿作业场所职业危害诸多影响因素的分析,建立以作业人员、粉尘、有毒物质、物理因素、设备设施和管理为 1 级指标的评价体系,结合层次分析法确定指标权重,并引入集对分析法中同异反联系数的计算公式,建立煤矿企业作业场所职业危害综合评价的同异反评价模型。将 12 项 2 级指标作为输入节点进行联系数的确定性与不确定性分析,从而实现对煤矿作业场所职业危害状况的综合评价。结果表明,所选取评价对象的职业危害状况处于"达标",与该企业实际状况相符合,应重点加强通风除尘设备的维护和管理[74]。

张坤等把集对分析用于职业危害风险现状与定量分析,针对中国航天科工集团有限公司某院的职业危害总体状况进行分析,研究影响职业健康的各个因素,从系统工程的角度,运用层次分析法的基本原理构建职业危害总体状况层次分析法模型并确定指标体系,通过计算排序权向量并进行一致性检验,得到相关指标因子的权重,最后运用集对分析法对职业病现状进行分析评价。这种模式为职业危害监管工作的开展提供了依据,也为更多行业领域的职业卫生评价提供了一个思路[75]。

王瑞妮在 XM 金矿现场调查、相关资料收集与分析的基础上对 XM 金矿现场生产工艺进行单元划分,依据国家相关标准和规范,对 XM 金矿现场生产环节不同单元的危害因素进行识别、检测。XM 金矿作业场所产生或存在的职业病危害因素主要包括粉尘、噪声、毒物、手传振动等。根据检测数据,应用主成分分析法,得出 XM 金矿最严重职业病危害工作单元为运输工作段。在此分析基础上,采用集对分析法建立 XM 金矿职业病危害同异反综合评价模型。首先,建立 XM 金矿职业病危害评价指标体系;其次,采用层次分析法确定各指标权重值,进行 XM 金矿职业病危害同异反综合评价;最后,根据联系数分析,得到 XM 金矿职业病危害同异反综合评价结果,该研究结果为达标。根据评价结果,指出 XM 金矿职业病防治工作中存在的不足,并针对发现的问题提出改进建议和措施,为 XM 金矿职业病防治工作提供理论和技术支持,对保障该矿职工的生命和健康具有重要意义[76]。

马伟君等为了解枫桥镇各行政村农民高血压、高血脂发病率与村民人均收入的关系，将 2007 年枫桥镇 28 个行政村农民高血压、高血脂发病率作为一个集合，把人均收入作为另一个集合，进行同、异、反集对分析。结果：发现高血压发病率与人均收入的综合协同度是 0.625，高血脂发病率与人均收入的综合协同度是 0.429，高血压及高血脂两者兼有的发病率与人均收入的综合协同度是 0.411。结论：枫桥镇农民高血压、高血脂发病率与该村的人均收入存在一定的协同关系[77]。

王冰洁等对蒙古族高血压与吸烟关系中的应用研究做了基于集对分析的同异反分析。利用集对分析理论中的同异反分析技术，分析一个随机抽取的蒙古族样本人群以研究蒙古族人高血压与吸烟的关系。结果发现，长期和过量吸烟不利于维持正常血压，但得出短期和少量吸烟与血压关系不明确的结论。这说明吸烟有害健康是一个由量变到质变的过程，平时吸烟对健康的危害具有潜伏性和累积性，要学会拒绝吸烟[78]。

第七节　集对分析在卫生装备评价与优化中的应用

杜海舰等基于集对分析原理，对我军卫生装备评估进行了研究，建立了综合评估的数学模型，使定性评估定量化、精细化、明朗化，提高了评估工作的可操作性和科学合理性[79]。

杜海舰等把联系数学中联系数的表达用于卫生装备评估[80]。

杜海舰等采用集对分析方法对救护直升机的选型进行评估。首先，建立救护直升机的指标体系，并采用层次分析法确定各指标权重；其次，建立集对分析评价模型，利用集对势对方案进行分析评估，确定救护直升机的选型。结果：黑鹰 UH－60H 和米 171 能满足未来救护直升机性能要求。结论：集对分析方法是一种非常有效的评估方法，能够对救护直升机的选型做出客观合理的评估[81]。

王亚鹏等针对当前卫生装备效能评估方法的局限与不足，采用集对势理论提出一种新的卫生装备效能评估与优化方法。以防护服效能评估与优化为例，说明该方法的应用过程，重点分析其优势。结果表明，应用集对分析方法不仅能从宏观上对卫生装备效能进行"评价排序"选出"最优"，而且可以从微观上分析各个卫生装备效能的优劣所在，基于组合优化思想生成一个效能"更优"的新装备，从而实现卫生装备效能"选优"和"改进"的有机统一，可以同时为装备使用者和研制者提供决策参考[82]。

第八节　集对分析在医学教学中的应用

周冰在多元分析的基础上进一步应用集对分析描述各影响因素的确定性和不确定性，并用同异反联系数分析中国大学生婚前性行为，发现也存在相当的比例。并且找出各影响因素的不确定性,可以为通过性教育改变年轻人的性观念提供科学的依据,减少婚前性行为发生率[83]。

邵珠艳等将同异反联系数用于医用高等数学课堂教学质量评价[84]。

李世森等应用集对分析的同异反分析方法,对河北联合大学 2010 级入学新生体质状况进行测试分析,表明学生整体身体素质偏低,状况令人担忧。因此,学校体育设置必须加强对增强学生体质锻炼方式、方法的改革,充分调动学生参与锻炼的积极性和自主性[85]。

申晓芬等将集对分析用于"9+3"藏区护理实习生综合成绩评估,避免了学生综合评估中的不确定性因素的影响,真实、客观地反映了学生护理实习的综合水平[86]。

第九节　集对分析在体质健身与体育中的应用

沈定珠等应用联系数研究 2000 年浙江省国民体质调查统计数据,发现 3~6 岁幼儿的体质提高趋势要好于成人和老年人;城市和农村人群的体质提高趋势相同,男女人群的体质提高趋势相同,不同工作性质的人群体质提高趋势和不同地市的人群体质提高趋势不同;20~39 岁年龄段的人群体质提高趋势为最差[87]。

贾绍华等运用文献资料法、调查研究法和同异反分析法对体育与非体育人口在锻炼习惯形成因素上的差异进行分析研究。结果表明,两者在接受来自学校和家庭的体育教育与支持方面差距较小,在对体育的认识、锻炼时对外部条件的依赖程度和所处锻炼环境方面存在一定差距,在体育特长和锻炼情感方面存在较大差距,在体育兴趣和余暇时间上存在相当差距[88]。

张林凤将集对分析用于亚健康分类与保健研究。亚健康是介于健康和患病之间的一种过渡状态,依中医理论属于"正""邪"相搏但又不完全显化的状态。例如,把"正""邪"作为一个集对,并做"正""偏正""偏邪""邪"的展开分析,则可以借助集对分析中的四元联系数态势排序表把亚健康状态分成 27 级,其中 1~16 级虽是"正"强于"邪",但"正"已开始弱化,不过仍偏向健康,所以属亚健康 1 态,这时主要以保健养身为主;17~27 级时"正""邪"持平,已偏向于患病,属亚健康 2 态,这时需要中医药物干预,辅以针灸干预会增强效果。针灸干预不方便时,可以用按摩代之,但手法宜轻,且在整个干预阶段要持之以恒。基于集对分析联系数的亚健康分类,试图为亚健康人健身康复实践提供量化参考,也希望对开展全民健身运动有所裨益[89]。

张林凤将集对分析用于中国 24 个少数民族 14~18 岁年龄段学生身体形态的综合评价排序。应用文献资料法和集对分析联系数的综合评价法,处理 2005 年度中国 24 个少数民族 14~18 岁年龄段学生身体形态检测数据。结果显示,男子形态位于前 5 名的依次为朝鲜族、哈萨克族、蒙古族、柯尔克孜族、羌族;女子形态位于前 5 名的依次为维吾尔族、

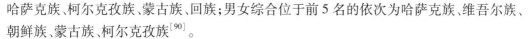

哈萨克族、柯尔克孜族、蒙古族、回族;男女综合位于前5名的依次为哈萨克族、维吾尔族、朝鲜族、蒙古族、柯尔克孜族[90]。

高晓辉将联系数用于老年人健康状态自评健康评价数据,进行潜在发展趋势分析[91]。

沈定珠在2007年出版了专著《体育用联系数学》[92]。

本 章 小 结

本章内容显示,集对分析已在中医学及其相关的其他领域得到广泛应用,早在2005年,就受到戴汝为院士、王永炎院士等著名学者的关注与重视,本书笔者受他们的引领和启发,结合中医皮肤病辨证论治和中西医结合临床实践。自2006年开始,持续、系统地把集对分析用于中医皮肤病辨证论治的理论与实践研究,以期为中西医结合防治皮肤病探索出一条新的路径。本书从第五章开始将具体介绍我们在这方面做的工作。

顺便要提及的是,集对分析在医学之外的领域也已有广泛应用,在中国知网上用"集对分析"作为"主题"检索,显示有3 000多篇文献,内容涉及航天、航空、气象、地质、矿山、能源、交通、通信、环境、水文水资源、农业、林业、机电制造、纺织、社会、经济、军事国防、教学、体育、医药卫生、安全与非传统安全、系统工程与管理决策、计算机网络和人工智能等领域,可以参考相关内容[93-105],有兴趣者可参考。

参 考 文 献

[1] 孟庆刚,王连心,赵世初,等.浅谈集对分析在证候规范化研究中的应用[J].北京中医药大学学报,2005,28(4):9-13.

[2] 龚燕冰,倪青,王永炎.中医证候研究的现代方法学述评(一)——中医证候数据挖掘技术[J].北京中医药大学学报,2006,29(12):797-801.

[3] 张若煜,蒍金文,张伟.一种基于集对分析的中西医结合模型研究[J].时珍国医国药,2006,17(1):116-119.

[4] 徐蓉,李斌,李福伦,等.基于联系数辨证值DCV(Dialectics Connection Valure)的痛风性关节炎(血瘀证)辨证相关联系因子研究[C]//中国中西医结合学会皮肤性病专业委员会.全国中西医结合皮肤性病学术会议论文汇编.厦门:2008全国中西医结合皮肤性病学术会议,2008.

[5] 尹东奇.流行性腮腺炎中医诊疗指南研究[D].南京:南京中医药大学,2008.

[6] 李斌,徐蓉,李福伦,等.基于联系数的痛风性关节炎血瘀证辨证因子研究[J].中西医结合学报,2009,7(8):724-728.

[7] 李斌,李福伦,赵克勤.慢性皮肤溃疡中医辨证论治规律数学建模探析[J].中国中西医结合皮肤性病学杂志,2010,19(1):4-7.

[8] 贾运滨, 魏江磊. 数据挖掘技术在中医证候研究中的应用述评[J]. 中国中医急症, 2010, 19(7): 1184-1186.

[9] 贝太学, 王涛, 乔建滨. 基于中医专家系统的评价技术综述[J]. 信息技术与信息化, 2011, 18(1): 52-55.

[10] 李欣, 李斌, 李福伦, 等. 寻常型银屑病进行期血热证与方药的相关性研究[J]. 中医杂志, 2012, 53(10): 843-847.

[11] 李欣, 徐蓉, 周敏, 等. 基于集对分析的寻常型银屑病方证相关性研究[J]. 辽宁中医杂志, 2012, 39(6): 974-978.

[12] 李峰, 迮侃, 曹筱筱, 等. 应用集对分析法构建寻常型银屑病血热证辨证模型[J]. 中国中西医结合杂志, 2012, 32(10): 1308-1312.

[13] 李峰, 李欣, 迮侃, 等. 寻常型银屑病血热证的辨证因子初探[J]. 新中医, 2012, 44(10): 57-60.

[14] 李斌, 李福伦, 赵克勤. 慢性皮肤溃疡中医辨证论治规律数学建模探析[J]. 中国中西医结合皮肤性病学杂志, 2010, 9(1): 4-7.

[15] 李欣, 蒯仂, 许逊哲, 等. 基于集对分析的疗效曲线在银屑病血热证药物选优中的应用[J]. 新中医, 2017, 49(10): 107-111.

[16] 洪锡京, 许逊哲, 蒯仂, 等. 基于集对分析势值成果的寻常型银屑病血热证临床再研究[J]. 中华中医药杂志, 2018, 36(3): 1160-1163.

[17] 华亮, 魏冬慧, 蒯仂, 等. 基于集对分析势值与疗效曲线的银屑病中药选优[C]//中国中西医结合学会皮肤性病专业委员会. 全国中西医结合皮肤性病学术年会论文汇编. 贵阳: 2018 中国中西医结合皮肤性病学术年会, 2018: 1.

[18] 蒯仂, 许逊哲, 茹意, 等. 五元联系数在寻常型银屑病组方规律研究中的应用[J]. 时珍国医国药, 2018, 29(7): 1780-1782.

[19] 许逊哲, 蒯仂, 茹意, 等. 基于集对分析疗效曲线与偏联系数的银屑病用药优选探讨[J]. 中华中医药学刊, 2018, 36(8): 1822-1825.

[20] 魏冬慧, 吕英, 蒯仂, 等. 基于同异反分析的寻常型银屑病用药优选[J]. 中华中医药学刊, 2018, 36(10): 2445-2447.

[21] 李斌, 郑淇, 华圣元, 等. 基于四元联系数的中医四诊与银屑病疗效关系研究[J]. 辽宁中医杂志, 2018, 45(11): 2241-2246.

[22] 蒯仂, 赵克勤, 李斌. 基于集对分析偏联系数的寻常型银屑病对症用药优选探讨[J]. 上海医药, 2018, 39(23): 9-14, 67.

[23] 周成武, 俞真旺, 施明媚, 等. 糖尿病患者血糖控制情况调查分析[J]. 辽宁实用糖尿病杂志, 2002, 10(3): 24, 25.

[24] 覃杰, 赵克勤. 同异反联系数在医院综合评价及排序中的应用[J]. 中国医院统计, 2003, 10(2): 85-87.

[25] 覃杰, 赵克勤. 用联系数研究门诊人数增长与门诊医疗质量因子的关系[J]. 中国卫生统计, 2003, 20(3): 137-140.

[26] 周成武, 王正平, 马金娟, 等. 集对分析高血压患者血压控制现状调查结果[J]. 数理医药学杂志, 2004, 17(1): 77-79.

[27] 邵珠艳, 袁润杰, 岳丽. 治疗慢性前列腺炎的同异反集对分析[J]. 济宁医学院学报, 2006,

29(2)：42.

[28] 覃杰，赵克勤.联系数在医院医疗质量发展趋势分析[J].中国卫生统计，2006，23(6)：502－504.

[29] 周成武，王正平，陈洪兴，等.病案质量考评结果集对分析研究[J].中国医院统计.2006，13(3)：217－220.

[30] 覃杰，赵克勤.基于联系数的医院综合评价加权求和模型失效机理剖析与对策[J].中国医院统计，2006，13(1)：4－7.

[31] 覃杰，赵克勤.四元联系数态势排序在疗效整体评价中的应用[J].数理医药学杂志，2006，19(4)：419－421.

[32] 辛焰，齐同文.模糊集对分析法在评价医院消毒质量中的应用[J].长江大学学报C(自科版)，2006，3(3)：284，285.

[33] 覃杰，赵克勤.基于偏联系数的医院医疗质量发展趋势综合分析[J].中国医院统计，2007，14(2)：127－129，132.

[34] 高晓辉.基于联系数势函数的医疗质量发展趋势分析[J].中国卫生统计，2010，27(6)：647，648.

[35] 哈丽阳，杨晓燕，卜让吉.基于联系数伴随函数的医疗质量发展趋势分析[J].中国卫生统计，2011，28(1)：68，69，71.

[36] 哈丽阳，陈霞.基于集对分析的国际疾病分类数学模型[J].数理医药学杂志，2012，25(4)：473－475.

[37] 岳丽，邵珠艳，古鲁峰.模糊集对分析在医院医疗质量综合评价中的应用[J].中国卫生统计，2012，29(5)：739，740.

[38] 张绍林，孙爱峰.联系数有效值在抗菌药物配伍治疗布鲁菌病效果排序中的应用[J].中国医药指南，2012，10(31)：373，374.

[39] 王双，王海龙，穆恩.基于集对分析理论的ICU护理风险分析[J].护理学杂志，2014，29(13)：46－48.

[40] Zhou J，Fan Y，Zeng H．A nurse scheduling approach based on set pair analysis[J]．The International Journal of Industrial Engineering：Theory，Applications and Practice，2012，19(9)：359－368.

[41] 覃杰.卫生统计中相关系数不确定性的集对分析[J].右江民族医学院学报，2003，25(5)：747，748.

[42] 李秀央，陈坤，赵克勤.基于联系数的主因子分析预测法预测流行性乙型脑炎[J].中华流行病学杂志，2005，26(3)：218－220.

[43] 娄伟平，陈亚玲，张维祥.集对分析在气象变化导致脑出血发生预测中的应用研究[J].数理医药学杂志，2005，18(2)：172－174.

[44] 陈亚玲，唐喜珍，求亚六.相关系数的不确定度分析及其应用[J].数理医药学杂志，2006，19(6)：576－578.

[45] 娄伟平，陈亚玲，张维祥，等.气象条件与脑溢血发生的关系及预测[J].科技通报，2006，22(5)：634－637.

[46] 邵珠艳，袁润杰，岳丽.流脑发病率预测的集对分析模型[J].济宁医学院学报，2006，29(3)：43，44.

[47] 洪雁，齐忠，孙爱峰.应用集对分析评价不同血液标本获取DNA的影响因素[J].中国现代药物应用，2008，2(6)：79.

[48] 卢运河. 集对分析法对精神分裂症患者康复治疗疗效的估价[J]. 数理医药学杂志, 2002, 15(5): 433.

[49] 覃杰, 赵克勤. 胃癌患者心理特征的同异反集对分析[J]. 数理医药学杂志, 2003, 16(2): 104, 105.

[50] 张乐, 李爱春, 钟庆, 等. 基于集对分析联系数的心理亚健康分型[J]. 数理医药学杂志, 2011, 24(1): 21, 22.

[51] 王冰洁. 大学生思维风格与人格特征协同关系的集对分析[J]. 中国卫生统计, 2011, 28(6): 714, 718.

[52] 王冰洁. 四元联系数在 2 型糖尿病住院患者抑郁发生影响因子分析中的应用[J]. 数学的实践与认识, 2011, 41(17): 101 - 105.

[53] 张雪莲, 高芳, 孙爱峰. 同一度在高校女性教职工亚健康与高压力关系研究中的应用[J]. 中国医药指南, 2011, 9(22): 319, 320.

[54] 周成武. 集对分析临床实验诊断判定标准的初步应用研究[J]. 中国卫生统计, 2001, 18(4): 211 - 213.

[55] 卢运河. 两次体检血清标本检出 HBV 抗原抗体的结果与集对分析[J]. 数理医药学杂志, 2001, 14(5): 467.

[56] 卢运河. 集对分析法对 AFP(甲胎蛋白)检测结果的分析[J]. 数理医药学志, 2002, 15(1): 69.

[57] 辛焰, 易霞. 模糊集对分析法在评价公共场所卫生质量中的应用[J]. 数理医药学杂志, 2002, 15(6): 557.

[58] 周成武. 乙型肝炎病毒标志物检测结果集对分析研究[J]. 中国卫生统计, 2005, 22(4): 246, 247.

[59] 邵珠艳, 袁润杰, 岳丽. 食品卫生监督质量评价中的集对分析模型及应用[J]. 数理医药学杂志, 2007, 20(2): 120, 121.

[60] 韩贵玉, 全启松, 孙爱峰. 疾病预防控制机构工作质量的集对分析与假设检验[J]. 中国现代药物应用, 2008, 2(11): 122, 123.

[61] 佟立国, 孙爱峰. 集对分析在碘缺乏病防治效果综合评价中的应用[J]. 中国医药指南, 2011, 9(8): 169 - 171.

[62] 王文悦, 孙爱峰, 张雪鹏. 集对分析在公共场所卫生监督质量综合分类中的应用[J]. 中国医药指南, 2011, 9(23): 161, 162.

[63] 邱昭君, 孙爱峰. 联系数在不同地区卫生监督质量聚类分析中的应用[J]. 中国医药指南, 2011, 9(36): 490 - 492.

[64] 赵红, 孙爱峰. 联系数在不同年度公共场所卫生监督质量分类分析中的应用[J]. 中国医药指南, 2012, 10(28): 397, 398.

[65] 张杰, 孙爱峰, 李雪云. 联系数在不同年度不同种类食品检测总合格率聚类分析中的应用[J]. 中国医药指南, 2012, 10(19): 392, 393.

[66] 史景明, 孙爱峰. 联系数在食品卫生质量合格率排序和潜在发展趋势分析中的应用[J]. 中国医药指南, 2013, 11(33): 590, 591.

[67] 吴莹, 孙爱峰, 孙齐蕊. 集对分析在食品卫生监督工作质量分类和排序中的应用[J]. 中国卫生产业, 2014, 11(21): 61, 63.

[68] 夏森, 孙爱峰. 集对分析在职业卫生监督质量综合评价中的应用价值[J]. 中国卫生产业, 2015,

12(3)：10，11.

[69] 谷玉祥，孙齐蕊，孙爱峰.基于联系数的车站环境和站卖食品卫生情况聚类分析[J].中国卫生产业，2015，12(1)：14，15.

[70] 孙爱峰，孙齐蕊.集对分析在职业卫生管理状况聚类分析中的应用[J].中国卫生产业，2015，12(18)：30-33.

[71] 孙爱峰，孙齐蕊.基于联系数伴随函数的公共场所卫生质量态势和趋势分析[J].中国卫生产业，2015，12(25)：24-26.

[72] 于佳，祝丽娜，李绚璇，等.统计分析在甲状腺超声诊断数字化管理系统中的应用[J].中国卫生产业，2016，13(13)：178-180.

[73] 王红，孙齐蕊，孙爱峰.联系数在心脑血管疾病危险度等级和排序判定中的应用[J].中国卫生产业，2016，13(14)：39-41.

[74] 李华，田彦清，钟兴润.煤矿作业场所职业危害综合评价的同异反模型研究[J].安全与环境学报，2012，12(3)：216-219.

[75] 张坤，张炳玉，和贵山.职业危害风险现状与定量分析[J].现代职业安全，2012(11)：104-106.

[76] 王瑞妮.XM 金矿职业病危害现状评价[D].阜新：辽宁工程技术大学，2015.

[77] 马伟君，赵克勤.枫桥镇28个行政村农民高血压高血脂发病率与人均收入的集对分析[J].护理与康复，2009，8(9)：743-745.

[78] 王冰洁，常玉宝.基于SPA的同异反分析在蒙古族高血压与吸烟关系中的应用[J].数学的实践与认识，2014，44(2)：136-142.

[79] 杜海舰，伍瑞昌.集对分析在卫生装备评估中的应用研究[J].医疗卫生装备，2003，24(6)：19-21.

[80] 杜海舰，伍瑞昌，王运斗，等.联系数学中联系度的表达及其在卫生装备评估方面的应用[J].中国医学装备，2008，5(2)：7-12.

[81] 杜海舰，王运斗，伍瑞昌，等.救护直升机机型选择综合评价[J].医疗卫生装备，2012，33(5)：22-24.

[82] 王亚鹏，王运斗，李雅平，等.基于集对势的卫生装备效能评估与优化方法[J].兵工自动化，2016，35(12)：60-63，71.

[83] 周冰.医科大学生婚前性行为态度影响因素的多元分析和集对分析[D].石家庄：河北医科大学，2007.

[84] 邵珠艳，岳丽，刘晨琛.同异反联系数在医用高等数学课堂教学质量评价中的应用[J].数理医药学杂志，2008，21(1)：118-119.

[85] 李世森，果召全，张春英.对河北联合大学大学生体能测试结果的分析[J].体育研究与教育，2013，28(S1)：132，133，136.

[86] 申晓芬，陈金华，陈柯，等.集对分析在"9+3"藏区护理实习生综合成绩评估中的应用[J].中国医药科学，2014，4(16)：123-125.

[87] 沈定珠，刘青青.国民体质提高趋势的联系数分析[J].北京体育大学学报，2005，28(6)：771-773，780.

[88] 贾绍华，陈琼霞，周美英，等.体育与非体育人口在影响锻炼习惯形成因素上的同异反分析[J].北京体育大学学报，2007，30(7)：909，910，915.

[89] 张林凤. 基于集对分析联系数的亚健康分类[J]. 天津体育学院学报, 2007, 22(3): 247, 248, 258.

[90] 张林凤. 中国 24 个少数民族 14~18 岁年龄段学生身体形态的综合评价排序[J]. 湖州师范学院学报, 2009, 31(1): 89-93, 106.

[91] 高晓辉. 基于联系数的老年人健康状态潜在发展趋势分析[J]. 中国卫生统计, 2012, 29(2): 265, 266.

[92] 沈定珠. 体育用联系数学[M]. 北京: 中国教育文化出版社, 2007.

[93] 赵克勤. 集对分析及其初步应用[M]. 杭州: 浙江科学技术出版社, 2000.

[94] 王文圣, 李跃清, 金菊良, 等. 水文水资源集对分析[M]. 北京: 科学出版社, 2010.

[95] 刘保相. 粗糙集对分析理论与决策模型[M]. 北京: 科学出版社, 2010.

[96] 郭瑞林. 作物育种同异理论与方法[M]. 北京: 中国农业科学技术出版社, 2011.

[97] 赵克勤, 赵森烽. 奇妙的联系数[M]. 北京: 知识产权出版社, 2014.

[98] 刘秀梅, 赵克勤. 区间数决策集对分析[M]. 北京: 科学出版社, 2014.

[99] 蒋云良, 赵克勤, 刘以安, 等. 信息处理集对分析[M]. 北京: 清华大学出版社, 2015.

[100] 王万军, 晏燕. 不确定信息处理的集对分析研究与应用[M]. 兰州: 兰州大学出版社, 2014.

[101] 汪明武, 金菊良, 周玉. 集对分析耦合方法与应用[M]. 北京: 科学出版社, 2014.

[102] 潘争伟, 吴成国, 金菊良. 水资源系统评价与预测的集对分析方法[M]. 北京: 科学出版社, 2016.

[103] 李丽红, 杨亚锋, 李言, 等. 集对推理与决策[M]. 北京: 清华大学出版社, 2016.

[104] 汪明武, 金菊良. 联系数理论及应用[M]. 北京: 科学出版社, 2017.

[105] 蒋云良, 赵克勤. 人工智能集对分析[M]. 北京: 科学出版社, 2017.

第五章
基于集对分析的皮肤病辨证论治

辨证论治是中医临床的核心,也是提高疗效的关键。祖国医学经过几千年的知识积累,辨证论治已有极为丰富的内容。所谓辨证,就是以中医学关于阴阳、五行、脏腑、经络、病因、病机等基本理论为依据,通过望闻问切四诊所收集的症状、体征及现代医学生化检验数据等信息,分析、综合、辨认疾病的原因、性质、部位,以及邪正之间的关系和程度,进而概括、判断属于何证、何阶段。所谓论治,就是根据辨证形成的假设和推断,确立相应的治法治则,或立方选药,或选药组方。可见"辨证"与"论治"是诊治疾病过程中相互联系的两个方面,是一个整体,是理法方药在临床上的具体运用。根据集对分析"辨证"获得的信息,包括确定性的信息与不确定性的信息、收集患者的信息与医生大脑中的医学信息都可以组成一个集合 A,把"论治"方药和其他治疗手段组成另一个集合 B,"辨证论治"就是由 A 和 B 组成的一个集对 $H = (A, B)$,"辨证论治"过程,就是一个有特定对象和特定含义的集对分析过程,形式上,就是对 $H = (A, B)$ 展开系统分析的过程。从系统信息与控制角度看,集合 A 是由信息组成的集合,集合 B 是由各种调控因素组成的集合。一个具体疾病的"辨证论治",就是一个有特定含义的系统信息辨识与系统调控问题,形式上,就是对 $H = (A, B)$ 展开给定目标要求的系统分析—调控—反馈—再分析—再调控的过程。本章主要介绍集对分析在中医皮肤病辨证论治中的探索性应用,包括提出"人病系统"和"辨证论治质量"等概念,借助集对分析中的联系数进行相关证候信息的数学处理,以及把集对分析的不确定性系统理论和同异反系统理论用于人病系统调控,同时介绍笔者提出的"确定性因子(因素)与不确定性因子(因素)共同致病假设"及其数学模型和基于集对分析的辨证论治阴阳平衡方程、六经辨证模型、脏腑辨证模型,对皮肤病和其他疾病进行中医辨证论治时可参考。

第一节 辨证论治中应用集对分析的基本思路

一、辨证论治概述

辨证论治是中医临床的核心。几千年中医文化和中医临床实践经验的积淀,使得辨证论治内容丰富、思想深刻、系统全面,同时其也伴随着不确定性和复杂性,为引入集对分析,在此仅就辨证论治做简要概述。

（一）辨证

1. 八纲辨证

八纲指阴、阳、表、里、寒、热、虚、实。八纲辨证就是运用八纲对通过四诊所掌握的各种临床资料进行综合分析,以辨别病变的部位、性质、邪正盛衰及病证类别等情况,从而归纳为表证、里证、寒证、热证、虚证、实证、阴证、阳证,八纲是辨证的总纲。

2. 气血津液辨证

气血津液是脏腑正常生理活动的产物,受脏腑支配,又反过去影响脏腑的功能,气血津液辨证分为气病辨证(分为气虚、气陷、气滞、气逆 4 种证候,其中气虚证,指体内营养物质受损或脏腑功能活动衰退所出现的证候)、血病辨证(分为血虚证、血瘀证和血热证,其中血瘀证在中医外科中较常见,凡体内血行受阻、血液瘀滞,或血离于经而瘀阻于体内,或体表所引起的病变证候,均属血瘀证)、津液辨证(分为津液不足和水液停聚)。

3. 脏腑辨证

结合八纲辨证、气血津液辨证等其他辨证方法,对疾病的症状、体征及有关的病情资料进行分析归纳,从而确定病变的脏腑部位、性质等,据此给出正确的诊疗方案。

4. 六经辨证

六经辨证是东汉张仲景在《伤寒论》中首创的一种辨证方法。其特征是将外感病发生、发展过程中所表现出的各种不同证候,按疾病的不同性质分为三阳(太阳经证、阳明经证、少阳经证)和三阴(太阴经证、厥阴经证、少阴经证),反映邪正斗争、病变部位传变、病势进退缓急趋势的一种辨证方法,对中医临床有重要指导意义。

5. 卫气营血辨证

卫气营血辨证是六经辨证的发展,也是外感热病(感染性热性病)常用的一种辨证方法,它代表病证深浅的 4 个不同层次或阶段,用以说明某些温热病发展过程中的病情轻重、病变部位、各阶段病理变化和疾病的变化规律。

6. 三焦辨证

三焦辨证是中医学中阐述温病(感染性发热病)初、中、末 3 个不同阶段的理论。三焦辨证认为,温病一般始于上焦肺,然后传入中焦脾、胃,终于下焦肝、肾。但临床中,也可见三焦病证相兼出现。

7. 经络辨证

经络辨证是以经络学说为理论依据,对患者所反映的症状、体征进行综合分析,以判断病属何经、何脏、何腑,并进而确定发病原因、病变性质及病机的一种辨证方法。按中医理论,经络包括十二经络和奇经八脉,这是一个周而复始运行全身气血的网络系统,其流注次序:从手太阴肺经开始,依次传至手阳明大肠经、足阳明胃经、足太阴脾经、手少阴心经、手太阳小肠经、足太阳膀胱经、足少阴肾经、手厥阴心包经、手少阳三焦经、足少阳胆经、足厥阴肝经,再回到手太阴肺经。其走向和交接规律:手之三阴经从胸走手,在手指

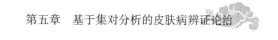

末端交手三阳经;手之三阳经从手走头,在头面部交足三阳经;足之三阳经从头走足,在足趾末端交足三阴经;足之三阴经从足走腹,在胸腹腔交手三阴经。经络学说在中医外科临床中也有重要指导意义。

（二）论治

"论治"又称施治,是根据辨证分析的结果来确定相应的治则治法。这里需要区别"辨证"与"辨病"。病,是具有特定的症状和体征;证,是疾病过程中典型的反应状态。中医临床认识和治疗疾病既辨病又辨证,通过辨证而识病。例如,感冒可见恶寒、发热、头身疼痛等症状。病在表,但由于致病因素和机体反应性的不同,又常表现为风寒感冒和风热感冒两种不同的证。根据辨证风寒、风热,而确立辛温解表、辛凉解表等治则治法,而不仅限于"见热退热"的局部对症治疗。

同一种病可以包括几种不同的证,不同的病在其发展过程中也可以出现相同的证。因此,论治中往往采取"同病异治"或"异病同治"的方药。所谓"同病异治"是指同一种疾病,由于发病的时间、地区及患者机体的反应不同,或发展阶段不同,所表现出的证不同,治法也不同,如感冒包括风寒感冒、风热感冒、暑湿感冒等,因发病季节不同,治法也不同;所谓"异病同治"是指不同的疾病,在其发展过程中,由于出现了相同的病机,也可以采用同一种方法来治疗,如久痢脱肛、子宫脱垂是不同的病,但如果均表现为中气下陷证,则都可以用升提中气的方法治疗。由此可见,中医治病注重"证"(即病机)的区别而非"病"的异同,所以"证同治亦同,证异治亦异",即"同病异治"或"异病同治"的依据。但从现代医学看,病是本质,即证在一定程度上是病的外在表现。论治时,当明确病之本质,确定为何病,才能有的放矢,获得满意疗效,从而把辨证论治提高到一个新的层次。

辨证、辨病是决定治疗的前提和依据,论治则是治疗疾病的手段和方法,前者属于对人病系统的信息处理和系统辨识(集合);后者相当于对人病系统进行适度调控(集合),因而需要用定性与定量相结合的系统集对分析与联系数学计算。

二、集对分析在辨证论治中的应用思路

（一）集对原理与"人病系统"

由第三章可知,集对原理主要包括"成对原理"和"不确定性系统原理"。

"成对原理"指事物和概念都是成对存在。根据这一原理可知,临床中的"病"与"人"总是成对存在,不存在没有人的病,也不存在没有病的人,辨证论治是关于"人"与"病"关系的一种理论与方法。因此,在临床上,不能见病不见人,更不能见人不见病,为了便于分析和讨论,这里提出"人-病"系统(人病系统)的概念,也就是把"人"与"病"看成一个恰好由两个要素集组成的元系统。有时也把这个元系统简称"人-病"集合对,也可称为"人病集对"或"人病对",借此与俗称"病人"相区别,从而把辨证论治转换成一个基于集对分析的系统辨识和调控优化问题。

"不确定性系统原理"是指系统总是存在不确定性(详见第三章第一节),根据这一原

理,人病系统在系统辨识和调控优化过程中必然存在诸多不确定性因素的干扰。

（二）集对分析理论的应用

集对分析理论的应用主要有集对分析的不确定性系统理论与同异反系统理论的应用。

首先,从系统科学的角度看,中医学的辨证论治是在不确定性环境中以"人病系统"展开的一个由表及里、由浅入深、随着时间推进和空间转换的动态推理与调控的过程,这里说的环境指自然环境,也指人文社会环境和疾病所在的人体生理、病理内环境;其次,从涉及的不确定性类型看,这些不确定性包括了疾病发生的随机性、疾病诊断的模糊性、疾病理化指标的不全面性和不精确性,以及医生诊断的经验性和主观性等;最后,疾病的治疗过程是一个不断有信息反馈的过程,其中有确定的反馈信息,也有不确定的反馈信息。基于这样的认识,集对分析的不确实性系统理论无疑可以应用于辨证论治中的"辨证"和"论治",核心工作是找出不确定性因素（因子）并加以调控。

同异反系统理论一方面可以当作系统的不确定性推演至极限的理论;另一方面也可以当作不确定性系统在演化过程中的复杂性表达,包括同中有异、同中有反、异中有同、异中有反、反中有同、反中有异、反中有反,以及同异反的相互转化,这与辨证论治中的"同病异治""异病同治""相反相成"不谋而合。

（三）基于联系数的"辨证论治建模"

联系数是集对的特征函数。在把辨证论治看成一个由"辨证"和"论治"做成的集对时,联系数就成为"辨证论治"的特征函数;在把"人"与"病"看成一个集对时,联系数就成为"人病系统"的特征函数;在把辨证时的阴与阳看成一个集对时,联系数就是阴阳集对的特征函数;在把脏与腑组成一个集对时,联系数就是这个脏腑集对的特征函数;在把"病"与"方"构成一个集对时,联系数就是病方集对的特征函数;在把"方"中的某两味药构成一个集对时,联系数就是这两味药相互作用的特征函数;当"人-病-方-药"是由多个集合表达成一个复杂系统时,就用一个联系数矩阵作为这个复杂系统的特征函数。当"人病系统"向"好转""显效""痊愈"方向发展时,可以应用联系数的偏联系数测算这种趋势的方向与强度等,可以归纳为3个方面:一是借助联系数的运算进行"人病系统"的状态刻画和趋势推算;二是借助联系数模型对"人病系统"的内在机制（发病机制和治疗机制）和复杂性提出假设和展开分析;三是借助联系数开展疗效评价。

基于联系数的"辨证论治建模",并借助模型做出推理和评价是集对分析用于辨证论治的核心内容。

（四）辨证论治质量

质量,是现代管理科学中的一个重要概念,没有质的量是没有价值的量,但没有量就没有质。本书把质量概念用于中医临床辨证论治结果的全面刻画,提出辨证论治质量的概念,就是既看重单个病例精准辨证论治的临床疗效,也看重同一种疾病患者群体的临床疗效,认为两者的结合才是对辨证论治质量的科学评价。因为事物的质与量是一个集对,

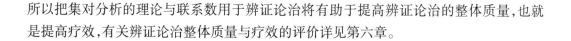

所以把集对分析的理论与联系数用于辨证论治将有助于提高辨证论治的整体质量,也就是提高疗效,有关辨证论治整体质量与疗效的评价详见第六章。

第二节　集对分析在银屑病望闻问切辨证论治中的应用

一、概述

望闻问切,是中医学辨证论治中获取患者证候信息的一种初始手段,也是一种重要手段,简便易行,源远流长,在中医临床实践中得到了广泛应用。医生通过望闻问切四诊合参推知患者的病证,以及疾病程度;在论治过程中,根据望闻问切所得信息辨证用药;在转归续延论治时,通过望闻问切把握疾病的转归,加减用药。由此可见,于系统意义上研究望闻问切与疗效的关系,在中医临床中具有重要意义。

我国中医界普遍实行"痊愈""显效""好转"和"无效"4级疗效评价,因此,对应地用集对分析中的四元联系数系统刻画某一证候,经辨证论治而获得的阶段性疗效,再应用联系数理论寻找望闻问切与辨证论治阶段性疗效之间的关系。本节介绍将上述思路用于银屑病辨证论治方面的探索。

二、资料与方法

资料源自2009年1月到2012年1月上海中医药大学附属岳阳中西医结合医院皮肤科门诊及住院部所记录的病例,共202例,其中男性127例、女性75例,年龄在17~79岁,平均(42.70±14.65)岁,病程在4~360个月,平均(113.60±94.07)个月。全部病例就诊时均确诊为寻常型银屑病,集对分析方法如下:

（一）望闻问切

此研究中望闻问切共计16个项目,见表5-1。

表5-1　银屑病患者伴随症状和舌苔脉象在各治疗结局中的分布情况

序号	代号 g_i	伴随症状和舌苔、脉象	痊愈/例	显效/例	好转/例	无效/例	合计/例
1	g_1	汗出减少	0	7	3	1	11
2	g_2	口干	5	32	9	3	49
3	g_3	失眠	9	92	31	16	148
4	g_4	精神抑郁	8	74	32	14	128
5	g_5	大便干结	5	63	21	10	99
6	g_6	舌红	10	113	35	22	180
7	g_7	舌淡	0	5	3	3	11
8	g_8	舌紫	0	9	4	3	16
9	g_9	苔薄	5	53	31	16	105

序号	代号 g_t	伴随症状和舌苔、脉象	痊愈/例	显效/例	好转/例	无效/例	合计/例
10	g_{10}	苔黄	8	52	18	8	86
11	g_{11}	苔白	0	21	14	6	41
12	g_{12}	脉弦	4	67	27	14	112
13	g_{13}	脉滑	2	31	4	4	41
14	g_{14}	脉濡	0	2	2	0	4
15	g_{15}	脉数	1	5	1	1	8
16	g_{16}	脉细弱	4	17	9	8	38

（二）疾病诊断

按《临床疾病诊断依据治愈好转标准》（孙传兴，1998）、《中医病证诊断疗效标准》（国家中医药管理局，1994）、《上海市中医病证诊疗常规（第 2 版）》（上海市卫生局，2003），全部患者被诊断为寻常型银屑病（血热证）。202 例患者中无妊娠或哺乳期妇女，无合并心脑血管、肝肾损害等严重原发性疾病，以及精神病患者。

（三）治疗

经中医辨证论治，采用清热凉血法（血热证主法及随症加减用药）。

（四）疗效评定

按《中药新药临床研究指导原则（试行）》中寻常型银屑病疗效分级判定标准，把疗效分为"痊愈""显效""好转""无效"4 级。

（五）统计

分别统计 16 个望闻问切项目中的"痊愈"人数、"显效"人数、"好转"人数与"无效"人数，计算各自所占百分比，并依次作为四元联系数的同一度 a、偏同度 b、偏反度 c、对立度 d，得到 16 个望闻问切项目的疗效四元联系数 $\mu(g_t) = a_t + b_t i + c_t j + d_t k(t = 1, 2, 3, \cdots, 16)$。

（六）偏联系数计算

计算四元联系数 $\mu(g_t)$ 的三阶全偏联系数，$\partial^3 \mu(g_t) = \partial^{3+} \mu(g_t) + \partial^{3-} \mu(g_t)$。当 $\partial^3 \mu(g_t) > 0$ 时，表明该项目的总体疗效趋势潜在向好发展；当 $\partial^3 \mu(g_t) < 0$ 时，表明该项目的总体疗效趋势潜在向着不好发展；当 $\partial^3 \mu(g_t) = 0$ 时，表明该项目的总体疗效潜在趋势处在临界状态。

（七）η 从大到小排序号和偏联系数 $\partial^3 \mu(g_t)$ 从大到小排序号的同异反分析

计算望闻问切各项目的"总有效"（"痊愈"人数、"显效"人数、"好转"人数之和）与"无效"人数之比 $\eta = \dfrac{总有效人数}{无效人数}$，并做从大到小的排序，把同一望闻问切项目的 η 排序号与该项目的三阶全偏联系数 $\partial^3 \mu(g_t)$ 从大到小的排序号做对照，两种排序号相同的记为"同"，两种排序号相差 1、2、3、4、5 的为"偏同"，相差 6、7、8、9、10 的为"偏反"，相差 10 以上的为"反"。用四元联系数表示这两种排序号的同异反总体状况，并认为两种排序号相同的"望闻问切"项目提示，针对该项目的随症加减用药有利于从宏观和微观两个层次上提高疗效。两种排序号属于"偏同"的项目提示,针对该项目的随症加减用药大致上能从宏观和微观同步提高疗效。两种排序号属于"偏反"和"反"的项目提示,针对该项目的随症加减用药在宏观和微观层次上呈一定程度相背离的现象,需要在临证时特别注意,进一步分析适用条件和探讨其治疗机制。

三、结果

(1)望闻问切四诊项目与疗效,见表5-1。

(2)望闻问切各项目的随症加减用药,见表5-2。

表5-2 望闻问切各项目[$g_t(t=1, 2, \cdots, 16)$]的随症加减用药

序号	症状与舌苔、脉象	代号g_t	随症加减用药
1	汗出减少	g_1	白芍、生地黄、麻黄、升麻、桂枝、浮萍、紫苏叶、葛根、羌活、防风、细辛、苍术、川芎
2	口干	g_2	白芍、乌梅、黄精、知母、五味子、络石藤、南沙参、北沙参、麦冬、石斛、石膏、人参叶
3	失眠	g_3	远志、酸枣仁、首乌藤、柏子仁、茯神、石菖蒲、龙骨、牡蛎、珍珠母、赭石、延胡索、灵芝草、地骨皮、桑椹、何首乌、百合、黄芩、黄连
4	精神抑郁	g_4	郁金、合欢皮、柴胡、白芍、枳实、厚朴、半夏、紫苏、茯苓
5	大便干结	g_5	桑椹、火麻仁、瓜蒌仁、麦冬、天冬、玄参、大黄、芒硝、半夏、枳实、决明子、滑石、牛蒡子、肉苁蓉、胡桃肉、冬葵子
6	舌红	g_6	知母、黄柏、南沙参、北沙参、麦冬、生地黄、水牛角、紫草、赤芍、大蓟、小蓟、羊蹄根、茜草、侧柏叶、牡丹皮
7	舌淡	g_7	小米、大枣、山药、莲子
8	舌紫	g_8	牡丹皮、赤芍、丹参、川芎、桃仁、红花、山楂、益母草、莪术、三七、延胡索
9	苔薄	g_9	党参、白术、甘草、砂仁、薏苡仁、大枣
10	苔黄	g_{10}	苦参、荷叶、金钱草、苦瓜、黄连、板蓝根
11	苔白	g_{11}	茯苓、化橘红、山药、白扁豆
12	脉弦	g_{12}	柴胡、龙胆草、栀子、当归、甘草、泽泻、木通、生地黄、磁石
13	脉滑	g_{13}	升麻、生地黄、当归、川黄连
14	脉濡	g_{14}	茯苓、薏苡仁、当归
15	脉数	g_{15}	大黄、黄连、黄芩、附子
16	脉细弱	g_{16}	黄芪、太子参、当归、党参、枸杞子

(3)各望闻问切项目[$g_t(t=1, 2, \cdots, 16)$]的疗效四元联系数及其η的排序号,见表5-3。

表5-3 望闻问切项目[$g_t(t=1, 2, \cdots, 16)$]的疗效
四元联系数$\mu(g_t)$及其η的排序号

序号	代号g_t	疗效四元联系数 $\mu(g_t) = a_t + b_t i + c_t j + d_t k$	$\eta\left(\dfrac{总有效人数}{无效人数}\right)$	排序号
1	g_1	$0.000\,0 + 0.636\,4i + 0.272\,7j + 0.090\,9k$	10.000 0	2
2	g_2	$0.102\,0 + 0.653\,1i + 0.183\,7j + 0.061\,2k$	15.333 3	1

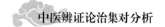

（续表）

序号	代号 g_t	疗效四元联系数 $\mu(g_t) = a_t + b_t i + c_t j + d_t k$	$\eta\left(\dfrac{总有效人数}{无效人数}\right)$	排序号
3	g_3	$0.060\,8 + 0.621\,6i + 0.209\,5j + 0.108\,1k$	8.250 0	6
4	g_4	$0.062\,5 + 0.578\,1i + 0.250\,0j + 0.109\,4k$	8.042 9	7
5	g_5	$0.050\,5 + 0.636\,4i + 0.212\,1j + 0.101\,0k$	8.900 0	5
6	g_6	$0.055\,6 + 0.627\,8i + 0.194\,4j + 0.122\,2k$	7.181 8	8
7	g_7	$0.000\,0 + 0.454\,5i + 0.272\,7j + 0.272\,7k$	2.666 7	15
8	g_8	$0.000\,0 + 0.562\,5i + 0.250\,0j + 0.187\,5k$	4.333 3	13
9	g_9	$0.047\,6 + 0.504\,8i + 0.295\,2j + 0.152\,4k$	5.562 5	12
10	g_{10}	$0.093\,0 + 0.604\,7i + 0.209\,3j + 0.093\,0k$	9.750 0	3
11	g_{11}	$0.000\,0 + 0.512\,2i + 0.341\,5j + 0.146\,3k$	5.833 3	11
12	g_{12}	$0.035\,7 + 0.598\,2i + 0.241\,1j + 0.125\,0k$	7.000 0	9~10
13	g_{13}	$0.048\,8 + 0.756\,1i + 0.097\,6j + 0.097\,6k$	9.250 0	4
14	g_{14}	$0.000\,0 + 0.500\,0i + 0.500\,0j + 0.000\,0k$	—	—
15	g_{15}	$0.125\,0 + 0.625\,0i + 0.125\,0j + 0.125\,0k$	7.000 0	9~10
16	g_{16}	$0.105\,3 + 0.447\,4i + 0.236\,8j + 0.210\,5k$	3.750 0	14

注：由于 $\mu(g_{14})$ 中 $d = 0$，因零不能做除数，故此项无结果，后面也不讨论。因此，仅按 15 个 g_t 讨论排序。

表 5-3 显示 $g_2 = $ 口干的 η 为 15.333 3，在 16 个项目中最高；其次是 $g_1 = $ 汗出减少项目，其 η 为 10.000 0；最低项目为 $g_7 = $ 舌淡，其 η 为 2.666 7，提示对舌淡的病理较难把握。

（4）各望闻问切项目疗效四元联系数的一阶、二阶及三阶偏正联系数与三阶偏正联系数排序号，见表 5-4。

表 5-4　各望闻问切项目疗效四元联系数 $\mu(g_t)$ 的一阶、二阶及三阶偏正联系数

疗效四元联系数	一阶偏正联系数	二阶偏正联系数	三阶偏正联系数	排序号
$\mu(g_1)$	$0.000\,0 + 0.700\,0i + 0.750\,0j$	$0.000\,0 + 0.482\,8i$	0.000 0	12~15
$\mu(g_2)$	$0.135\,1 + 0.780\,5i + 0.750\,0j$	$0.147\,6 + 0.510\,0i$	0.224 5	3
$\mu(g_3)$	$0.089\,1 + 0.748\,0i + 0.659\,6j$	$0.106\,5 + 0.531\,4i$	0.166 9	7
$\mu(g_4)$	$0.097\,6 + 0.698\,1i + 0.695\,7j$	$0.122\,6 + 0.500\,9i$	0.196 7	6
$\mu(g_5)$	$0.073\,5 + 0.750\,0i + 0.677\,4j$	$0.089\,3 + 0.525\,4i$	0.145 2	9
$\mu(g_6)$	$0.081\,3 + 0.763\,5i + 0.614\,0j$	$0.096\,2 + 0.554\,3i$	0.147 9	8
$\mu(g_7)$	$0.000\,0 + 0.625\,0i + 0.500\,0j$	$0.000\,0 + 0.555\,6i$	0.000 0	12~15
$\mu(g_8)$	$0.000\,0 + 0.692\,3i + 0.571\,4j$	$0.000\,0 + 0.547\,8i$	0.000 0	12~15
$\mu(g_9)$	$0.086\,2 + 0.631\,0i + 0.659\,6j$	$0.120\,2 + 0.488\,9i$	0.197 3	5
$\mu(g_{10})$	$0.133\,3 + 0.742\,9i + 0.692\,3j$	$0.152\,2 + 0.517\,6i$	0.227 2	2
$\mu(g_{11})$	$0.000\,0 + 0.600\,0i + 0.700\,0j$	$0.000\,0 + 0.461\,5i$	0.000 0	12~15
$\mu(g_{12})$	$0.056\,3 + 0.712\,8i + 0.658\,5j$	$0.073\,3 + 0.519\,8i$	0.123 5	10
$\mu(g_{13})$	$0.060\,6 + 0.885\,7i + 0.500\,0j$	$0.064\,0 + 0.693\,2i$	0.091 1	11
$\mu(g_{14})$	$0.000\,0 + 0.500\,0i + 1.000\,0j$	$0.000\,0 + 0.333\,3i$	0.000 0	—
$\mu(g_{15})$	$0.166\,7 + 0.833\,3i + 0.500\,0j$	$0.166\,7 + 0.625\,0i$	0.210 5	4
$\mu(g_{16})$	$0.190\,5 + 0.653\,8i + 0.529\,4j$	$0.225\,6 + 0.552\,6i$	0.289 9	1

表 5-4 显示,仅从疗效四元联系数的三阶偏正联系数看,脉细弱的改善情况处在第一位;最差的有 4 项,分别是 g_1 = 汗出减少、g_7 = 舌淡、g_8 = 舌紫、g_{11} = 苔白,提示这 4 项的用药对于疗效提高不明显。

（5）望闻问切项目疗效四元联系数 $\mu(g_t)$ 的一阶、二阶、三阶偏负联系数计算结果,见表 5-5。

表 5-5　望闻问切项目疗效四元联系数 $\mu(g_t)$ 的
一阶、二阶、三阶偏负联系数

疗效四元联系数	一阶偏负联系数	二阶偏负联系数	三阶偏负联系数	排序号
$\mu(g_1)$	$1.000\,0i + 0.300\,0j + 0.250\,0k$	$0.230\,8j + 0.454\,5k$	$-0.663\,3$	4
$\mu(g_2)$	$0.864\,9i + 0.219\,5j + 0.250\,0k$	$0.202\,4j + 0.532\,5k$	$-0.724\,5$	10
$\mu(g_3)$	$0.910\,9i + 0.252\,0j + 0.340\,4k$	$0.216\,7j + 0.574\,6k$	$-0.726\,1$	11~12
$\mu(g_4)$	$0.902\,4i + 0.301\,9j + 0.304\,3k$	$0.250\,7j + 0.502\,0k$	$-0.667\,0$	5
$\mu(g_5)$	$0.926\,5i + 0.250\,0j + 0.322\,6k$	$0.212\,5j + 0.563\,4k$	$-0.726\,1$	11~12
$\mu(g_6)$	$0.918\,7i + 0.236\,5j + 0.386\,0k$	$0.204\,7j + 0.620\,1k$	$-0.751\,8$	13
$\mu(g_7)$	$1.000\,0i + 0.375\,0j + 0.500\,0k$	$0.272\,7j + 0.571\,4k$	$-0.676\,9$	6
$\mu(g_8)$	$1.000\,0i + 0.307\,7j + 0.428\,6k$	$0.235\,3j + 0.582\,1k$	$-0.712\,1$	9
$\mu(g_9)$	$0.913\,8i + 0.369\,0j + 0.340\,4k$	$0.287\,7j + 0.479\,8k$	$-0.625\,2$	2
$\mu(g_{10})$	$0.866\,7i + 0.257\,1j + 0.307\,7k$	$0.228\,8j + 0.544\,7k$	$-0.704\,2$	8
$\mu(g_{11})$	$1.000\,0i + 0.400\,0j + 0.300\,0k$	$0.285\,7j + 0.428\,6k$	$-0.600\,0$	1
$\mu(g_{12})$	$0.943\,7i + 0.287\,2j + 0.341\,5k$	$0.233\,4j + 0.543\,1k$	$-0.699\,5$	7
$\mu(g_{13})$	$0.939\,4i + 0.114\,3j + 0.500\,0k$	$0.108\,5j + 0.814\,0k$	$-0.882\,4$	15
$\mu(g_{14})$	$1.000\,0i + 0.500\,0j + 0.000\,0k$	$0.333\,3j + 0.000\,0k$	$0.000\,0$	—
$\mu(g_{15})$	$0.833\,3i + 0.166\,7j + 0.500\,0k$	$0.166\,7j + 0.750\,0k$	$-0.818\,2$	14
$\mu(g_{16})$	$0.809\,5i + 0.346\,2j + 0.470\,6k$	$0.299\,5j + 0.576\,2k$	$-0.659\,0$	3

注: 偏负联系数越大说明潜在疗效趋势越好,由大到小排序。

从表 5-5 中看出,单纯从疗效四元联系数的偏负联系数来看,g_{11} = 苔白的潜在疗效趋势为最好,其次是 g_9 = 苔薄,g_{13} = 脉滑的潜在疗效趋势最差。

（6）η 排序号与疗效四元联系数 $\mu(g_t)$ 的三阶全偏联系数在排序号上的同异反及对应的启示,见表 5-6。

表 5-6　η 排序号与 $\mu(g_t)$ 的三阶全偏联系数排序号的同异反与启示

项目	η 排序号	$\partial^3\mu(g_t)$	排序号	两种排序号的同异反	对表 5-2 随症加减用药的启示和对望闻问切把握的启示
g_1	2	$-0.663\,3$	12	反	对部分患者有效,对部分患者有明显相反作用,需进一步明确人病系统的"汗出减少"机制
g_2	1	$-0.500\,1$	5	偏同	所用药物对"口干"的对症性较好,有助于提高疗效
g_3	6	$-0.559\,2$	6	同	对于"失眠"的用药对症性好,能明显提高疗效
g_4	7	$-0.470\,3$	3	偏同	对于"精神抑郁"用药有较好对症性,有助于改善生活质量,提高疗效
g_5	5	$-0.580\,9$	8	偏同	所用药物对"大便干结"有较好作用,有助于提高疗效

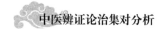

项目	η 排序号	$\partial^3\mu(g_t)$	排序号	两种排序号的同异反	对表 5-2 随症加减用药的启示和对望闻问切把握的启示
g_6	8	-0.603 9	10	偏同	针对"舌红"用药效果较好，有助于提高疗效
g_7	15	-0.676 9	13	偏同	针对"舌淡"用药效果较好，有助于提高疗效
g_8	13	-0.712 1	14	偏同	针对"舌紫"用药效果较好，有助于提高疗效
g_9	12	-0.427 8	2	反	所用药物对部分患者有效，对部分患者有明显相反作用，这一现象提示"苔薄"这一证候由多种因素所致，用药需谨慎斟酌
g_{10}	3	-0.477 0	4	偏同	所用中药对"苔黄"对症性较好，有助于提高疗效
g_{11}	11	-0.600 0	9	反	所用药物对部分患者有效，对部分患者起相反作用，提示导致"苔白"的因素复杂，提示临床上需谨慎给药
g_{12}	9~10	-0.576 0	7	偏同	针对"脉弦"的用药对症性较好，有助于提高疗效
g_{13}	4	-0.791 3	15	反	"脉滑"在临床上多见于孕妇。本研究中所用药物呈现对部分患者有效，对部分患者有明显相反作用，提示临床上需谨慎给药
g_{14}	—	—	—	无	无
g_{15}	9~10	-0.607 7	11	偏同	针对"脉数"用药对症性较好，有助于提高疗效
g_{16}	14	-0.368 1	1	反	"脉细弱"涉及多方面因素，需要做进一步研究；所用药物对部分患者有效，对部分患者有明显反作用，临床上需谨慎给药

四、讨论

（一）研究目的

借助四元联系数研究寻常型银屑病患者望闻问切信息与阶段性治疗效果之间的联系，目的是寻找望闻问切辨证与论治质量的内在数量联系，以判断根据望闻问切（同时辅助其他诊断手段）辨证论治的处方用药是否有助于提高疗效。结果显示，除 g_{14} = 脉濡，因零不能做除数而不参与计算，无结果外，其余 15 个 g_t 中，有 1 个望闻问切项目（失眠）的 η 排序号与偏联系数 $\partial^3\mu(g_t)$ 排序号"同"（辨证论治得当），有 9 个望闻问切项目（口干、精神抑郁、大便干结、舌红、舌淡、舌紫、苔黄、脉弦、脉数）的两种排序号"偏同"（辨证论治较为得当），有 5 个望闻问切项目（汗出减少、苔薄、苔白、滑脉、脉细弱）的两种排序号"反"（辨证论治严重不当）。如果取"辨证论治得当"作为参考目标（reference target，RT），则实际"辨证论治得当"是 RT 的"同"；实际"辨证论治较为得当"是 RT 的"偏同"；实际"辨证论治不恰当"是 RT 的"偏反"；实际"辨证论治严重不当"是 RT 的"反"。由此得到本研究中关于寻常型银屑病望闻问切与辨证论治质量的 1 个四元联系数

$$u(望闻问切，辨证论治质量) = 1 + 9i + 0j + 5k \tag{5.2.1}$$

把上式归一化得

$$\mu(望闻问切，辨证论治质量) = 0.066\ 7 + 0.600\ 0i + 0j + 0.333\ 3k \qquad (5.2.2)$$

上式中 $(a = 0.066\ 7) < (d = 0.333\ 3)$，$(a = 0.066\ 7) < (b = 0.600\ 0)$，$(b = 0.600\ 0) > (c = 0)$，$(c = 0) < (d = 0.333\ 3)$。

知其属于反势 13 级，也就是说，就其在疗效分为"痊愈""显效""好转""无效"4 级，且以"痊愈"为"标杆"时，前述寻常型银屑病望闻问切与辨证论治质量在总体上不理想，

直观上看，就是 $a = 0.066\ 7$，远比 $d = 0.333\ 3$ 小，但如果退而求其次，以"显效"为"标杆"，并把 $a = 0.066\ 7$ 加到 $b = 0.600\ 0$ 上，得 0.666 7，再与 $c = 0$，$d = 0.333\ 3$ 组成 1 个三元联系数

$$\mu = 0.666\ 7i + 0j + 0.333\ 3k \qquad (5.2.3)$$

把上式往数轴正方向（箭头方向）平移一个联系带，见图 5-1。

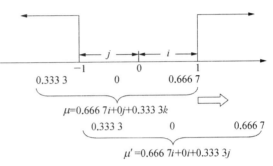

图 5-1　把 $\mu = 0.666\ 7i + 0j + 0.333\ 3k$ 向正方向平移示意图

$$\mu'(平移后) = a' + b'i + c'j = 0.666\ 7i + 0j + 0.333\ 3k \qquad (5.2.4)$$

式（5.2.4）中有 $(a' = 0.666\ 7) < (c' = 0.333\ 3)$，$(a' = 0.666\ 7) > (b' = 0)$，$(b' = 0) < (c' = 0.333\ 3)$。

式（5.2.4）位于反势 1 级，也就是说，当以"显效"为"标杆"时，前述寻常型银屑病望闻问切与辨证论治质量在总体上属于"相对较为理想"（反势 1 级）。归纳以上讨论，可以得出结论：在寻常型银屑病的中医辨证论治中，完全依赖望闻问切进行辨证论治，期望疗效要达到"痊愈"几乎不太可能（四元联系数，反势 13 级），但若期望疗效达到"显效"，则可能性较大（三元联系数，同势 3 级），这从一个侧面说明对于寻常型银屑病的中医诊治，仅凭望闻问切进行辨证论治，显得不够充分，还需要从其他途径获取人病系统的其他信息后进行辨证论治，才有可能获得满意的疗效。

（二）四元联系数各阶偏联系数的临床意义

为简明起见，这里省略 a_t、b_t、c_t、d_t 的 t，直接用 $\mu = a + bi + cj + dk$，说明其各阶偏联系数的临床意义。首先强调，四元联系数 $\mu = a + bi + cj + dk$ 中，由于 $k = -1$，$j \in [-1, 0]$，$i \in [0, 1]$，因此其是一个有层次结构的函数，是在系统的意义上刻画出样本的整体疗效，同时又有对各层次疗效测度（a、b、c、d）和测度性质（a 和 d 相对确定，b 和 c 因 i 和 j 在给定区间取值尚不确定）的表达，因而其本身也是一个既确定又不确定的不确定性系统。

疾病的就诊、治疗和阶段性治疗结局是一个动态的系统过程，患者和医生的共同目标是"痊愈"，四元联系数的同部 a 正好是"痊愈"的测度，是一个系数为 +1 的联系分量。据

此,不妨假定:当前状态的 a("痊愈")原先处在 b("显效")的层次上,是从"显效"这个层次正向("痊愈")发展而来,用 $\dfrac{a}{a+b}$ 表示这种正向("痊愈")发展的程度;同理,当前状态的 b("显效")是从"好转"这个层次正向("痊愈")发展而来,用 $\dfrac{b}{b+c}$ 表示这种正向发展的程度;同理,当前状态的 c("好转")是从"无效"这个层次正向("痊愈")发展而来,用 $\dfrac{c}{c+d}$ 表示这种正向发展的程度。由此,用关于 μ 的一阶偏正联系数 $\partial^+\mu$ 刻画疗效系统在宏观层次下第一阶微观层次上的潜在正向发展趋势,记为

$$\partial^+\mu = \partial^+(a+bi+cj+dk) = \frac{a}{a+b} + \frac{b}{b+c}i + \frac{c}{c+d}j \tag{5.2.5}$$

对式(5.2.5)所示一阶偏正联系数再做类似于上面的假定和计算,得到疗效系统在宏观层次下第二阶微观层次上的潜在正向发展趋势,也就是 μ 的二阶偏正联系数,得

$$\partial^{2+}\mu = \partial^+(\partial^+\mu) = \partial^+\left(\frac{a}{a+b} + \frac{b}{b+c}i + \frac{c}{c+d}j\right) = \frac{\dfrac{a}{a+b}}{\dfrac{a}{a+b} + \dfrac{b}{b+c}} + \frac{\dfrac{b}{b+c}}{\dfrac{b}{b+c} + \dfrac{c}{c+d}}i \tag{5.2.6}$$

依此类推得 μ 的三阶偏正联系数

$$\partial^{3+}\mu = \partial^+(\partial^{2+}\mu) = \frac{\dfrac{\dfrac{a}{a+b}}{\dfrac{a}{a+b} + \dfrac{b}{b+c}}}{\dfrac{\dfrac{a}{a+b}}{\dfrac{a}{a+b} + \dfrac{b}{b+c}} + \dfrac{\dfrac{b}{b+c}}{\dfrac{b}{b+c} + \dfrac{c}{c+d}}} \tag{5.2.7}$$

注意在 μ 的二阶偏正联系数和一阶偏联系数中有 i 和 j,在 μ 的三阶偏联系数中已没有 i 和 j,因此计算结果是一个确定的实数。这正是我们要计算 μ 的三阶偏正联系数而不是停留在 μ 的一阶和二阶偏正联系数计算的意义之一。

同理有 μ 的一阶偏负联系数,假设: $\mu = a+bi+cj+dk$ 中的 b 原来处在 a 的层次上,是从 a 这个层次负向发展而来,用 $\dfrac{b}{a+b}$ 刻画这种负向发展的程度;同理,用 $\dfrac{c}{b+c}$ 刻画 c 原来在 b 的层次上,由 b 层次负向发展而来的程度;同理,用 $\dfrac{d}{c+d}$ 刻画 d 原来在 c 的层次上,由 c 层次负向发展而来的程度,而这些在不同层次上的所有负向运动之代数和就在

整体上刻画了当前这个疗效系统在一阶微观层次上总的负向发展趋势,这就是μ的一阶偏负联系数的医学意义,得公式

$$\partial^{-}\mu = \frac{b}{a+b}i + \frac{c}{b+c}j + \frac{d}{c+d}k \tag{5.2.8}$$

由 $\partial^{-}\mu$ 刻画的负向疗效发展趋势与刻画疗效正向发展趋势的 $\partial^{+}\mu$ 组成一对运动着的矛盾,这对矛盾运动的进一步细微刻画就是对 $\partial^{-}\mu$ 这个联系数再做一次偏负联系数计算,也就是计算 μ 的二阶偏负联系数

$$\partial^{2-}\mu = \partial^{-}(\partial^{-}\mu) = \partial^{-}\left(\frac{b}{a+b}i + \frac{c}{b+c}j + \frac{d}{c+d}k\right) = \frac{\dfrac{c}{b+c}}{\dfrac{b}{a+b}+\dfrac{c}{b+c}}j + \frac{\dfrac{d}{c+d}}{\dfrac{c}{b+c}+\dfrac{d}{c+d}}k \tag{5.2.9}$$

对式(5.2.9)再求一次偏负联系数,得到 μ 的三阶偏负联系数

$$\partial^{3-}\mu = \partial^{-}(\partial^{2-}\mu) = \frac{\dfrac{\dfrac{d}{c+d}}{\dfrac{c}{b+c}+\dfrac{d}{c+d}}}{\dfrac{\dfrac{c}{b+c}}{\dfrac{b}{a+b}+\dfrac{c}{b+c}}+\dfrac{\dfrac{d}{c+d}}{\dfrac{c}{b+c}+\dfrac{d}{c+d}}}k \tag{5.2.10}$$

鉴于式(5.2.10)中的 $k = -1$,所以 $\partial^{3-}\mu$ 是一个负数。这样,四元疗效联系数 μ 的三阶全偏联系数 $\partial^{3}\mu$ 的计算公式为

$$\partial^{3}\mu = \partial^{3+}\mu + \partial^{3-}\mu$$

$$= \frac{\dfrac{\dfrac{a}{a+b}}{\dfrac{a}{a+b}+\dfrac{b}{b+c}}}{\dfrac{\dfrac{a}{a+b}}{\dfrac{a}{a+b}+\dfrac{b}{b+c}}+\dfrac{\dfrac{b}{b+c}}{\dfrac{b}{b+c}+\dfrac{c}{c+d}}} - \frac{\dfrac{\dfrac{d}{c+d}}{\dfrac{c}{b+c}+\dfrac{d}{c+d}}}{\dfrac{\dfrac{c}{b+c}}{\dfrac{b}{a+b}+\dfrac{c}{b+c}}+\dfrac{\dfrac{d}{c+d}}{\dfrac{c}{b+c}+\dfrac{d}{c+d}}} \tag{5.2.11}$$

$\partial^{3}\mu$ 反映出疗效系统中,"痊愈""显效""好转""无效"4级疗效在三阶微观层次上矛盾运动的结果。$\partial^{3}\mu > 0$ 指示疗效系统整体微观趋好;$\partial^{3}\mu < 0$ 指示疗效系统整体微观趋坏;$\partial^{3}\mu = 0$ 指示疗效系统在整体微观处于好与坏的临界。但要注意,这里的 $\partial^{3}\mu$ 是指疗效

系统的整体微观趋势,这种微观趋势并不宏观可见,宏观见到的是 μ 而不是 $\partial^3\mu$,这是需要强调的。

四元疗效联系数 μ 与 $\partial^3\mu$ 意义的图示见图 5-2 与图 5-3。

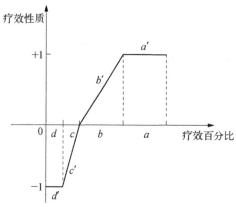

图 5-2　四元疗效联系数曲线
a'、b'、c'、d'示意图

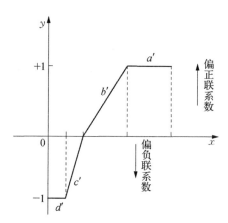

图 5-3　四元疗效联系数的偏正(偏负)联系数所揭示的微观趋势示意图

$\partial^3\mu$ 反映在图像上就是疗效曲线 a'、b'、c'、d' 在微观层次上存在沿着正负两个方向发展的趋势(图 5-3)。

临床经验提示,寻常型银屑病的治疗过程宏观上是一个迁延难愈、容易复发的过程,这个过程中的人病系统客观上是一个患者不易觉察的量变到求医诊治质变的过程,在望闻问切上的反映,就是其中的部分望闻问切项目发生细微改变,有的变"好",有的变"坏",其综合结果表现为疗效的波动,四元联系数的偏联系数计算从数量上刻画了这种变化过程及趋势。

(三) η 与 $\partial^3\mu$ 的关系

从图 5-2 和图 5-3 中看出,$\eta = \dfrac{\text{总有效人数}}{\text{无效人数}}$ 反映的是疗效系统在宏观层次上的一种趋势,是疗效宏观趋势的一个测度,是一个静态性质的测度;经过对疗效四元联系数的三阶偏联系数计算得到的三阶全偏联系数 $\partial^3\mu$,则是"痊愈""显效""好转""无效"内在联系在微观层次上的矛盾运动趋势的测度,是一个微观测度,也是一个动态测度,其与宏观层面上的 η 既可能是同(同步、协同),也可能是异(不完全同步、不完全协同),或者是相反(在宏观和微观两个层次上做相反方向的演变)。在寻常型银屑病辨证论治过程中,疗效的宏观变化是其微观变化的积累,也就是所谓的质变(宏观)是量变(微观)的结果,临床意义只能归责于辨证是否正确及论治是否得当。基于这样的认识,我们认为,当 η 的排序号与基于疗效四元联系数 μ 的三阶全偏联系数 $\partial^3\mu$ 排序号是一致的同序号时,可以认为通过该望闻问切辨证正确、论治得当。当两种排序号差距不大,如仅差两个序号数以内时,可认定通过该望闻问切辨证基本正确、论治基本得当。当两种排序号相差数 δ 超过排序总数 n 的一半时,也就是 $\delta \geqslant \dfrac{n}{2}$ 时,认定通过该望闻问切进行的辨证论治仅对一部分患者具有正向疗效,对另一部分患者的疗效起相反作用,或是在宏观层次上起提高的正向作用,在微观层次上对疗效起负向作用。总之,在总体上辨证不够正确,论治不够得当,需要对该项目的辨证论治做进一步深入研究。当 δ 相当大时,则认为辨证有误。

(四) $\partial^3 \mu(g_t)$ 是负值的讨论

表 5-6 显示,本研究中的 $\partial^3 \mu(g_t)$ 全部是负值,为什么是负值? 是因为各个疗效四元联系数的 a_t 都小于 b_t,根据联系数学理论,只有当四元联系数 $\mu = a + bi + cj + dk$ 的 a、b、c、d 满足 $a > (b + c + d)$ 时,其三阶全偏联系数 $\partial^3 \mu(g_t)$ 才为正值。因其涉及较为专业的数学知识,相关定理的证明在此不做介绍,仅给出一个数值例子说明如下。

设

$$\mu = 0.7 + 0.1i + 0.1j + 0.1k \tag{5.2.12}$$

则有 μ 的一阶偏正联系数

$$\partial^+ \mu = \frac{0.7}{0.8} + \frac{0.1}{0.2}i + \frac{0.1}{0.2}j = 0.875 + 0.5i + 0.5j \tag{5.2.13}$$

μ 的二阶偏正联系数

$$\partial^{2+} \mu = \frac{0.875}{0.875 + 0.5} + \frac{0.5}{0.5 + 0.5}i = 0.636\,4 + 0.5i \tag{5.2.14}$$

$$\partial^{3+} \mu = \frac{0.636\,4}{0.5 + 0.636\,4} = 0.560\,0 \tag{5.2.15}$$

与此同时有 μ 的一阶偏负联系数

$$\partial^- \mu = \frac{0.1}{0.8}i + \frac{0.1}{0.1 + 0.1}j + \frac{0.1}{0.1 + 0.1}k = 0.125i + 0.5j + 0.5k \tag{5.2.16}$$

二阶偏负联系数

$$\partial^{2-} \mu = \frac{0.5}{0.125 + 0.5}j + \frac{0.5}{0.5 + 0.5}k = 0.8j + 0.5k \tag{5.2.17}$$

三阶偏负联系数

$$\partial^{3-} \mu = \frac{0.5}{0.8 + 0.5}k = -0.384\,6 \tag{5.2.18}$$

所以 μ 的全偏联系数

$$\partial^3 \mu = \partial^{3+} \mu + \partial^{3-} \mu = 0.560\,0 - 0.384\,6 = 0.175\,4 > 0 \tag{5.2.19}$$

本节把集对分析用于寻常型银屑病望闻问切与辨证论治质量研究的思路,也可以用于其他疾病望闻问切与辨证论治质量的研究,其中的望闻问切各个项目,可以根据临床实际,用"专家法"给予不同的权重,基于项目加权后的"论治",将有助于提高疗效,但计算量会加大,这时可以利用简易计算机程序,以辅助临床医生快速做出诊断[1]。

有关偏联系数[2-11]的知识参考相关文献。

第三节　基于集对分析的慢性皮肤溃疡致病假设与辨证论治基本模型

一、问题提出

慢性皮肤溃疡创面修复是临床上十分棘手的问题,中医学在慢性皮肤溃疡治疗中积累了丰富的临床经验。最早认为"热"是溃疡的关键病机,热盛肉腐,肉腐为脓,以"祛腐生肌"理论指导慢性皮肤溃疡治疗,但逐渐在临床发现,慢性皮肤溃疡除了表现为"热"的证候外,还常表现为"疮周皮肤暗黑、疮口下陷、脓液稀少、肉芽灰白或暗淡"等"虚"和"瘀"的征象,进而把慢性皮肤溃疡病理因素责之为"热""虚""瘀"。随着近年来分子生物学的发展,创面修复研究已逐步深入到细胞、分子及基因水平。已有研究表明,多种生长因子调控、信号转导机制在慢性、难愈性创面组织修复中起着重要作用。为此,我们在慢性皮肤溃疡的相关临床和实验研究中,采用血清药理学、细胞生物学研究方法,系统研究祛瘀生肌中药促进创面表皮生长因子(epidermal growth factor, EGF)、碱性成纤维细胞生长因子(basic fibroblast growth factor, bFGF)、胰岛素样生长因子-1(insulin-like growth factor, IGF-1)、转化生长因子-β(transforming growth factor-β, TGF-β)等分泌,证实其对创面成纤维细胞的增殖及胶原代谢有调控作用,从而为中药促进慢性皮肤溃疡的创面修复提供现代科学依据。但临床上还经常观察到在皮损面积、形状、色泽、渗液等方面相似的慢性皮肤溃疡创面,由于患者原发病、工作和生活环境、发病部位及体质等因素不同,经过规范的"祛腐""化瘀""生肌"治疗后,有的创面能愈合,有的却长期不能愈合。究竟哪些因素在慢性皮肤溃疡创面修复中起关键作用,哪些因素起辅助作用,这些因素之间如何相互联系、相互作用,其机制是什么,其结果对治疗结局又会产生何种影响,成为对慢性皮肤溃疡进行中医临床辨证时不得不思考的一个重要问题,也是决定中医临床疗效的一个关键问题。为此,我们把集对分析引入上述问题的思考,给出基于集对分析的慢性皮肤溃疡致病假设及其数学表达,进而建立相应的中医辨证论治模型,以指导临床实践。

二、致病假设及其联系数模型

(一)确定性因子与不确定性因子共同致病假设

慢性皮肤溃疡的特点是"慢",临床中可以见到病程长达30多年的患者。首先,根据中医理论"久病必虚",说明人体正虚是对慢性皮肤溃疡进行辨证论治时可以确定的一个重要因子;其次,"久病必瘀",因此"瘀"也是对慢性皮肤溃疡进行辨证论治时可以确定的一个重要因子;再次,溃疡也是可以确定的一个重要因子,尤其是在慢性皮肤溃疡的急性发作期,热的征象显著。归纳起来,"热""虚""瘀"是对慢性皮肤溃疡进行辨证论治时可以确定的三大重要因子,为此,可以在临床论治中根据症状和体征,采用祛腐、化瘀、补虚的治疗方法,或单独应用,或联合应用和侧重运用,或序贯应用。但慢性皮肤溃疡创面修复是机体局部皮肤病灶在开放环境中的一种动态演变过程,除"热""虚""瘀"三大因子外,还存在着诸多其他因素,如对药物用量的精准把握客观上存在难度,无论是内服还是外用药物的实际作用都存在个体差异,病灶所在环境的温度、湿度变化会影响病灶的变化,原发病因的不明会影响治疗过程的迁延曲折,患者的身体和心理素质也对治疗效果产生影响,其他疾病和饮食偏好及年龄与性别差异也会影响近期和远期疗效等,诸如此类的因素及其作用通常又具有诸多不确定性,如气候与环境的变化具有随机性、原发病因不可完全追溯而存在模糊性、治疗过程的迁延曲折存在着信息的不完全性、对药物反应的个体差异程度存在着不确定性、生活所在地的生活习惯存在地区差异性等。从中医临床的角度看,正是这些"不确定性"及针对这些"不确定性"进行"加减用药""同病异治""异病同治"等辨证论治,才保证了中医的临床疗效。据此,可以借助集对分析关于确定性与不确定性对立统一的思想和不确定性系统理论,提出基于集对分析的慢性皮肤溃疡致病假设,如下:

慢性皮肤溃疡由相对确定的"热""虚""瘀"三大因子和"人""气""环""医""药""检""原"及"其他"不确定性因子共同作用所致,简称"确定性因子与不确定性因子共同致病假设",在不引起误解时,可以简称"共同致病假设"(common-morbidity hypothesis,CMH)。

（二）共同致病假设模型

如果用"共同致病假设",则有关于"CMH"的二元联系数

$$\mu(\text{CMH}) = V + Ui \qquad (5.3.1)$$

式(5.3.1)中,V 为由确定性因子组成的集合,称确定性因子集;U 为由不确定性因子组成的集合,称不确定性因子集;i 为 U 的系数,表示不确定,需要取值时,i 在 -1 到 1 之间视不同情况取点值或子区间值,记为 $i \in [-1, 1]$,也称随机转换器;$\mu(\text{CMH})$ 为共同致病假设联系数,也简称联系数。式(5.3.1)称共同致病假设基本模型。

由前述可知,式(5.3.1)的集合 V 中有"虚""热""瘀"三个相对确定的因子作为集合 V 的元素,集合 U 中有"人""气""环""医""药""检""原"及"其他"八个不确定性因子作为集合 U 的元素,据此把式(5.3.1)式展开成

$$\mu(\text{CMH}) = V_1 + V_2 + V_3 + U_1 i_1 + U_2 i_2 + U_3 i_3 + U_4 i_4 + U_5 i_5 + U_6 i_6 + U_7 i_7 + U_8 i_8 \qquad (5.3.2)$$

式(5.3.2)中,V_1 为"虚";V_2 为"热";V_3 为"瘀";U_1 为"人"(性别、年龄、体质、心理素质、

生活习惯、其他疾病、饮食偏好等）；U_2 为"气"（大气压、气温、空气质量等）；U_3 为"环"（生活和工作环境质量，病灶所处环境等）；U_4 为"医"（既往医治情况，现有医治水平，有无手术等）；U_5 为"药"（既往用药，近期用药，目前用药，中药、西药、内服药、外用药等）；U_6 为"检"（以往检验数据、现有检验数据、待检验报告、已检索和待检索文献资料等）；U_7 为"原"（原发病灶、继发病灶、导致当前病灶的原因、遗传、家族史、细胞变异和基因上的突变等）；U_8 为"其他"（职业、医保条件、个人与医学期望等）；i 为集合 U 中的各个元素（集合 U 的各个子集 U_1，U_2，U_3，$\cdots$，U_8，$i \in [-1, 1]$）。

i 具有不确定性：其在 $[-1, 1]$ 区间取正值时，说明该不确定性因子（也是一个集合）会增强确定性因子"虚""热""瘀"的病理作用，不利于慢性皮肤溃疡医治或提高疗效；其在 $[-1, 1]$ 区间取负值时，说明该不确定性因子会减弱确定性因子"虚""热""瘀"的病理作用。如何让 i 集中的各个 i 取负值，取多大的负值，是辨证论治的难点和重点，也是随症加减用药的理论依据。式（5.3.2）为基于集对分析的慢性皮肤溃疡致病假设展开模型，显然，这一展开模型同样属于慢性皮肤溃疡辨证论治基本数学模型。

三、基于集对分析的辨证论治基本模型

从临床看，对慢性皮肤溃疡的辨证论治研究，应当把人病系统作为研究对象，把患者和医生共同关心的疗效作为目标，"痊愈"是第一目标，"显效"是第二目标，"好转"是第三目标，或者"无效"，由于临床医学已有关于慢性皮肤溃疡"痊愈""显效""好转""无效"的具体标准，因此疗效评价具有可操作性，具体操作说明在此略。这里仅指出无论是辨证论治的阶段性效果，还是最终效果都可以用下式的疗效联系数表达

$$u = A + Bi + Cj + Dk \tag{5.3.3}$$

式（5.3.3）中的 A、B、C、D 各是符合"痊愈""显效""好转""无效"的子集，因而可以展开成

$$u = (A_1 + A_2 + \cdots + A_n) + (B_1 i_1 + B_2 i_2 + \cdots + B_m i_m)$$
$$+ (C_1 j_1 + C_2 j_2 + \cdots + C_p j_p) + (D_1 k_1 + D_2 k_2 + \cdots + D_q k_q) \tag{5.3.4}$$

式（5.3.4）的意思是"痊愈"可以分成 $n(n > 1)$ 个部分（类型或级别），"显效"可以分成 $m(m > 1)$ 个部分（类型或级别），"好转"可以分成 $p(p > 1)$ 个部分（类型或级别），"无效"可以分成 $q(q > 1)$ 个部分（类型或级别）。于是引出一个问题：疗效（curative effect, CE）（"痊愈""显效""好转""无效"）与致病因子集 (V, U) 又有何联系？

答案显然是各种治疗措施，为通俗起见，这里把各种治疗措施简称为"处方集"（prescription set），也简称"处方"（prescription, PP）。在多数情况下，中医临床中的处方，就是由各种中药组成的处方。于是，问题转化为致病因子（VU）、处方（PP）、疗效（CE），三者之间的联系如何刻画和分析，见图 5-4。

如果 VU、PP、CE 各自用以下联系数表示

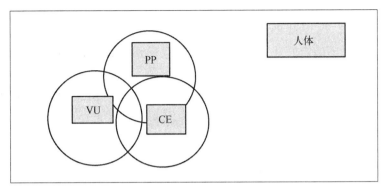

图 5 - 4　人病系统中 VU、PP、CE 三者关系示意图

$$u(\mathrm{VU}) = A(\mathrm{VU}) + B(\mathrm{VU})i \tag{5.3.5}$$

$$u(\mathrm{PP}) = A(\mathrm{PP}) + B(\mathrm{PP})i \tag{5.3.6}$$

$$u(\mathrm{CE}) = A(\mathrm{CE}) + B(\mathrm{CE})i \tag{5.3.7}$$

则可以用以下矩阵表示三者关系

$$\boldsymbol{M}_2(\mathrm{DT}) = \begin{bmatrix} A(\mathrm{VU}), & B(\mathrm{VU})i \\ A(\mathrm{PP}), & B(\mathrm{PP})i \\ A(\mathrm{CE}), & B(\mathrm{CE})i \end{bmatrix} \tag{5.3.8}$$

式(5.3.8)中，$\boldsymbol{M}$ 为模型(model)；DT 为"辨证论治"(diagnosis and treating)。

$\boldsymbol{M}_2(\mathrm{DT})$ 为用二元联系数表示的"辨证论治模型"。式(5.3.8)所示矩阵也因此称"二元辨证论治矩阵"，其特点是该矩阵中的每一行元素都是由相对确定的 $A(\mathrm{XY})(\mathrm{XY} = \mathrm{VU}$、PP、CE) 和具有相对不确定的 $B(\mathrm{XY})i(\mathrm{XY} = \mathrm{VU}$、PP、CE) 组成，$i$ 在$[-1, 1]$区间视不同情况取不同的单点值或区间值。简言之，每一行都是一个 $A + Bi$ 形式的二元联系数。显然，式(5.3.8)是一个基本模型，简称 $\boldsymbol{M}_2(\mathrm{DT})$ 矩阵，由于形式上较为简明，借此把其中的作用机制做初步说明。

首先，在 $\boldsymbol{M}_2(\mathrm{DT})$ 矩阵的三行元素之间画上"向下的三列联系箭头"，得

$$\boldsymbol{M}_2(\mathrm{DT})\downarrow = \begin{bmatrix} A(\mathrm{VU}), & B(\mathrm{VU})i \\ \downarrow & \downarrow & \downarrow \\ A(\mathrm{PP}), & B(\mathrm{PP})i \\ \downarrow & \downarrow & \downarrow \\ A(\mathrm{CE}), & B(\mathrm{CE})i \end{bmatrix} \tag{5.3.9}$$

式(5.3.9)中左侧的两个向下箭头含义是，对于相对确定的致病因子集 $A(\mathrm{VU})$（其中又可以分为确定性的和不确定性的），对应给出相对确定的处方集 $A(\mathrm{PP})$（处方中既有相对确定的基本方，也有相对不确定的随症加减药），并期望获得相对确定的疗效集 $A(\mathrm{CE})$（既有较为确定的痊愈，或是显效，或是好转的指标，也有较为不确定的显效或好转的指

标），这是矩阵 $M_2(\text{DT})\downarrow$ 内左侧两个向下箭头所含的意义。

矩阵 $M_2(\text{DT})\downarrow$ 内中间两个向下箭头的含义是对于相对不确定的致病因子集 $B(\text{VU})$ 而给出相对不确定的处方集 $B(\text{PP})$，期望得到相对不确定的疗效集 $B(\text{CE})$；以便于对其中的辨证论治机制做出分析。

矩阵 $M_2(\text{DT})\downarrow$ 中右侧两个向下箭头的含义是对于相对不确定的致病因子集 $B(\text{VU})$，其不确定作用具有不确定性，既可以是单方向和单点形式的增强或削弱相对确定的致病因子集的因子，也可以是多点形式和多个方向增强或削弱相对确定的致病因子集中的因子，即具有复杂性。由此影响到相对不确定性的处方集 $B(\text{PP})$ 元素（药物）构成。这时期望得到的相对不确定疗效 $B(\text{CE})$，可正（痊愈方向）可负（无效方向）。由此看出 i 在 $M_2(\text{DT})\downarrow$ 中的重要性。为区别 $A(\text{VU})$ 的不确定性与 $A(\text{PP})$ 的不确定性和 $A(\text{CE})$ 的不确定性，把式(5.3.9)改写成式(5.3.10)和式(5.3.11)。

$$
M_2(\text{DT})\downarrow =
\begin{bmatrix}
A(\text{VU}), & B(\text{VU}) & i(\text{VU}) \\
\downarrow & \downarrow & \downarrow \\
A(\text{PP}), & B(\text{PP}) & i(\text{PP}) \\
\downarrow & \downarrow & \downarrow \\
A(\text{CE}), & B(\text{CE}) & i(\text{CE})
\end{bmatrix}
\tag{5.3.10}
$$

$$
M_2(\text{DT})\downarrow =
\begin{bmatrix}
A(\text{VU}), & B(\text{VU}) & i(\text{VU}) \\
\downarrow \xleftarrow{B(\text{VU})} & \downarrow \xleftarrow{i(\text{VU})} & \downarrow \\
A(\text{PP}), & B(\text{PP}) & i(\text{PP}) \\
\downarrow \xleftarrow{B(\text{PP})} & \downarrow \xleftarrow{i(\text{PP})} & \downarrow \\
A(\text{CE}), & B(\text{CE}) & i(\text{CE})
\end{bmatrix}
\tag{5.3.11}
$$

式(5.3.11)中第一行下面的两个水平向左箭头，表示了相对不确定的致病因子集 $B(\text{VU})$ 对于相对确定的致病因子集 $A(\text{VU})$ 存在作用传递，作用是增强还是被削弱的传递取决于 $i(\text{VU})$。同理，式(5.3.11)中第二行下面的两个水平向左箭头，表示了相对不确定的处方集 $B(\text{PP})$ 对于相对确定的处方集 $A(\text{PP})$ 存在作用传递，作用是增强还是削弱则取决于 $i(\text{PP})$。式(5.3.11)中最下面一行应有两个向左的垂直箭头（为简洁没有画出），意义同前，即相对确定的疗效集 $A(\text{CE})$ 受着相对不确定疗效集 $B(\text{CE})$ 的影响，作用是增强决定阶段性疗效的稳定性。

显然，式(5.3.10)和式(5.3.11)是对基于联系数的"辨证论治模型"的一种机制解释，因此也称基于联系数的"辨证论治机制模型"，或简称"机制模型"。

四、基于四元联系数的辨证论治模型

根据第三章介绍的集对分析理论可知，任意一个二元联系数 $u = A + Bi$ 都可以展开成三元联系数 $u = A + Bi + Cj$ 和四元联系数 $u = A + Bi + Cj + Dk$。从中医处方用药角度看，四

元联系数明确地对应着中药处方的"君、臣、佐、使";从临床疗效评价的角度,四元联系数又明确地对应着中医临床疗效的"痊愈""显效""好转""无效";从致病因子的角度看,不仅相对确定的致病因子可以分为强主因子和弱主因子,而且相对不确定的致病因子也可以分为强不确定次因子和弱不确定次因子,也就是在不再细分的条件下,用一个四元联系数表示相对确定的致病因子和相对不确定的致病因子也有自然和合理的优势,基于这样的认识,本节先跳过基于三元联系数的辨证论治模型,直接讨论基于四元联系数的辨证论治模型。

首先,把式(5.3.10)和式(5.3.11)改写成四元联系数表示的形式

$$
\boldsymbol{M}_4(\mathrm{DT})\downarrow =
\begin{bmatrix}
A(\mathrm{VU}), & B(\mathrm{VU})\,i(\mathrm{VU}), & C(\mathrm{VU})\,j(\mathrm{VU}), & D(\mathrm{VU})\,k(\mathrm{VU}) \\
\downarrow & \downarrow \quad \downarrow & \downarrow \quad \downarrow & \downarrow \quad \downarrow \\
A(\mathrm{PP}), & B(\mathrm{PP})\,i(\mathrm{PP}), & C(\mathrm{PP})\,j(\mathrm{PP}), & D(\mathrm{PP})\,k(\mathrm{PP}) \\
\downarrow & \downarrow \quad \downarrow & \downarrow \quad \downarrow & \downarrow \quad \downarrow \\
A(\mathrm{CE}), & B(\mathrm{CE})\,i(\mathrm{CE}), & C(\mathrm{CE})\,j(\mathrm{CE}), & D(\mathrm{CE})\,k(\mathrm{CE})
\end{bmatrix}
$$

$$(5.3.12)$$

$$
\boldsymbol{M}_4(\mathrm{DT})\downarrow =
\begin{bmatrix}
A(\mathrm{VU}), & B(\mathrm{VU})\,i(\mathrm{VU}), & C(\mathrm{VU})\,j(\mathrm{VU}), & D(\mathrm{VU})\,k(\mathrm{VU}) \\
\downarrow \overset{B(\mathrm{VU})}{} & \downarrow \overset{i(\mathrm{VU})}{\leftarrow} \downarrow & \overset{C(\mathrm{VU})}{\leftarrow} \downarrow \overset{j(\mathrm{VU})}{\leftarrow} \downarrow & \overset{D(\mathrm{VU})}{\leftarrow} \downarrow \overset{k(\mathrm{VU})}{\leftarrow} \downarrow \\
A(\mathrm{PP}), & B(\mathrm{PP})\,i(\mathrm{PP}), & C(\mathrm{PP})\,j(\mathrm{PP}), & D(\mathrm{PP})\,k(\mathrm{PP}) \\
\downarrow \overset{B(\mathrm{PP})}{\leftarrow} & \downarrow \overset{i(\mathrm{PP})}{\leftarrow} \downarrow & \overset{C(\mathrm{PP})}{\leftarrow} \downarrow \overset{j(\mathrm{PP})}{\leftarrow} \downarrow & \overset{D(\mathrm{PP})}{\leftarrow} \downarrow \overset{k(\mathrm{PP})}{\leftarrow} \downarrow \\
A(\mathrm{CE}), & B(\mathrm{CE})\,i(\mathrm{CE}), & C(\mathrm{CE})\,j(\mathrm{CE}), & D(\mathrm{CE})\,k(\mathrm{CE})
\end{bmatrix}
$$

$$(5.3.13)$$

式(5.3.12)与式(5.3.13)的运行机制同式(5.3.10)和式(5.3.11),只是其中的 i、j、k 需要说明是四元联系数中的 i、j、k,也就是这里的 i 在 $[0,1]$ 区间取值;而在式(5.3.10)和式(5.3.11)中的 i 在 $[-1,1]$ 区间取值,j 在 $[-1,0]$ 区间取值,$k=-1$,因此在实际应用式(5.3.12)与式(5.3.13)时,需要对致病因子集 $A(\mathrm{VU})$ 中的不确定因子进行分类,包括增强相对确定的致病因子和削弱相对确定的致病因子,把增强相对确定的致病因子的不确定因子放入集合 $B(\mathrm{VU})$ 中,把削弱相对确定的致病因子的不确定因子放入集合 $C(\mathrm{VU})$ 中,把削弱完全确定的致病因子的不确定因子放入 $D(\mathrm{VU})$ 中。例如,某慢性皮肤溃疡患者在临床表现出"虚"是主要致病因子时,相应地在不确定致病因子集的 U_1 中存在患者主动调补的因素:该因素应当放入式(5.3.12)的 $D(\mathrm{VU})$ 中,如果主动调补力弱,则应当放入 $C(\mathrm{VU})$ 中;如果该慢性皮肤溃疡患者所处的工作和生活环境条件 U_3 差,则由于此时的 U_3 会加重"虚",所以应当放入式(5.3.12)的 $B(\mathrm{VU})$ 中。同理,对于中药处方的"君、臣、佐、使",依次放入 $A(\mathrm{PP})$、$B(\mathrm{PP})$、$C(\mathrm{PP})$、$D(\mathrm{PP})$ 中;把疗效的"痊愈""显效""好转""无效"依次放入 $A(\mathrm{CE})$、$B(\mathrm{CE})$、$C(\mathrm{CE})$、$D(\mathrm{CE})$ 中。

应当说,建立和运用上述模型不难,难的是当式(5.3.13)中的疗效达不到期望疗效

$E(\mathrm{CE})$，即 $\mu(\mathrm{CE}) = A(\mathrm{CE}) + B(\mathrm{CE})i + C(\mathrm{CE})i + D(\mathrm{CE})k < E(\mathrm{CE})$ 时，需要一个反馈机制，即调整原先处方，这时的模型如

$$\boldsymbol{M}_4(\mathrm{DT})\downarrow = \begin{bmatrix} A(\mathrm{VU}),\ B(\mathrm{VU})\,i(\mathrm{VU}),\ C(\mathrm{VU})\,j(\mathrm{VU}),\ D(\mathrm{VU})\,k(\mathrm{VU}) \\ \downarrow\xleftarrow{B(\mathrm{VU})}\downarrow\xleftarrow{i(\mathrm{VU})}\downarrow\xleftarrow{C(\mathrm{VU})}\downarrow\xleftarrow{j(\mathrm{VU})}\downarrow\xleftarrow{D(\mathrm{VU})}\downarrow\xleftarrow{k(\mathrm{VU})}\downarrow \\ A(\mathrm{PP}),\ B(\mathrm{PP})\,i(\mathrm{PP}),\ C(\mathrm{PP})\,j(\mathrm{PP}),\ D(\mathrm{PP})\,k(\mathrm{PP}) \\ \downarrow\xleftarrow{B(\mathrm{PP})}\downarrow\xleftarrow{i(\mathrm{PP})}\downarrow\xleftarrow{C(\mathrm{PP})}\downarrow\xleftarrow{j(\mathrm{PP})}\downarrow\xleftarrow{D(\mathrm{PP})}\downarrow\xleftarrow{k(\mathrm{PP})}\downarrow \\ A(\mathrm{CE}),\ B(\mathrm{CE})\,i(\mathrm{CE}),\ C(\mathrm{CE})\,j(\mathrm{CE}),\ D(\mathrm{CE})\,k(\mathrm{CE}) \end{bmatrix}$$

$$(5.3.14)$$

调整处方后疗效仍达不到预期时，则需要加大反馈，反馈到致病因子集 $A(\mathrm{VU})$ 中，检查致病因子集 $A(\mathrm{VU})$ 中各因子的判别与分类是否确切，各因子相互作用的方向与强度计算是否得当；再进而调整处方集，得式

$$\boldsymbol{M}_4(\mathrm{DT})\downarrow = \begin{bmatrix} A(\mathrm{VU}),\ B(\mathrm{VU})\,i(\mathrm{VU}),\ C(\mathrm{VU})\,j(\mathrm{VU}),\ D(\mathrm{VU})\,k(\mathrm{VU}) \\ \downarrow\xleftarrow{B(\mathrm{VU})}\downarrow\xleftarrow{i(\mathrm{VU})}\downarrow\xleftarrow{C(\mathrm{VU})}\downarrow\xleftarrow{j(\mathrm{VU})}\downarrow\xleftarrow{D(\mathrm{VU})}\downarrow\xleftarrow{k(\mathrm{VU})}\downarrow \\ A(\mathrm{PP}),\ B(\mathrm{PP})\,i(\mathrm{PP}),\ C(\mathrm{PP})\,j(\mathrm{PP}),\ D(\mathrm{PP})\,k(\mathrm{PP}) \\ \downarrow\xleftarrow{B(\mathrm{PP})}\downarrow\xleftarrow{i(\mathrm{PP})}\downarrow\xleftarrow{C(\mathrm{PP})}\downarrow\xleftarrow{j(\mathrm{PP})}\downarrow\xleftarrow{D(\mathrm{PP})}\downarrow\xleftarrow{k(\mathrm{PP})}\downarrow \\ A(\mathrm{CE}),\ B(\mathrm{CE})\,i(\mathrm{CE}),\ C(\mathrm{CE})\,j(\mathrm{CE}),\ D(\mathrm{CE})\,k(\mathrm{CE}) \end{bmatrix}$$

$$(5.3.15)$$

理论上，一个或一组慢性皮肤溃疡患者的人病系统经多次反馈，最后能达预期疗效。

第四节 基于集对分析的阴阳平衡方程及其应用

一、概述

阴阳理论是中医辨证论治的一个基础理论，历代中医医家在辨证论治各种疾病时创立的各种学说大多是以阴阳理论为基础。平衡是任何一个有机体维持生命代谢所需要遵循的规律，方程是建立数学模型的一种常用手段。由于中医临床实践中面临的大量病例，离不开统计分析和建立相应的数学模型，以提高抽象思辨能力和辨证论治水平，最终提高临床疗效。为此，依据阴阳学说为开展皮肤病中医辨证论治提供一种基于集对分析的决策支持数学模型，以期促进中医皮肤病辨证论治理论的现代化。基于此思考，提出了基于集对分析的阴阳平衡方程[12]。研究方法：先把集对分析理论中的八元联系数对应于太阳经、阳明经、少阳经、太阴经、少阴经、厥阴经及任督二脉，根据"阴阳平衡"机体正常运行

原理,设定八元联系数各联系分量值在$\frac{1}{8}$左右,患病时,某些联系分量值发生微小或显著改变。辨证论治用药就是让这些微小或显著改变恢复到正常生理状态,为此把这个八元联系数写成左阴右阳的方程等式,称为基于集对分析的阴阳平衡方程,并结合文献中的病案解释该方程的临床应用思路。结果:阴阳平衡方程的求解思路与文献中总结的基于阴阳理论的皮肤病诊治思路较为贴切,从而为中医皮肤病辨证论治建立了一个有直观意义的决策支持数学模型。研究的初步结论:可以在中医临床诊疗皮肤病时应用基于集对分析的阴阳平衡方程,把其作为临床辨证论治皮肤病时的决策支持模型,其他疾病的中医临床也可借鉴该方程。本节结合我们的临床经验和相关文献,阐述该模型的思路和临床应用。

二、辨证论治中的阴阳概念

阴阳属于中国古代哲学范畴中的一个概念。它认为世间万物皆可分阴阳且阴阳互根。用现代哲学观点看,阴阳是关于对立统一事物的一种朴素指称。运用到中医中,有阴阳辨证之说,且为"八纲辨证(阴阳、寒热、表里、虚实)"辨证之首,阴阳辨证统率其后的六辨,且一般把"热、表、实"归属阳,"寒、里、虚"归属阴;具体到中医诊治皮肤病,需要进一步通过症状、主诉、局部病变特征及生化检查指标来辨证是阳证还是阴证,还是阴阳兼有,还是阳中有阴、阴中有阳等。大致上,阳证多实多热,病程短,症状显著,相应的治则为清热、泻实;阴证多寒多虚,病程相应较长,宜温、宜托、宜补。此外,还有"气为阳,血为阴"之说。例如,临床上的银屑病,在南方,多呈现血热证,治以凉血活血多能见效。另外,把阴阳与十二经相联系,则得到阳经和阴经的概念。且可根据阴阳虚衰程度的不同,又分为太阳经、阳明经、少阳经、太阴经、少阴经、厥阴经六经。加上主全身阴阳的任督二脉,可称四阴四阳。据文献报道,我国当代中医皮肤性病学泰斗赵炳南先生擅长在皮肤病中医诊治中运用"阴阳"理论,为现代中医皮肤科的创建做出了巨大贡献[13-15]。笔者李斌也在临床中,对一些疑难皮肤病经辨阴阳脏腑后处方用药,收到显著成效。但迄今,文献检索尚未检索到基于集对分析的皮肤病临床应用阴阳理论方面的数学模型。

三、基于集对分析的阴阳平衡方程

(一)阳经集与阴经集

由第二章可知,集对是由两个集合组成的一个对子,为此,如果把"太阳经""阳明经""少阳经"3条阳经加上督脉组成集合A,则A是由阳经组成的集,称阳经集;把"少阴经""太阴经""厥阴经"3条阴经加上任脉组成集合B,则B是由阴经组成的集,称阴经集。由集A与集B组成的集对$H = (A, B)$就包含了阴阳六经和任督两脉。

(二)八元联系数和阴阳平衡方程

由第三章可知,八元联系数的一般形式如

$$u = A + Bi + Cj + Dk + El + Fm + Gn + Ho \tag{5.4.1}$$

式(5.4.1)中的 $o = -1$，n 在 $[-1, -0.666]$ 区间取值，m 在 $[-0.666, -0.333]$ 区间取值，l 在 $[-0.333, 0]$ 区间取值，k 在 $[0, 0.333]$ 区间取值，j 在 $[0.333, 0.666]$ 区间取值，i 在 $[0.666, 1]$ 区间取值，由此可见，式(5.4.1)所示的八元联系数，第一项的系数是 1，最末项的系数 $o = -1$，中间各项的系数 i、j、k、l、m、n 各自的取值区间依次是 $[-1, 1]$ 的平均分子区间。

式(5.4.1)可以根据需要做归一化处理。为此令

$$N = A + B + C + D + E + F + G + H,$$

$a = \dfrac{A}{N}$，$b = \dfrac{B}{N}$，$c = \dfrac{C}{N}$，$d = \dfrac{D}{N}$，$e = \dfrac{E}{N}$，$f = \dfrac{F}{N}$，$g = \dfrac{G}{N}$，$h = \dfrac{H}{N}$，$\mu = \dfrac{u}{N}$，则由式(5.4.1)得归一化的八元联系数

$$\mu = a + bi + cj + dk + el + fm + gn + ho \qquad (5.4.2)$$

式中，N 为 u 的联系范数，表示论域的大小（也就是所论两个集合在给定范围中全部关系数）；a、b、c、d、e、f、g、h 统称联系数 μ 的联系分量。

式(5.4.2)中各联系分量的示性系数 i、j、k、l、m、n、o 的取值不变，但要注意到 a 的系数是 1，i、j、k 都取正值，l、m、n、o 都取负值，$o = -1$；且 a 优先于（正于）bi，bi 优先于 cj，cj 优先于 dk，dk 优先于 el，el 优先于 fm，fm 优先于 gn，gn 优先于 ho。因此，若把式(5.4.1)和式(5.4.2)放到中医阴阳学说的语境中，即可以把 $A(a)$ 看成"太阳"（阳最强）的测度，$B(b)$ 看成"阳明"（逊于"太阳"）的测度，$C(c)$ 看成"少阳"（阳气又略逊于"阳明"）的测度，$D(d)$ 看成督脉（诸阳所汇）的测度，$E(e)$ 看成"少阴"的测度，$F(f)$ 看成"太阴"的测度，$G(g)$ 看成"厥阴"的测度，$H(h)$ 看成任脉（诸阴所汇）的测度；i、j、k、l、m、n、o 各作为相应测度的示性系数，再借用数学集合论中的包含符号"$\subset$"，就得到"阴阳矩阵"，如

$$\begin{bmatrix} a \oplus bi \oplus cj \subset D, & el \oplus fm \oplus gn \subset H \\ a + b + c = d, & e + f + g = h \end{bmatrix} \qquad (5.4.3)$$

式中，D 为督脉，统率"太阳""阳明""少阳"3 条阳经，故记为 $a \oplus bi \oplus cj \subset D$；$H$ 为任脉，统率"少阴""太阴""厥阴"3 条阴经，故记为 $el \oplus fm \oplus gn \subset H$。

令式(5.4.3)所指的六经加任督二脉之测度的总代数和为 0（对应中医的阴平阳秘），则有方程

$$\begin{bmatrix} a \oplus bi \oplus cj \subset D, & el \oplus fm \oplus gn \subset H \\ a + b + c = d, & e + f + g = h \end{bmatrix} = 0 \qquad (5.4.4)$$

根据阴阳互根和阴阳平衡机体正常无病的观点，进一步由式(5.4.4)提出机体无病症时的标准阴阳平衡方程

$$\begin{bmatrix} a \oplus bi \oplus cj \subset D, & el \oplus fm \oplus gn \subset H \\ a + b + c = d = 0.5, & e + f + g = h = 0.5 \end{bmatrix} = 0 \qquad (5.4.5)$$

称式(5.4.5)为基于集对分析联系数的三阴三阳加任督二脉的标准阴阳平衡方程,简称阴阳平衡方程或平衡方程。其中的 i、j 在 $[0,1]$ 区间的取值待定,l、m、n 在 $[-1,0]$ 区间的取值待定。也就是当 $a+b+c=d=0.5$,$e+f+g=h=0.5$ 时,i、j 和 l、m、n 的取值仍在各自的定义域根据各自依附的测度做自适应、自变动、自调整,不难认同,上述假设性定义在整体上符合健康人体系统在正常情况下的实际运行状况。

在以上假定基础上,再进一步假定"太阳""阳明""少阳""少阴""太阴""厥阴",与任督二脉在病理状态下的变化可以分为自适应调整失控(相应的示性系数 i、j 和 l、m、n 的变化超出定义的范围)和病理上的宏观显现(测度值 $\frac{1}{6}$ 的变大和变小)这样两个层次。

根据中医学的"表里"理论和哲学上的量变质变原理,以及现代医学在生化检验时采用的符号表示法,这里从临床出发,再进一步约定式(5.4.5)在机体病态情况下的两种表示方法,在没有实质性的病变时,约定在六经与任督二脉每个测度上的微小变化用加号"+"与减号"−"表示其程度。例如,太阳病,若初起,则用 1 个加号"+"放置在代表太阳经的正常测度 $a=\frac{1}{6}$ 的右上角,这时的阴阳平衡方程如

$$\left[\begin{array}{l} \left(\dfrac{1}{6}\right)^+ + \dfrac{1}{6}i + \dfrac{1}{6}j \subset D,\ el+fm+gn \subset H \\ a+b+c=d=0.5,\ e+f+g=h=0.5 \end{array} \right] = 0 \tag{5.4.6}$$

随着病情在太阳经、阳明经上加重发展,则在相应的经脉测度右上角依次标出"++"(2 个),"+++"(3 个),"++++"(4 个),"+++++"(5 个),最多用"++++++"(6 个)表示。与此同时,用 1~6 个"−"表示在六经与任督二脉上的衰退性病理变化。再根据各经脉上的加减号多少与药理学知识,选用相应的中药,所用药物的量对应于 i、j、k、l、m、n 的数值和联系分量上的加减号多少,原则是要同时根据阴阳在内涵和形式两个方面的平衡。

(三)阴阳平衡方程在皮肤病临床应用时的指征体系和综合计量

1. 皮肤病阴阳辨证指征体系

具体见表 5-7。

表 5-7　皮肤病阴阳辨证参考指征

部位	p		阴	阳
皮肤病局部皮损阴阳辨证(p_1),权重为 w_1	$p_{1.1}$	斑疹	色淡,皮凉,凹陷	色鲜红,紫红,焮红
	$p_{1.2}$	丘疹	质硬,色淡,病缓慢	发病急,丘疹色红
	$p_{1.3}$	水疱	疱液发黏,无红肿	发病急,痛痒明显,有红肿
	$p_{1.4}$	脓疱	脓肿稀薄,无红肿,病程长,疱壁松弛	疱内脓液稠厚,疱壁厚,疱周有红晕
	$p_{1.5}$	血疱	色淡	色红或紫
	$p_{1.6}$	结节	色淡,痛痒不明显	色红,痛痒明显
	$p_{1.7}$	风团	色淡	色红
	$p_{1.8}$	糜烂	糜烂面色淡,渗出液稀	糜烂面色红,脓液黄
	$p_{1.9}$	痂	色淡	色红

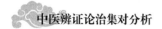

（续表）

部位	p	阴	阳
皮肤病全身症状辨证（p_2），权重为 w_2	$p_{2.0}$ 头痛	伴心烦，咽干，便赤	脉浮，项强，发热，口苦
	$p_{2.1}$ 汗出	夜间盗汗，懒言，神疲喜饮	喜冷饮，口臭，气粗，汗液臭
	$p_{2.2}$ 流涕	清涕，稀淡	涕黄，结块
	$p_{2.3}$ 鼻出血	少量，血色淡	量多，血色红
	$p_{2.4}$ 唇红肿痛	唇淡白	唇红
	$p_{2.5}$ 齿牙肿痛	有肿无痛	肿痛明显
	$p_{2.6}$ 口干	干	干燥
	$p_{2.7}$ 口臭	稍臭	极臭
	$p_{2.8}$ 口苦	口苦，舌有津液	舌燥裂
	$p_{2.9}$ 口腔溃烂	溃烂处色淡	溃烂处色红
	$p_{2.10}$ 咽喉肿痛	慢性	急性，肿痛显明
	$p_{2.11}$ 心跳、血压	心跳慢，血压低	心跳快，血压高
	$p_{2.12}$ 咳嗽	长期	短期
	$p_{2.13}$ 纳食	少	多
	$p_{2.14}$ 胃痛	隐痛为主	时有明显痛感
	$p_{2.15}$ 呃逆	经常	极少
	$p_{2.16}$ 二便	小便清长，大便溏泄	小便浓臭，大便燥硬
	$p_{2.17}$ 生化指标	比正常值偏低得多	比正常值偏高得多

2. 阴阳辨证在阴阳平衡方程上的表示

由表 5-7 可见，皮肤病在局部皮损和全身症状两个大项指标上的阴阳辨证共有 27 个子项目，临床诊疗时，不仅需要借助望闻问切对这 27 个子项目做出阴阳辨证，并把结果定量地归结为 1~6 个"+"，或直接在轻分量上做加减，而且还需要落实到某条阳经或阴经上。这前后两步称作"定量归经加减"。如此才能写出对应皮肤病患者某一皮肤病的阴阳平衡方程。这里，仅根据我们课题组的讨论给出以下建议。

（1）对 p_1 和 p_2 两个一级指征的权重 w_1 与 w_2 设为区间值，以便于根据不同的辨证结果赋予具体的权重值。根据我们的临床经验，建议设为 $w_1 \in [0.4, 0.6]$，$w_2 \in [0.4, 0.6]$，约束条件 $w_1 + w_2 = 1$。

（2）设二级指征 $p_{s.t}(s = 1, 2; t = 0, \cdots, 17)$ 的权重为一级指征权重的均值，如对指征 p_1 的权重取 $w_1 = 0.4$ 时，则 $w(p_{1.1}, \cdots, p_{1.9})$ 均为 $\dfrac{0.4}{9}$，与此同时有 $w_2 = 0.6$ 则 $w(p_{2.0}, \cdots, p_{2.17})$ 均为 $\dfrac{0.6}{18}$，如此等等。

（3）二级指征 $p_{s.t}$ 中的各指征每出现一个，记为 1 个"+"。

（4）归经及皮损原则：皮损在哪一条经络走行线上，则归于哪一条经络；皮损在不同的经络走行线上时，平均分配"+"个数于这些经络。全身原则按《伤寒论》所著落实归经。

四、案例

朱某，男，24 岁，1997 年 10 月 9 日初诊。

病史：一周前去海边时咳嗽，过量食入海虾、螃蟹等腥发食物。第 2 天夜间突然自觉双下肢轻度肿胀伴体痛,出现许多小红点,有的红点隆起,自服氯苯那敏 3 天,红疹未退,色泽渐暗,稍口干,便溏,一日三行,心烦躁。刻下:双下肢自足至大腿可见密集状紫红色隆起的丘疹,压之不褪色,小的有绿豆大小,以伸侧面为明显,双下肢轻度肿胀,舌质红,苔薄黄,脉滑数。血常规检查正常,尿常规检查正常。

西医诊断:过敏性紫癜。中医诊断:葡萄疫(血热灼络,迫血妄行)。

治法:清热凉血,活血消斑。

处方:紫草 16 g,茜草 15 g,牡丹皮 15 g,车前子 15 g,泽泻 15 g,半夏 10 g,木瓜 10 g,羚羊角粉 0.6 g(冲服)。局部外用炉甘石洗剂。

二诊,服前方 14 剂,下肢紫斑大部分色淡,肿胀明显消退,大便仍稀,痛有轻微加重。上方加白术、茯苓、白鲜皮、苦参续服。

三诊,服前方共 28 剂,双下肢大部分皮损已基本消退,肿胀已无,便调,少许色素沉着伴轻度瘙痒,舌红苔白,脉弦滑。

过敏性紫癜是一种皮肤血管急性炎症,中医临床上分为"阳斑"和"阴斑"两大类。本例发病急,斑疹色红,心烦,口干,舌黄,脉数,为血热壅滞,迫血妄行,血溢脉外,瘀滞凝结为斑,辨为阳斑。治以清热凉血、活血消斑而得效。

以上是文献中对病例的叙述,以下用阴阳平衡方程加以梳理。

把临床诊疗中提到的症状与表 5-7 对照,确定量化值(表 5-8)。

表 5-8 皮肤病某案例临床阴阳辨证量化表

指 征		指征代号	临床症状	阴阳辨证	定量符号	归 经
局部皮损	斑疹	$p_{1.1}$	双下肢红疹色紫红	阳	+++	足太阳经、足阳明经
全身症状	舌质红			阳	+++	
	苔薄黄			阳	++	
	脉滑数			阳	++	

根据表 5-8 和临床诊断可知,其"+++"应放在足太阳经和足阳明经上,参考式(5.4.6),李某的紫癜为阳斑的阴阳平衡方程为

$$\left[\begin{array}{l}\left(\dfrac{1}{6}\right)^{+++}+\left(\dfrac{1}{6}\right)^{+++}i+\dfrac{1}{6}j\subset D,\ el+fm+gn\subset H\\a+b+c=d=0.5,\ e+f+g=h=0.5\end{array}\right]=0 \quad\quad (5.4.7)$$

由上式可见,患者皮疹疾病的阴阳失衡还处在"量变"阶段,且只有 3 个"+++",辨证用药得当,可在短期内获得显著效果,实际处方用药和临床效果如前述。

五、讨论

《素问·阴阳应象大论》曰:"善诊者,察色按脉,先别阴阳。"即临床辨证时当首辨阴阳,阴阳是纲,纲举目张。只有辨明阴阳,治疗上才不会犯原则性错误。阴阳有"度",如何认识和刻画这个"度"?前人既没有在理论上提出这个问题,也没在理论上回答这个问题,

更没有相应的数学模型表述这个问题。但是,这个"度"又具体地落实在辨证论治的处方用药上,因为每一首处方中的药都要有具体的数量,恰到好处地认识这个"度"和把握这个"度"是取得疗效的关键。由此可见,在中医阴阳理论与临证实践中间存在一个"断裂带"。本节提出的阴阳平衡方程试图为这个断裂带的两端架起一座现代化的"桥梁",这是本节的出发点,也是本节的创新所在,同时也是一项难度极大的探索性工作,是否可以在中医临床实践中进一步推行阴阳平衡方程,既有待笔者积累临床资料,也有待模型本身的改进和完善,更有待众多行家与中医临床医生在实践中进一步摸索。

第五节 基于五元联系数的脏腑
辨证论治皮肤病模型

一、概述

皮肤病病在表,但常由表入里,影响到脏腑。另外,有相当一类皮肤病是因脏腑得病,病及皮肤。在中医理论中,有"肺主一身皮毛"之说,从临床实践看,五脏六腑皆与皮肤有关,故常有皮肤病由脏腑辨证论治的文献报道[16-18],但未见相应的数学模型。本节从数学建模角度探讨皮肤病基于脏腑辨证论治的一般规律,以期提高中医辨证论治皮肤病的疗效。首先根据集对分析理论,提出用区间数作为联系分量的五元联系数以五脏六腑辨证的数学建模,根据五元联系数内涵和依据脏腑理论治疗皮肤病的临床经验定义模型和应用模型。分析发现,借助基于集对分析的脏腑辨证模型,能从数学模型角度,提升中医脏腑辨证论治皮肤病的临床疗效。因此,为中医脏腑辨证论治皮肤病建立数学模型,有助于脏腑辨证论治理论的定量化研究,所建模型对其他疾病的脏腑辨证论治也有较好的价值。

二、集对分析及脏腑型五元联系数

集对分析理论与基本知识已在第三章中介绍,本节主要用到五元联系数[16],其归一化公式如

$$\mu = a + bi + cj + dk + el \tag{5.5.1}$$

式(5.5.1)中的 a、b、c、d、e 称五元联系数的联系分量。称 a 为正分量,示性系数为1;称 e 为负分量,示性系数 $l = -1$;称 b 为偏正分量,示性系数 i 在 $[0.333, 1]$ 区间取值;称 c 为居中临界分量,示性系数 j 在 $[-0.333, 0.333]$ 区间取值;称 d 为偏反分量,k 在 $[-1, -0.333]$ 区间取值。

五元联系数目前已有较多的应用,本节为研究需要,提出脏腑型五元联系数的概念,有如下定义:

定义 5.5.1 采用表里对应的脏腑作为五元联系数的联系分量,由此得到脏腑型五元

联系数,其表达形式如

$$\mu = (心,小肠) + (肝,胆)i + (脾,胃)j + (肺,大肠)k + (肾,膀胱,三焦)l$$

$$(5.5.2)$$

中医认为脾胃为后天之本,为此建议"脾胃"在先,为"+",于是把式(5.5.2)改成

$$\mu = (脾,胃) + (肝,胆)i + (心,小肠)j + (肺,大肠)k + (肾,膀胱,三焦)l$$

$$(5.5.3)$$

以上的次序与相应的脏腑功能相对应。

(脾,胃)纳入谷物食品,并运化,为正(纳入为正,排泄为负)。

(肝,胆)助消化,$i \in [0.333, 1]$。

(心,小肠)主调节,$j \in [-0.333, 0.333]$。

(肺,大肠)呼吸+排泄,$k \in [-1, -0.333]$。

(肾,膀胱,三焦)排泄,$l = -1$。

以上脏腑功能在正(纳入)、负(排泄)区间$[-1, 1]$做"均匀分布"。假设条件下的示性系数i、j、k、l的取值范围设定。这种"均匀分布"假定的示性系数的取值子区间设定既与集对分析理论协调一致,也与阴阳平衡方程协调一致,当然,其协调性主要取决于其中的不确定性。

鉴于以上过程的正常运行效应是让人体获得能量,所以式(5.5.3)的μ应当改写成能量 energy 的第一个字母e更为恰当,即能量方程的形式

$$(脾,胃) + (肝,胆)i + (心,小肠)j + (肺,大肠)k + (肾,膀胱,三焦)l = e$$

$$(5.5.4)$$

式(5.5.4)为基于集对分析的五元联系数的脏腑能量方程。

皮肤病可以当作人体正能量与各种外感病邪负能量在表皮上的一种"较量",所以把式(5.5.4)等式右边的e写成$f(e, -e)_{皮}$,得式

$$(脾,胃) + (肝,胆)i + (心,小肠)j + (肺,大肠)k + (肾,膀胱)l = f(e, -e)_{皮}$$

$$(5.5.5)$$

意指基于中医脏腑学说的人体正负能量相加所得的皮肤病函数。

三、基于五元联系数的脏腑辨证论治皮肤病模型的应用

临床应用式(5.5.5)时,需要思考:临床诊断结果及其程度等级,作为方程式(5.5.5)右边的具体展示或补充;根据患者具体体征,运用脏腑辨证论治理论和医生临床经验展开辨证,对式(5.5.5)左边进行致病机制讨论并标注说明;根据疾病机制和所在脏腑及其邻近脏腑或相关联脏腑的辨证处方给药,给药原则为针对所关联的主脏腑给出主药(君药),针对邻近相关联脏腑给出配伍药(臣药),针对次关联脏腑给出调理药(佐药,使药)。

四、应用实例

路某,女,23 岁。

病史:患者 3 年来,面部时常出现红色丘疹,月经前更为明显,且睡眠不佳会加重。7 天前因食麻辣烫症状加重,就诊时两颧、额部有较多粟粒至黄豆大小的紫红或鲜红色丘疹与脓丘疹,脂溢较多。面色潮红,喜冷饮,大便干燥,3 天未解。舌质红,苔白腻,右脉弦滑,左脉略沉细。

西医诊断:痤疮,中医诊断:肺风粉刺(肺胃热壅、外感毒邪)。

治法:清肺胃湿热,佐以凉血解毒。

处方:黄芩、栀子、桑白皮、枇杷叶、野菊花、赤芍、白茅根、槐花、苦参、蒲公英、紫花地丁等配方煎服,每日 2 次。并嘱患者禁食辛辣、刺激食品。

服 14 剂后复诊,面部原有脓丘疹已消退,鲜红色皮疹已呈暗红色。再服 14 剂,皮疹较前明显变平,部分皮疹消退。因患者出差服中药不便,改服当归苦参丸,月余而愈[16]。

对照式(5.5.5),知其首责为脾胃,起因于食辛辣刺激食品致症状加重就诊;其次责为肝胆有火,病程 3 年久病郁而化火;再次责为肺、大肠,大便干结,3 天未解。方中苦参、蒲公英清泄肝胃之火,赤芍、野菊花平肝泄热,桑白皮清泄肺热,枇杷叶降肺气,栀子清三焦之郁火,配以白茅根凉血利尿,使热有出路,诸药合用,共奏清热解毒之功,嘱其禁食辛辣尤为重要,从脾胃肝胆论治为主的药物与脏腑辨证方程式(5.5.5)相吻合。

五、结语

文献和中医临床实践表明,在皮肤病的诊治过程中依据中医的脏腑辨证论治理论能获得较好疗效。尤其对于迁延难愈的皮肤病,基于脏腑辨证论治能提高临床治愈率,但在肝脏辨证论治理论与临床实践之间,一直以来缺乏一种数学模型作为连接的桥梁。本节介绍了根据集对分析理论建立的五元联系数脏腑辨证方程式,其对临床的指导思路也适用于其他疾病,尤其适用于中医理论与中医临床实践知识的模块化及智能化提炼,这也是我们下一步工作的重点之一。

第六节 基于六元联系数方程的六经
辨证论治皮肤病模型

一、六经辨证论治概述

(一)太阳经辨证论治

《伤寒论》中最早论述太阳病,主要症状为恶寒、恶风、骨节疼痛等,主方桂枝汤、麻黄汤加减。临床中的荨麻疹、血管神经性水肿、急性期湿疹引起的皮肤瘙痒、面赤、发作时间不定、病变部位无定或皮损形态多样,有渗出倾向,伴恶寒、恶风、肢体酸痛、头项强痛等,可以责之为风寒、风热扰动太阳经所致。在治则上,有《伤寒论·辨太阳病脉证并治》"太阳病,得之八九日……面色反有热者……身必痒,宜桂枝麻黄各半汤"、《素问·至真要大论》"其在皮者,汗而发之"。

（二）阳明经辨证论治

《伤寒论》阳明病篇中包括阳明经证和阳明腑证。阳明经证的典型表现是口干欲饮,代表方为白虎方及其类方;阳明腑实证之典型表现为便秘,代表方为承气类方。痤疮、脂溢性皮炎等慢性炎性皮肤病,或红斑型、丘疹脓疱型酒渣鼻引起的慢性皮肤病,好发于头面部,为阳明经所过,伴口渴喜饮、大便秘结、小便短赤等症状,早期多因肺胃热毒,炽盛上熏于面所致。李斌喜用石膏、滑石,一般配伍麻黄、桂枝等;认为口干喜饮加之表皮有热、肺胃有郁而导致气血不畅、玄府不通,需用寒凉药物清邪、宣透郁闭。

（三）少阳经辨证论治

少阳病的典型表现为口苦咽干、寒热往来、胸胁苦满,主方为柴胡剂。大部分中青年患者或更年期患者发生的皮肤病伴少阳主证,出现口苦、两胁胀满、脉弦等均可从少阳经论治,但见一证便是,不必悉具。慢性湿疹、慢性荨麻疹、痤疮诸疾和情志不畅相关,且有反复发作的特点,与少阳证之寒热往来相似,李斌以小柴胡汤加减,允为良方。

（四）太阴经辨证论治

太阴病之"腹满而吐,食不下,自利益甚,时腹自痛",即脾胃中阳受损、升清降浊功能失司进而出现的一系列消化道症状如腹胀、腹满、下利等。用药寒凉损伤脾阳,皮损虽暂退却出现食欲缺乏、腹泻等症状,或是素体脾胃阳虚(舌淡、边有齿痕或胖大)的患者,当辨为太阴病。治疗上李斌遵张仲景之法,以温中化湿扶阳为旨,选用理中辈化裁,颇有成效。

（五）少阴经辨证论治

少阴之皮肤病相关论述首见于《黄帝内经》,多责于心、肾。《素问·四时刺逆从论》曰:"少阴有余,病皮痹隐疹",张介宾对这句话的注解是少阴心火有余,客犯肺金,致使肺主皮毛之功能失常。在《伤寒论·辨少阴病脉证并治》中见少阴热化,如"少阴病,得之二三日以上,心中烦,不得卧,黄连阿胶汤主之""少阴病,下利六七日,咳而呕渴,心烦不得眠者,猪苓汤主之"。李斌遵依张仲景少阴病阴亏血热之病机,多用上方化裁以用于因阴血不足、无以濡养而致皮肤肥厚、粗糙干燥、有皮屑脱落或红斑,伴口渴、心烦失眠等症的患者。

（六）厥阴经辨证论治

《伤寒论·辨厥阴病脉证并治》曰:"厥阴之为病,消渴,气上撞心,心中疼热,饥而不欲食,食则吐蛔。下之利不止。"症见下部虚寒,迫使虚阳上浮,故有"撞心""心中疼热"之感,若误诊断为实热而下之,便下利不止。引申到皮肤病下部虚寒,浮阳上扰之寒热错杂之证,如面部有痤疮、丘疹,油腻化脓,口舌生疮,口干咽燥,同时伴腰膝酸软、四肢不温、下利诸症。此症在皮肤病临床时,常认为其核心病机为肺热脾寒,当重视麻黄升麻汤的应用。

综上可知,依六经辨证论治皮肤病,若辨证得法,用药得当,疗效可期;至于如何用现代数学量化,探讨如下。

二、六经阴阳平衡方程

（一）六元联系数

联系数是集对的特征函数,也是一类结构函数,详见第三章介绍,本节主要用到其中的六元联系数,有

$$\mu = a + bi + cj + dk + el + fm \tag{5.6.1}$$

式（5.6.1）中的 a、b、c、d、e、f 各自在 $[0,1]$ 区间取值,统称联系数 μ 的联系分量,且满足约束条件 $a+b+c+d+e+f=1$,所以称其为归一化六元联系数,其中 a 为全正分量,其示性系数为 1,b 是强偏正分量,其示性系数 i 在 $[0.5,1]$ 区间取值;c 是弱偏正分量,其示性系数 j 在 $[0,0.5]$ 区间取值;d 是弱偏负分量,其示性系数 k 在 $[-0.5,0]$ 区间取值;e 是强偏负分量,其示性系数 l 在 $[-1,-0.5]$ 区间取值;f 是全负分量,其示性系数 $m=-1$。由此可见,式（5.6.1）所示的六元联系数是一个含有正负对立因子的系统。

（二）基于六元联系数的阴阳辨证机制与模型

从中医阴阳辨证论治角度看,式（5.6.1）的六联系数不仅是含有正负对立因子的一个系统,而且是一个含有阴阳辨证思想的系统。具体来讲,由于式（5.6.1）中的 a、bi、cj 的值在 $[0,1]$ 区间取值,且 a 优先于 bi,bi 优先于 cj;dk 优先于 el,el 优先于 fm。据此可以把"全正"的"a"等价地看成"太阳";把"全负"的"fm"看成"阴"。就可以从中医阴阳学说的角度把 a 看成太阳（阳最盛）的测度,b 看成阳明（略逊于太阳）的测度,c 看成少阳（略逊于阳明）的测度;而把 d 看成"少阴"的测度,把 e 看成"太阴"的测度,把 f 看成"厥阴"的测度,就合理地把联系数看成一个含有阴阳辨证思想的系统。再根据"阴阳互根""阴阳平衡"人体系统无疾的思想,令式（5.6.1）的六元联系数等于 0,即得到以下的用六元联系数表示的阴阳平衡方程

$$a + bi + cj + dk + el + fm = 0 \tag{5.6.2}$$

对于式（5.6.2）所示的阴阳平衡方程,可以进一步假定人体系统无病时的内在阴阳结构,应当在"太阳""阳明""少阳""少阴""太阴""厥阴"的各个测度上保持"平衡",反映在阴阳平衡方程上,就是关于"太阳""阳明""少阳""少阴""太阴""厥阴"的宏观测度相等,再参考式（5.4.5）和式（5.4.6）,得以下的阴阳平衡标准方程

$$\frac{1}{6} + \frac{1}{6}i + \frac{1}{6}j + \frac{1}{6}k + \frac{1}{6}l + \frac{1}{6}m = 0 \tag{5.6.3}$$

这是因为按集对分析理论,六元联系数的 6 个联系测度 a、b、c、d、e、f 应满足归一化条件:$a+b+c+d+e+f=1$。对于一种理想的阴阳平衡,应当有 $a=b=c=d=e=f=\frac{1}{6}$,所以有式（5.6.3）。这里的基本思路与本章第四节相同,但这里强调指出其是一种"理想的阴阳平衡",因为仅就"阴阳"而言,可以是不论各经是否平衡上的总体阴阳平衡,也可以是各经平衡基础上的总体阴阳平衡,后者显然是一种"理想的阴阳平衡",也可以形

象地称式(5.6.3)为三阳三阴六经的阴阳平衡方程,其中的示性系数 i、j、k、l 取值待定,也就是在宏观层次上表现为太阳(a)=阳明(b)=少阳(c)=少阴(d)=太阴(e)=厥阴(f)= $\frac{1}{6}$ 的阴阳平衡,在微观层次上的 i、j、k、l 仍处在自变动、自适应、自调整之中,其原理见图 5-5。

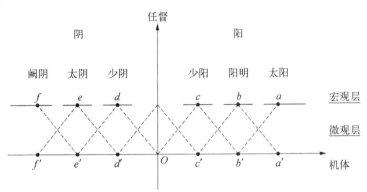

图 5-5　六经辨证时的六经自适应机制示意图

a'、b'、c'、d'、e'、f' 为六经在机体层上的表现

图 5-5 说明六经辨证在宏观层次上具有肉眼可辨识的指征和体征,故用各自分立的粗实短画线表示;但六经在微观层次上的相互联系、相互影响、相互制约等内在联系机制,目前还没有被完全认识,因此仅具有思辨性,故用交叉的一组虚线表示,为简明起见,交叉的一组虚线被画成等长和等斜率,这也是一种理想化的示意图,实际上的相互联系可能更为复杂细微。但无论是六经在宏观层次上的各自相对分立,还是在微观层次上的相互联系、相互渗透,最终都反映在机体运行的正常与否上,其中任督二脉则按中医理论统率六经。

在以上假定的基础上,再进一步假定太阳、阳明、少阳、少阴、太阴、厥阴在病理状态时的变异,并分为微观层次上不可见的示性系数 i、j、k、l 的自变动、自适应、自调整和宏观层次上各经测度值 $\frac{1}{6}$ 的变大或变小,根据中医辨证论治的"表里"理论和量变质变原理,以及西医关于生化检验时的符号表示法,进一步约定式(5.6.3)在病态情况下的两种表示形式:在没有实质性病变(量变)时,约定六经辨证论治方程中各联系分量(各经的测度值)变化采用 1~6 个"+""-"表示其程度。例如,太阳病刚起,用 1 个"+"放置在代表太阳经正常测度值 $\frac{1}{6}$ 的右上角,写成 $\left(\frac{1}{6}\right)^{+}$,这时的六经辨证论治方程如

$$\left(\frac{1}{6}\right)^{+} + \frac{1}{6}i + \frac{1}{6}j + \frac{1}{6}k + \frac{1}{6}l + \frac{1}{6}m = 0 \qquad (5.6.4)$$

随着在太阳(阳明、少阳、少阴、太阴、厥阴)经上的病情加重(邪实、邪进),则依次用"++"(2 个)、"+++"(3 个)、"++++"(4 个)、"+++++"(5 个),最多用"++++++"(6 个)

表示;多于 6 个"+"时,则在 $\frac{1}{6}$ 中减去 $\left(\frac{0.1}{6} \sim \frac{0.9}{6}\right)$,与此同时,用"-"到"------"表示太阳、阳明、少阳、少阴、太阴、厥阴六经上的退行性变化(正虚、正退)。再根据各经测度值 $\frac{1}{6}$ 右上角的加减号多少和用药原理采用相应的中药组方,所用的药量对应 i、j、k、l、m 的取值和各联系分量(各经测度值)上的加减号多少,原则是要同时兼顾阴(经)阳(经)在形式和名义上的平衡,宗旨是达到阴阳实质上的平衡。由于在临床中,这种阴阳平衡是一种动态平衡,因此,阴阳平衡过程就是辨证论治的过程,这一过程也是量变到质变,疾病得到调理、控制,直到治愈的过程,当这个过程由多阶段组成时,根据每一阶段的治疗结局,用把"+""-"打圈或打叉划除的做法,以示症状减轻,病情好转直到显效和痊愈。

因此,式(5.6.4)也可以利用方程式的移项操作,改写成

$$\frac{1}{6} + \frac{1}{6}i + \frac{1}{6}j = \frac{1}{6}k + \frac{1}{6}l + \frac{1}{6}m \qquad (5.6.5)$$

式(5.6.5)即六经阴阳平衡方程。

三、应用实例

胡某,女,35 岁,2015 年 7 月于上海中医药大学附属岳阳中西医结合医院皮肤科就诊。

主诉:面部痤疮 10 年,近 3 个月加重。

病史:患者 10 年前在无明显诱因情况下,面部出现红色丘疹,偶有脓疱,曾外用过氧化苯甲酰、夫西地酸软膏等外用药,短时间有好转,但易复发,反反复复,经期皮疹有所增多,月经量、质正常,经期偶有腹痛。刻下:双颊、下颌红色结节、丘疹,眼睛周围皮肤微红,油脂分泌旺盛,偶有瘙痒感,手脚冰凉,纳可,口干欲饮,二便调,舌红苔腻,脉细弦。

西医诊断:痤疮。

中医诊断:面游风。

六经辨证:辨三阳经,证不明显,但眼睑周围有油脂分泌残留,偶有瘙痒感,故辨为阳明少阳合病;由于瘙痒感偶尔有之,眼周围皮肤微红,程度较轻,但考虑到病程长达 10 年,故当在阳明、少阳两经的测度上各加"+++"。

辨三阴经,观察到手脚冰冷但口干欲饮,二便调,舌红苔腻,脉细弦……联系到病程 10 年,就诊时为 7 月夏季初起,可责之为肝经郁而化热、肝胃蕴热,其肝、肺、脾均为阴经,病程较长,但尚未到厥阴,考虑在少阴、太阴两经的测度上各加"++",由此得该患者的六经辨证方程如

$$\frac{1}{6} + \left(\frac{1}{6}\right)^{+++}i + \left(\frac{1}{6}\right)^{+++}j = \left(\frac{1}{6}\right)^{++}k + \left(\frac{1}{6}\right)^{++}l + \frac{1}{6}m$$

李斌教授开具处方：柴胡 9 g，赤芍 10 g，白芍 10 g，黄芩 10 g，川黄连 4.5 g，吴茱萸 6 g，石膏 30 g，知母 6 g，白花蛇舌草 30 g，炙甘草 10 g。

上述处方的主药与六经对应如下：

$$\underset{\text{太阳}}{\underset{\text{炙甘草}}{\frac{1}{6}}}+\underset{\text{阳明}}{\underset{\text{白花蛇舌草}}{\left(\frac{1}{6}\right)^{+++}i}}+\underset{\text{少阳}}{\underset{\text{石膏}}{\left(\frac{1}{6}\right)^{+++}j}}=\underset{\text{太阴}}{\underset{\text{黄芩}}{\left(\frac{1}{6}\right)^{++}k}}+\underset{\text{少阴}}{\underset{\text{川黄连}}{\left(\frac{1}{6}\right)^{++}l}}+\underset{\text{厥阴}}{\underset{\text{柴胡}}{\frac{1}{6}m}}$$

二诊（2015 年 8 月 10 日），患者皮损变为淡红色，皮疹减少，改用石膏 15 g，继服 14 剂。

三诊（2015 年 8 月 24 日），部分脓疱结痂，部分残留痘印，上方加白僵蚕 10 g、炒麦芽 30 g，继服 14 剂。

后电话随访，患者大部分结痂脱落、痘印消退、脾胃功能渐恢复。

四、讨论

本节把集对分析理论中的六元联系数用于皮肤病六经辨证论治数学建模，提出六元联系数方程与六经对应假设，临床诊断时辨证判断在相应的阴阳经络测度（对应于六元联系数的 6 个联系分量）上用"+""-"表示该经上的病理变化（量变），需要医生在"望闻问切"的基础上做出客观判断，加减号的多少具有直观意义。

应用集对分析理论，把六元联系数和各个联系分量与六经对应不难，由此推导出六经辨证论治方程也不难，但要确切定出六元联系数中的各个联系分量（各经的测度值）的待定示性系数 i、j、k、l、m 的值不容易。笔者建议，临床诊断时非重大病理改变之疾病均可先采用标准方程，用各经联系测度值上的加减号个数表示各经上的病理变化程度，复诊时可以减少或增加六经联系测度值的加减号个数，以反映疾病的转归状况。

本节仅利用李斌的医案，对六经辨证治疗皮肤病的数学模型做了解释，真正把基于六元联系数的六经辨证方程用于临床指导，尚待进一步探索。

本节和上一节介绍的联系数阴阳平衡方程，在中医学临床上具有普遍意义，读者可以结合各自的临床经验，试用基于集对分析联系数的阴阳平衡方程，发展和完善这一方程及相应理论，为中医理论的现代化发展做出贡献。

第七节　基于联系数的痛风性关节炎血瘀证辨证因子研究

一、概述

痛风性关节炎是嘌呤代谢紊乱或尿酸排泄减少所引起的一组疾病，其临床特点为高尿酸血症、特征性反复发作的急性关节炎、痛风石(尿酸盐结晶沉积在皮下组织而出现的结节)沉积、痛风石性慢性关节炎和关节畸形,后期常累及肾而引起慢性间质性肾炎和尿酸性肾结石。中医在辨证论治中如何准确地对痛风性关节炎进行临床辨证还是一个有待深入研究的问题。临床发现,血瘀在痛风性关节炎的发生发展过程中起重要作用,由于不同血瘀证证候之间并不完全独立,而是相互联系,难以应用经典概率统计理论做统计分析,从而为研究临床辨证因子的主次性增加了难度。研究中把这些证候与指标统称因子,并试用集对分析联系数确定痛风性关节炎在中医辨证为血瘀证时诸因子的主次排序,以供临床辨证论治时参考[18],可以看成第五章第四节对辨证论治一般模型,即式(5.3.5) $u(VU)$ 的一种显微式研究。

二、资料来源

(一)临床资料

资料来自 2006 年 5 月至 2007 年 4 月上海中医药大学附属岳阳中西医结合医院中医外科门诊及病房有完整记录的 70 例痛风性关节炎病例。其中男性 63 例,女性 7 例;最小年龄 31 岁,最大年龄 89 岁,平均年龄(60.81±12.57)岁;病程最短 3 个月,最长 30 年,平均(6.83±6.42)年。

(二)诊断标准

参考美国风湿病学会于 1977 年制定的《痛风性关节炎诊断标准》:① 急性关节炎发作一次以上,1 天内即达发作高峰;② 急性关节炎局限于个别关节,整个关节呈暗红色,第一拇指关节肿痛;③ 单侧跗骨关节炎急性发作;④ 有痛风石;⑤ 高尿酸血症;⑥ 非对称性关节肿痛;⑦ 发作可自行停止。凡具备上述 3 条以上,并排除继发性痛风性关节炎者即可确诊。血瘀证诊断标准参考中国中西医结合学会血瘀证专业委员会制定的《血瘀证诊断标准》,同时具有表 5-9 所示 $X_1 \sim X_{10}$ 中的 2 项或 2 项以上血瘀证证候。

(三)纳入标准

(1)符合痛风性关节炎诊断标准。

(2)符合血瘀证的中医辨证标准。

(四)排除标准

(1)不符合痛风性关节炎诊断标准。

(2)不符合血瘀证的中医辨证标准。

三、研究方法

(1)统计各血瘀证证候 $X_q(q = 1 \sim 10)$ 出现的频率。

(2)计算含有 $Q(Q = 2 \sim 9)$ 个血瘀证证候指标 X_Q 的病例数及其对应构成比 Y_Q。

(3)由于临床病例中同时含有 7~10 项血瘀证证候指标的病例数为 0,统计含有 $Q = 2 \sim 6$ 个血瘀证候指标共 4 类病例数在各血瘀证证候 $Y_1 \sim Y_{10}$ 中的构成比 Y_{xq},以及在关节肿胀(sivelling)中的构成比 Y_{xsi}。

（4）建立 Y_Q 和 Y_T 与 $Y_T(T = xq, si)$ 的同异反联系数 U_{QT}

$$U_{QT} = A_{QT} + iB_{QT} + jC_{QT} \tag{5.7.1}$$

具体方法：先对集合 Y_Q 与 Y_T 中的元素 Y_q 与 Y_t 分别按从小到大次序编秩，再观察相对应的秩次差 g，当 $g = 0$ 时，把 Y_q 与 Y_t 的同一度 d_{qt} 计入联系数的 U_{QT} 同部 A_{QT}；当 $|g| = \max$ 时，d_{qt} 计入联系数的 U_{QT} 反部 C_{QT}；当 $0 < |g| < \max$ 时，把 d_{qt} 计入联系数的 U_{QT} 异部 B_{QT}。d_{qt} 的计算公式为

$$d_{qt} = \frac{\min(Y_q,\ Y_t)}{\max(Y_q,\ Y_t)} \tag{5.7.2}$$

（5）对式（5.7.1）做类均值化处理。由于第 3 步中仅统计 $Q = 2 \sim 6$ 个血瘀证证候，共四类病例数，因此做类均值化处理，需要对式（5.7.1）两边同除 5 得

$$\mu_{QT} = a_{QT} + ib_{QT} + jc_{QT} \tag{5.7.3}$$

（6）在式（5.7.3）中，令 $j = -1$，$i = a_{QT}$，算得 μ_{QT} 的 DCV，我们认为当 $0.8 \leqslant \text{DCV} \leqslant 1$ 时为主要辨证因子，$0.5 \leqslant \text{DCV} < 0.8$ 时为次要辨证因子，$0.2 \leqslant \text{DCV} < 0.5$ 时为再次辨证因子，$\text{DCV} < 0.2$ 时为非辨证因子。

（7）用类似于本章第五节的方法分析关节肿胀程度对血瘀证的辨证意义。

四、结果与分析

（一）血瘀证证候指标的主要、次要、再次、非排序辨证因子

（1）10 个血瘀证证候指标在 70 例痛风性关节炎血瘀证患者中的出现频率，见表 5-9。

表 5-9　10 个血瘀证证候指标在 70 例痛风性关节炎血瘀证患者中的出现频率

序号 q	血瘀证证候	频 数	频率/%
X_1	舌质青紫或暗,舌有瘀点	27	38.6
X_2	舌下静脉迂曲	44	62.9
X_3	机体各部位静脉曲张、毛细血管扩张	33	47.1
X_4	口唇及指端发绀,面部、唇、齿龈及眼周紫黑	33	47.1
X_5	黑便、皮下瘀斑、血性腹水	15	21.4
X_6	肌肤甲错(皮肤粗糙、肥厚,鳞屑增多)	28	40.0
X_7	疼痛	49	70.0
X_8	器官肿大,组织增生和肿瘤	0	0.0
X_9	新生物、炎性或非炎性包块	4	5.7
X_{10}	痛风石	24	34.3

由表 5-9 可知，X_8 的出现频率为 0，这与痛风性关节炎女性发病见于绝经期后妇女相符，因此不将该血瘀证证候作为痛风性关节炎的血瘀证辨证指标，取 $Q = 2 \sim 9$。

（2）A 组中包含 $Q=2\sim9$ 个血瘀证证候的构成比 Y_Q，见表 5-10。

表 5-10　包含 2~9 个血瘀证证候指标的构成比

X_Q	病例数	构成比 Y_Q/%
X_2	18	25.71
X_3	21	30.00
X_4	22	31.43
X_5	8	11.43
X_6	1	1.43
X_7	0	0.00
X_8	0	0.00
X_9	0	0.00

由表 5-10 可知，A 组中同时含有 7 个和 8 个血瘀证证候指标的病例数为 0，是否与 A 组病例数较少有关，待进一步研究。以下仅考虑含有 $Q=2\sim6$ 个血瘀证证候指标病例在各自血瘀证证候集合中的构成比 Y_{xq}。

（3）构成比 Y_{xq}，见表 5-11。

表 5-11　构成比 Y_{xq}

X_Q	Y_{xq1}/%	Y_{xq2}/%	Y_{xq3}/%	Y_{xq4}/%	Y_{xq5}/%	Y_{xq6}/%	Y_{xq7}/%	Y_{xq8}/%	Y_{xq9}/%	Y_{xq10}/%
X_2	0.00	13.64	18.18	21.21	6.67	17.86	22.45	0.00	0.00	20.83
X_3	33.33	31.82	33.33	18.18	13.33	25.00	28.57	0.00	0.00	25.00
X_4	37.04	40.91	33.33	36.36	53.33	42.86	32.65	0.00	25.00	33.33
X_5	25.93	11.36	12.12	21.21	26.67	14.29	14.29	0.00	50.00	16.67
X_6	0.00	2.20	3.00	3.00	0.00	0.00	2.00	0.00	0.00	4.20

（4）Y_{xq} 与 Y_Q 的秩次，见表 5-12。

表 5-12　Y_{xq} 与 Y_Q 的秩次

X_Q	Y_{xq1}/%	Y_{xq2}/%	Y_{xq3}/%	Y_{xq4}/%	Y_{xq5}/%	Y_{xq6}/%	Y_{xq7}/%	Y_{xq8}/%	Y_{xq9}/%	Y_{xq10}/%	Y_Q/%
X_2	0.00 (4)	13.64 (3)	18.18 (3)	21.21 (2.5)	6.67 (4)	17.86 (3)	22.45 (3)	—	0.00 (3.5)	20.83 (3)	25.71 (3)
X_3	33.33 (2)	31.82 (2)	33.33 (1.5)	18.18 (4)	13.33 (3)	25.00 (2)	28.57 (2)	—	0.00 (3.5)	25.00 (2)	30.00 (2)
X_4	37.04 (1)	40.91 (1)	33.33 (1.5)	36.36 (1)	53.33 (1)	42.86 (1)	32.65 (1)	—	25.00 (2)	33.33 (1)	31.43 (1)
X_5	25.93 (3)	11.36 (4)	12.12 (4)	21.21 (2.5)	26.67 (2)	14.29 (4)	14.29 (4)	—	50.00 (1)	16.67 (4)	11.43 (4)
X_6	0.00 (4)	2.20 (5)	3.00 (5)	3.00 (5)	0.00 (5)	0.00 (5)	2.00 (5)	—	0.00 (3.5)	4.20 (5)	1.40 (5)

（5）Y_{xq} 与 Y_Q 的同异反联系数，见表 5–13。

表 5–13 Y_{xq} 与 Y_Q 的同异反联系数

联系数	表达式	DCV	排序
$u(Y_{xq1}, Y_Q)$	$0.349\ 7+0.077\ 1i+0.000\ 0j+0.000\ 0k+0.000\ 0l$	0.393 8	7
$u(Y_{xq2}, Y_Q)$	$0.773\ 1+0.000\ 0i+0.000\ 0j+0.000\ 0k+0.000\ 0l$	0.773 1	2
$u(Y_{xq3}, Y_Q)$	$0.608\ 7+0.184\ 3i+0.000\ 0j+0.000\ 0k+0.000\ 0l$	0.700 9	4
$u(Y_{xq4}, Y_Q)$	$0.349\ 8+0.136\ 4i+0.175\ 1j+0.000\ 0k+0.000\ 0l$	0.418 0	6
$u(Y_{xq5}, Y_Q)$	$0.117\ 9+0.140\ 7i+0.085\ 7j+0.000\ 0k+0.000\ 0l$	0.188 3	8
$u(Y_{xq6}, Y_Q)$	$0.612\ 3+0.000\ 0i+0.000\ 0j+0.000\ 0k+0.000\ 0l$	0.612 3	5
$u(Y_{xq7}, Y_Q)$	$0.858\ 0+0.000\ 0i+0.000\ 0j+0.000\ 0k+0.000\ 0l$	0.858 0	1
$u(Y_{xq8}, Y_Q)$	—	—	—
$u(Y_{xq9}, Y_Q)$	$0.083\ 4+0.167\ 0i+0.083\ 4j+0.045\ 7k+0.000\ 0l$	0.144 1	9
$u(Y_{xq10}, Y_Q)$	$0.723\ 0+0.000\ 0i+0.000\ 0j+0.000\ 0k+0.000\ 0l$	0.723 0	3

由表 5–13 可见，疼痛（包括刺痛、久痛、定痛、夜痛、拒按）是痛风血瘀证辨证的最主要辨证因子，称其为 1 号主因子，这既符合我们长期临床实际观察所得，也符合中医"不通则痛"的理论；2 号主因子是舌下静脉迂曲，这一情况符合中医学"有诸内必形之于外"之说，因为长期的皮肤病灶，多与全身的病理变化有密切联系，也从一个侧面说明了中医望舌辨瘀的重要性；3 号主因子是痛风石，同样也符合我们长期临床观察结果，因为痛风石是痛风性关节炎反复发作后产生的病理产物，符合中医学"久病必瘀"的理论，正因为如此，在表 5–9 中把痛风石也列为一项血瘀证候指标加以研究。事实上，下面表 5–14 从统计学意义上说明了痛风石可以作为血瘀证的辨证因子。

表 5–14 有无痛风石的患者在 A、B 两组中的分布

组 别	有痛风石	无痛风石
A	24	46
B	6	64

注：卡方检验得 $\chi^2=12.26$；$P<0.05$。

（6）痛风性关节炎血瘀证辨证因子的主要、次要、再次、非排序，由表 5–13 中 DCV 的大小可知，痛风血瘀证的主要辨证因子依次排序：① 疼痛；② 舌下静脉迂曲；③ 痛风石。次要辨证因子依次排序：① 机体各部位静脉曲张，毛细血管扩张；② 肌肤甲错（皮肤粗糙、肥厚，鳞屑增多）；③ 口唇及指端发绀，面部、唇、齿龈及眼周紫黑。再次辨证因子依次排序：① 舌质青紫或暗，舌有瘀点；② 黑便，皮下瘀斑，血性腹水；③ 新生物，炎性或非炎性包块。非排序辨证因子是器官肿大，组织增生和肿瘤。

（二）关节肿胀程度的主次排序

（1）构成比 Y_{xsi}，见表 5–15。

由于关节重度肿胀患者例数为 0，因此暂不将此指标作为辨证因子。

（2）Y_{si} 与 Y_Q 的同异反联系数，见表 5–16。

表 5 - 15　构成比 Y_{xsi}

X_Q	Y_{xsi1}	Y_{xsi2} （秩次）	Y_{xsi3} （秩次）	Y_{xsi4} （秩次）	Y_Q （秩次）
X_2	0.00	16.67 （3）	20.00 （3）	30.77 （1.5）	25.71 （3）
X_3	0.00	50.00 （1）	24.00 （2）	30.77 （1.5）	30.00 （2）
X_4	0.00	33.33 （2）	36.00 （1）	28.21 （3）	31.43 （1）
X_5	0.00	0.00 （4）	16.00 （4）	10.26 （4）	11.43 （4）

注：Y_{xsi1} = 重度肿胀；Y_{xsi2} = 中度肿胀；Y_{xsi3} = 轻度肿胀；Y_{xsi4} = 无肿胀。

表 5 - 16　Y_{si} 与 Y_Q 的同异反联系数和辨证因子 DCV

联系数	表达式	DCV	排序
$\mu(Y_{si2}, Y_Q)$	$0.162\ 1 + 0.385\ 7i + 0.000\ 0j$	0.276 2	3
$\mu(Y_{si3}, Y_Q)$	$0.791\ 3 + 0.000\ 0i + 0.000\ 0j$	0.791 3	1
$\mu(Y_{si4}, Y_Q)$	$0.224\ 4 + 0.677\ 0i + 0.000\ 0j$	0.392 9	2

（3）关节肿胀程度主要、次要、再次、非排序辨证因子，由表 5 - 16 可见，因其中的最大 DCV = 0.793 1<0.8，所以在所论的 3 个指标中无主要辨证因子；次要辨证因子为关节轻度肿胀；再次辨证因子依次为关节无肿胀、关节中度肿胀，但这两项指标的 DCV 都小于 0.5，可以认为对于血瘀证的辨证意义不大，这与临床观察符合。

五、讨论

（一）关于辨证值

辨证值在集对分析联系数理论中也称联系数的综合值，本指同异反联系数 $a + bi + cj$；在 $j = -1$，i 在 $[-1, 1]$ 区间取值后的一个具体数值，也简称联系数的值。$j = -1$ 反映出反部 cj 对同部 a 起负面作用，i 在 $[-1, 1]$ 区间取值具有不确定性，反映出异部 bi 介于同部 a（正区间）和反部 cj（负区间）的中间区域，因此在整体上反映了正负的对立统一，也与中医的相反相成、阴阳互根辨证观相合，故称其为辨证值，取辨证值一词的英译名 dialectics connection value 的缩写，即 DCV。

从 DCV 的同异反构成定义看，本节把自变量与因变量在有相同秩次关系时的同一度计入同部 a，具有相反秩次关系的同一度计入反部 c，把其余秩次关系计入异部 b，客观地反映出自变量与因变量对立统一辨证关系；在 i 的取值上，采用了基于集对分析理论中的"比例取值假设"。该假说认为在正负型同异反联系数 $a + bi + cj$ 中的 b 恰好含 $\dfrac{a}{a + b + c}$，有这样一个部分"偏同部"，必要时，可以把这部分可以从 b 中分离出来作为单独的一个联系分量，称"偏同部"，极端情况下可以并入同部 a，这样不仅是从量的角度剖析了自变量与因

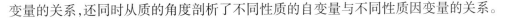

变量的关系,还同时从质的角度剖析了不同性质的自变量与不同性质因变量的关系。

但需要注意,在集对分析理论中,同异反联系数 $a+bi+cj$ 的 j 也可以取成虚数 $\sqrt{-1}$,这时的 i 在实数 1 到虚数 $\sqrt{-1}$ 之间取值,与此同时的 DCV 是在复空间取值的一个向量的模,参考第三章。

（二）复杂性

痛风性关节炎血瘀证辨证因子的研究是一个复杂的系统问题。首先,现代医学对于痛风性关节炎的病理机制到目前为止还未完全清楚,这给应用中医理论辨证论治痛风性关节炎带来一定难度;其次,"血瘀"概念有一定模糊性,痛风性关节炎血瘀证显然不能等同于常见外伤引起的局部血瘀现象;再次,血瘀证证候在同一患者身上有多种证候表现,这些不同的血瘀证证候本质上是同一种病理的不同外在表现,还是不同病理的不同反映,是有待做深入研究和大量统计分析的一个问题,但即使回答了这个问题,还存在不同血瘀证证候相互关联、相互影响和相互作用的问题。显然,在以上问题没有搞清或者基本搞清的情况下要研究血瘀证辨证因子的主要、次要、再次、非排序,无疑有相当难度。因此,尽管应用集对分析理论,借助联系数开展痛风性关节炎血瘀证主要辨证因子研究,并对部分研究结果从统计学角度做验证和说明,有不完善和不确定之处,但所得研究结果表明疼痛,痛风石、舌下静脉迂曲、腭黏膜征阳性是痛风性关节炎血瘀证的主要辨证因子,符合中医辨证论治痛风性关节炎临床实际。

第八节　凉血潜阳法治疗寻常型银屑病血热证的数学建模

一、问题提出

上一节介绍基于集对分析的慢性皮肤溃疡辨证论治数学模型,读者会问,这个数学模型是否可以推广到其他疾病的辨证论治? 是否具有一定的普适性? 本节试图回答这些问题。为此,先介绍笔者[19]用凉血潜阳法治疗寻常型银屑病血热证的临床资料与辨证论治的阶段性疗效与体会,再抽象出相应的数学模型。结果显示,基于寻常型银屑病血热证兼证的辨证论治数学模型,是上一节中介绍的辨证论治数学模型的展开。

二、资料与方法

（一）病例选择

1. 纳入标准

（1）符合寻常型银屑病标准[2],且符合中医银屑病血热证的诊断[3]。

（2）年龄 18~70 岁;病程在 0~30 年及以上。

（3）3 个月内未接受任何治疗银屑病的药物,6 个月内未使用激素类制剂。

（4）知情同意，志愿接受治疗、观察和各项检查者。

2. 排除标准

（1）妊娠、准备妊娠或哺乳期妇女。

（2）关节病型、脓疱型、红皮病型银屑病。

（3）3个月内曾采用系统治疗，包括大面积外用强效皮质类固醇、免疫抑制剂。

（4）合并有心血管、脑血管、肝、肾和造血系统等严重原发性疾病，精神病患者。

3. 剔除标准

（1）不符合纳入标准而误纳入者。

（2）未按规定用药及要求进行随访者。

（二）临床资料

寻常型银屑病血热证患者47例，由3名主治医师以上职称的临床医师诊断和治疗，同一个患者在整个治疗过程中出现同一味药物，按1个频数计算。

（三）治疗方法

应用凉血潜阳治则拟方，并按照中医辨证论治原则根据兼证加减治疗。药物组成：水牛角30 g、生地黄30 g、赤芍15 g、牡丹皮15 g、黄芩9 g、紫草9 g、珍珠母25 g、磁石30 g、牡蛎30 g、薏苡仁10 g、防风9 g、甘草6 g。全方以水牛角、珍珠母为君，清热凉血、宁心重镇。生地黄、赤芍、牡丹皮凉血活血，凉血不留瘀；"肺主皮毛"，黄芩清中上焦之热，紫草凉血解毒透疹，共为臣药；珍珠母、磁石、牡蛎咸寒质重、益阴潜阳，薏苡仁、甘草和胃护中，共为佐助；防风祛风止痒，入肺经，疏散血热之风燥，以之为使。诸药相和，共奏凉血解毒，重镇止痒之效。加减用药情况及分析见表5-17、表5-18。

表5-17 凉血潜阳法治疗寻常型银屑病血热证临床随症加减用药情况

药　物	频　数	药　物	频　数	药　物	频　数
郁金	35	升麻	5	茯苓	2
白花蛇舌草	31	马齿苋	5	茜草	1
知母	28	黄柏	5	半边莲	1
菝葜	25	苦参	5	石决明	1
土茯苓	25	白术	5	延胡索	1
莪术	22	黄连	5	沙苑子	1
丹参	17	玄参	4	乌梅	1
大青叶	17	佩兰	3	桑叶	1
金银花	13	凌霄花	3	紫苏梗	1
麻黄	12	茵陈	3	山药	1
砂仁	12	大黄	3	玉竹	1
何首乌	11	三棱	3	吴茱萸	1
当归	10	浮萍	2	益母草	1
桂枝	9	白芥子	2	附子	1
苍术	8	枣仁	2	连翘	1
合欢皮	8	荆芥	2	夏枯草	1
野菊花	7	黄芪	2	威灵仙	1
赭石	7	厚朴	2	藿香	1

(续表)

药 物	频 数	药 物	频 数	药 物	频 数
牛膝	7	虎杖	2	葛根	1
地肤子	7	半夏	2	柴胡	1
蒺藜	6	黄精	2	桃仁	1
首乌藤	6	五味子	2		
白鲜皮	5	南/北沙参	2		

表 5-18 凉血潜阳法治疗寻常型银屑病血热证临床加减用药分析表

药 类	归 经	味数(比率/%)	总频数(比率/%)
祛湿药物	脾、肾、膀胱经	13(20.0)	72(17.1)
解郁安神药物	心、肝经	6(9.2)	60(14.3)
祛风药物	心、肺经	15(23.1)	57(13.5)
清热解毒药物	心、肝、胃经	10(15.4)	124(29.5)
养阴药物	肺、肝、肾经	8(12.3)	60(14.3)
化瘀药物	肝经	8(12.3)	31(7.4)
补虚药物	肝、脾、肾经	5(7.7)	17(4.0)

（四）分析方法

统计凉血潜阳法基本方以外的药物频数、类别、归经、比率,据药证相应原则,推断寻常型银屑病血热证病理过程中出现的兼证、变证等证候特点及药物应用规律。

三、结果与讨论

对 47 例寻常型银屑病血热证患者治疗 3 个月,临床有效率为 74.47%,愈显率为 32%,疗效较为满意。银屑病病位在表,但本属血分,"血分有热"是其发病的核心因素,由于疾病的迁延难愈,可转化为血虚证、血瘀证。目前对银屑病主要临床证型的分型基本趋于统一,主要分"血热""血瘀""血虚"3 个证型,中医称为"基本证型",临床辨证称为"一级辨证",针对其中某一特定证型,已有相应的基本治则和方药。上海中医药大学附属岳阳中西医结合医院皮肤科根据"阳在外,阴之使也;阴在内,阳之守也"的中医理论,认为寻常型银屑病血热证的基本病机是"血热阳浮",主张"从血论治""凉血潜阳",凉血药物和重镇药物共用,既釜底抽薪、消其气焰,又可使其沉静稳固,使火热、风燥之势偃旗息鼓,与常规凉血活血中药相比,不但能够明显改善银屑病的红斑、丘疹、鳞屑、皮损面积,降低 PASI 评分,而且可以调节患者的抑郁程度、宁心安神,对后期减少因紧张、抑郁等情志异常引起的疾病复发有一定的意义。

但在临床中,某一特定证型不能反映其全部病机,常常存在其他病理因素所致兼证、变证。例如,在寻常型银屑病血热证中,可能存在着"风""湿""郁"等因素所导致的兼证,"瘀""虚"等不同程度的变证,他们可能是因,也可能是果,但最终造成了病情复杂、难愈。尽管这些兼证、变证不是疾病特定阶段的主要矛盾,但是它影响着主要矛盾的解决,制约着临床疗效的提高。探索、明确和量化这些因素,对进一步提高疗效具有关键作用和重要意义。整理验方、医案、有效病例的临床用药规律,通过以方测证,是探求这些复杂性因素,开展临床二级辨证的途径之一。

目前对银屑病血热证变证及兼证这一问题的认识仍停留在临床应用,或者名老中医的经验,相关文献较少。对银屑病血热证兼证、变证的治疗处理,因认识不同而存在较大的差异,对究竟在银屑病血热证存在哪些兼证、变证,其重要程度如何,缺乏明确的、量化的参考依据。基于这些兼证、变证在提高临床疗效中的重要地位和意义,我们对凉血潜阳法治疗寻常型银屑病血热证的临床用药规律予以统计,以方测证,分析其证候特点。

本次统计的 47 份病例,来自该医院皮肤科门诊银屑病专科,是从有系统病史记录的 124 份病例中筛选出来依从性较好、坚持服用 3 个月中药以上的病例,临床和机制研究证实,疗效可靠稳定。同时,在机制研究中,根据彭振辉等[20]的研究发现,TNF-α 最具有血热证的生物活性特征,本组病例外周血 TNF-α 高于正常对照组水平寻常型银屑病血热证患者,TNF-α 均值为(338.72±126.428) ng/L,正常组 TNF-α 均值为(248.05±116.400) ng/L,从细胞因子的层次验证了纳入病例中医辨证的正确性。因此,从一定程度上,本组病例基本反映了该科室诊疗银屑病血热证的特色和规律。

银屑病发病原因复杂,病情变化多端,单纯血热证证候并不能反映其全部病机,临床中常常见到的是以血热证为主证,夹杂不同程度的虚、瘀、风、湿、毒、燥等病理特征。本次研究的 47 份病例中,针对兼证、变证所加减的药物,共 67 味,按照频次,前 6 位依次是郁金、白花蛇舌草、知母、菝葜、土茯苓、莪术;反映凉血潜阳法治疗寻常型银屑病血热证的 3 个特点:① 在凉血活血、重镇平肝的基础上,重视疏肝利胆在疾病病势转归中的意义;② 重视"毒"在银屑病血热证中的意义,包括"湿毒、火毒"等;③ 重视不同程度"虚"和"瘀"的针对性治疗。

按照中药学分类,根据总频数依次排序:清热解毒类>祛湿类>解郁安神类≥养阴类>祛风类>化瘀类>补虚类。这个顺序反映了寻常型银屑病血热证的病理特征。早期皮损面积较大,有明显的红斑、丘疹、鳞屑,"毒乃邪气之极",热邪过盛即热毒,湿邪过盛即湿毒,本病常常湿热交结,缠绵顽固,故清热解毒、祛湿解毒作为凉血活血的补充,是控制疾病进展、提高疗效的关键之一,现代药理研究也认为,这些解毒药物具有抗肿瘤、抑制表皮细胞异常增生的作用。根据张广中等[21]对银屑病中医证候演变规律的研究描述,"疾病进行期一般表现为血热证,以后有两个转归:一是在适当调护和正确治疗下进入退行期,不再转变为其他证候,若因种种原因皮损消退缓慢或转为静止期,则血热证转为血燥证;二是小部分患者因体质因素、情志因素、失治误治或吸烟、饮酒等原因由进行期转为静止期,则血热证转为血瘀证或血燥证。血热证属易治性证候,大部分预后良好;血燥证和血瘀证属难治性证候,皮损消退缓慢,尤其是血瘀证,往往缠绵难愈,反复发作,严重影响患者生活质量"。因此,由于热盛易伤津、扰神,血热证治疗不当或者情志因素很容易使疾病转为血虚、血瘀,从而迁延难治,故在血热证治疗中适当地加入养阴益气药物,对于提高疗效、防止传变恶化十分重要。解郁安神药物作为重镇平肝药物的补充,其意义有三:一可以安神定志,防止复发、恶化;二可以减轻瘙痒程度;三可以有利于疾病病势的转归向愈。"肺主皮毛",祛风解表类药物,多位医家研究证实其对于银屑病较为肥厚的皮损效果较好,血热证早期皮损肥厚,我们的用药规律也体现了该类中药在治疗银屑病中的作用特点。最后是化瘀和补虚类药物,比例相对较小,其意义主要体现在治疗过程中的相应防护。

因此,从寻常型银屑病血热证的兼证看,以方测证,按照重要程度依次排序:"热毒"—"湿毒"—"风"—"瘀"—"虚"。从具体的药物性味特点上看,尽管药物以寒凉为主,但忌黏腻,同时佐荆芥、砂仁、吴茱萸、半夏等小剂量(一般 3~6 g)温药,以防寒凉药物凝滞气血、败伤脾胃。

银屑病是皮肤科领域严重危害人类健康的常见病和多发病,具有明显的鳞屑性红斑、鳞屑、瘙痒,甚至灼痛等不适症状,严重影响患者的生活质量,且易于复发,目前尚无完全治愈的方法。中医临床以凉血、活血中药为主,课题组既往曾对"血分论治"银屑病进行系统研究,探究出清热凉血法可以通过降低血清 VEGF 水平达到纠正皮损的作用[22]。

下面针对上述内容做基于集对分析的数学建模尝试。

首先,前面所述说的"特定证型"相当于本章第七节中所说的"相对确定的致病因子 $A(VU)$",也就是这里有 $A(VU)$ = "血热证",只是在这里已经过对致病因子 $A(VU)$的辨证而上升到"证型"的规定,称其为"血热证";但临床中观察到"血热证"在患者身上并不是孤立存在,多少伴有程度不等的"兼证"和"变证","变"在程度上可以有"强变""弱变""微变"之分。因此,如果把"变证"看成对"血热证"的改变,且看作"强变证""弱变证"和"微变证"的分解,则"特定证型""兼证""强变证""弱变证""微变证"构成一个五维向量,相对于本章第三节中所说的相对不确定的致病因子 $B(VU)$、$C(VU)$ 和$D(VU)$,还需增加一个 $E(VP)$,这时有 $B(VU)$ = "兼证", $C(VU)$ = "强变证", $D(VU)$ ="弱变证", $E(VP)$ = "微变证"。总括起来,对于"特定证型"+"兼证"+"强变证"+"弱变证"+"微变证"这一种"论证"需要采用以下的五元联系数表示

$$u = A(VU) + B(VU) + C(VU) + D(VU) + E(VU) \tag{5.8.1}$$

与式(5.8.1)对应的药物是"君、臣、佐、使"和表 5-17 和表 5-18 所列的 67 味中药,其中水牛角、珍珠母为君药(集合), $A(PP)$ = 2;生地黄、赤芍、牡丹皮、黄芩、紫草为臣药(集合), $B(PP)$ = 5;珍珠母、磁石、牡蛎、薏苡仁、甘草为佐助(集合), $C(PP)$ = 5;防风为使药(集合), $D(PP)$ = 1。则"君、臣、佐、使"共 13 味药,随症加减用药共 67 味药,所以,$E(PP)$ = 67,如果用一个"临"字表示这 67 味随症加减用药,则可以把"基本方"+"随症加减用药"简称为"君、臣、佐、使、临",组成一个处方集对 $E(PP)$,其联系范数为 80,这时可以把式(5.8.1)改写成数字式,如

$$u = A(PP) + B(PP)i + C(PP)j + D(PP)k + E(PP)l = 2 + 5i + 5j + 1k + 67l$$

$$\tag{5.8.2}$$

式(5.8.2)中的联系范数 $N = A + B + C + D + E$ = 2 + 5 + 5 + 1 + 67 = 80,与此同时,若在"痊愈""显效""好转""无效"疗效系统中再增加一个"恶化",则得用 5 个子集"痊愈""显效""好转""无效""恶化"表示的疗效系统,且令 $A(CE)$ = "痊愈", $B(CE)$ = "显效",$C(CE)$ = "好转", $D(CE)$ = "无效", $E(CE)$ = "恶化",则得到一个有 3 行 5 列(3×5)元素

组成的矩阵

$$\boldsymbol{M}_5(\mathrm{DT})\downarrow=\begin{bmatrix} A(\mathrm{VU}),\ B(\mathrm{VU})\,i(\mathrm{VU}),\ C(\mathrm{VU})\,j(\mathrm{VU}),\ D(\mathrm{VU})\,k(\mathrm{VU}),\ E(\mathrm{VU})\,l(\mathrm{VU}) \\ \downarrow\ \overset{B(\mathrm{VU})}{\downarrow}\ \overset{i(\mathrm{VU})}{\leftarrow}\ \downarrow\ \overset{C(\mathrm{VU})}{\downarrow}\ \overset{j(\mathrm{VU})}{\leftarrow}\ \downarrow\ \overset{D(\mathrm{VU})}{\downarrow}\ \overset{k(\mathrm{VU})}{\leftarrow}\ \downarrow\ \overset{E(\mathrm{VU})}{\downarrow}\ \overset{l(\mathrm{VU})}{\leftarrow}\ \downarrow \\ A(\mathrm{PP}),\ B(\mathrm{PP})\,i(\mathrm{PP}),\ C(\mathrm{PP})\,j(\mathrm{PP}),\ D(\mathrm{PP})\,k(\mathrm{PP}),\ E(\mathrm{PP})\,l(\mathrm{PP}) \\ \downarrow\ \overset{B(\mathrm{PP})}{\leftarrow}\ \overset{i(\mathrm{PP})}{\downarrow}\ \overset{C(\mathrm{PP})}{\leftarrow}\ \downarrow\ \overset{j(\mathrm{PP})}{\downarrow}\ \overset{D(\mathrm{PP})}{\leftarrow}\ \downarrow\ \overset{k(\mathrm{PP})}{\downarrow}\ \overset{E(\mathrm{PP})}{\leftarrow}\ \downarrow\ \overset{l(\mathrm{PP})}{\downarrow}\ \downarrow \\ A(\mathrm{CE}),\ B(\mathrm{CE})\,i(\mathrm{CE}),\ C(\mathrm{CE})\,j(\mathrm{CE}),\ D(\mathrm{CE})\,k(\mathrm{CE}),\ E(\mathrm{CE})\,l(\mathrm{CE}) \end{bmatrix}$$

$$(5.8.3)$$

显而易见,式(5.8.3)是式(5.7.15)的推广,所以式(5.8.3)可以称推广模型,但称辨证论治的"一般模型"更为妥帖,理由是其中的处方集采用了经典的"君、臣、佐、使"加"临",其临床意义是"基本方"+"随症加减药"因而具有一般意义;一般意义的含义还表现在疗效系统中的疗效等级比经典的"痊愈""显效""好转""无效"4 个等级增加了 1 个"恶化",这是符合临床实际的,如某些皮肤恶性肿瘤等。从数学理论上说,依从式(5.7.15)到式(5.8.3)的推广途径,可以把矩阵中的每一行向量都推广到 n 个元素,从而得到如下形式的矩阵

$$\boldsymbol{M}_n(\mathrm{DT})\downarrow=\begin{bmatrix} A(\mathrm{VU}),\ B(\mathrm{VU})\,i(\mathrm{VU}),\ C(\mathrm{VU})\,j(\mathrm{VU}),\ D(\mathrm{VU})\,k(\mathrm{VU}),\ E(\mathrm{VU})\,l(\mathrm{VU}),\ \cdots \\ \downarrow\ \overset{B(\mathrm{VU})}{\leftarrow}\ \overset{i(\mathrm{VU})}{\downarrow}\ \overset{C(\mathrm{VU})}{\leftarrow}\ \downarrow\ \overset{j(\mathrm{VU})}{\downarrow}\ \overset{D(\mathrm{VU})}{\downarrow}\ \overset{k(\mathrm{VU})}{\leftarrow}\ \downarrow\ \overset{E(\mathrm{VU})}{\downarrow}\ \overset{l(\mathrm{VU})}{\leftarrow}\ \downarrow\ \cdots\ \cdots \\ A(\mathrm{PP}),\ B(\mathrm{PP})\,i(\mathrm{PP}),\ C(\mathrm{PP})\,j(\mathrm{PP}),\ D(\mathrm{PP})\,k(\mathrm{PP}),\ E(\mathrm{PP})\,l(\mathrm{PP}),\ \cdots \\ \downarrow\ \overset{B(\mathrm{PP})}{\leftarrow}\ \overset{i(\mathrm{PP})}{\downarrow}\ \overset{C(\mathrm{PP})}{\leftarrow}\ \downarrow\ \overset{j(\mathrm{PP})}{\downarrow}\ \overset{D(\mathrm{PP})}{\downarrow}\ \overset{k(\mathrm{PP})}{\leftarrow}\ \downarrow\ \overset{E(\mathrm{PP})}{\downarrow}\ \overset{l(\mathrm{PP})}{\leftarrow}\ \downarrow\ \cdots\ \cdots \\ A(\mathrm{CE}),\ B(\mathrm{CE})\,i(\mathrm{CE}),\ C(\mathrm{CE})\,j(\mathrm{CE}),\ D(\mathrm{CE})\,k(\mathrm{CE}),\ E(\mathrm{CE})\,l(\mathrm{CE}),\ \cdots \end{bmatrix}$$

$$(5.8.4)$$

以上论述具有对称性和完整性,也就是矩阵中恰好是 3 行向量,每行向量刚好是 5 个元素,实际上也可以由不对称元素构成,如疗效系统仍为"痊愈""显效""好转""无效"4 级,而致病因子集中确定性因子集 V 与不确定性因子集 U 构成的集对特征函数可以是二元联系数,也可以是三元联系数、四元联系数、五元联系数、六元联系数……的 n 元联系数,n 可以趋于无穷大。此外,式(5.8.4)中的矩阵还可以嵌入机制函数,由于涉及的数学知识较多,在此从略。

本 章 小 结

本章在笔者已有工作的基础上,基于集对分析理论和联系数系统地研究了中医药辨证论治慢性皮肤溃疡等皮肤病的数学建模问题。试图从数学模型论的角度为中医临床中的辨证论治构造出具有一定普遍意义的数学模型,为实现中医临床辨证

论治的数学化与智能化提供新的途径。后几节的工作就是试着把所构造的模型用于笔者的临床经验建模,也用于其他学者所报道的文献资料建模,以检验模型的适用性。总体上看,由于基于集对分析联系数的辨证论治数学模型中容纳了致病因子的不确定性、随症加减用药的不确定性、疗效分级的不确定性与疗效稳定与否的不确定性等。从理论上说,模型能体现辨证论治的思想,能与临床实际贴近且指导临床实践,但从卫生统计学角度看仍需要大量的临床资料和临床实践来证实模型的有效性和优越性,同时对模型做出改进和完善。

参 考 文 献

[1] 李斌, 郑淇, 华圣元, 等. 基于四元联系数的银屑病中医四诊与疗效关系研究[J]. 辽宁中医杂志, 2018, 45(11): 2241 – 2246.

[2] 赵克勤. 偏联系数[M]//中国人工智能学会. 中国人工智能进展. 北京: 北京邮电大学出版社, 2005: 884 – 886.

[3] 赵克勤. 反偏联系数[M]//中国人工智能学会. 中国人工智能进展. 北京: 北京邮电大学出版社, 2007: 66, 67.

[4] 覃杰, 赵克勤. 基于偏联系数的医院医疗质量发展趋势综合分析[J]. 中国医院统计, 2007, 14(2): 127 – 129, 132.

[5] 吴亭, 赵克勤, 张清河. 偏联系数在投标企业发展趋势分析中的应用[J]. 数学的实践与认识, 2008, 38(5): 16 – 21.

[6] 王伟, 江军, 吴晓晖, 等. 偏联系数在城市污水处理方案优选中的应用[J]. 中国给水排水, 2010, 26(1): 90 – 92, 95.

[7] 王传斌, 王继顺. 基于偏联系数的高职院校教师教学执行力潜在态势分析法[J]. 数学的实践与认识, 2011, 41(12): 100 – 105.

[8] 马晓燕, 陈涛, 朱峰, 等. 基于偏联系数的公共部门公众信任度潜在发展趋势研究[J]. 数学的实践与认识, 2012, 42(19): 31 – 36.

[9] 陆广地, 吴宝明, 赵克勤. 用偏联系数与态势函数对高校评价的聚类分析[J]. 数学的实践与认识, 2015, 45(19): 50 – 59.

[10] 金菊良, 张浩宇, 宁少尉, 等. 效应全偏联系数及其在区域水资源承载力评价中的应用[J]. 华北水利水电大学学报, 2019, 40(1): 1 – 8.

[11] 杨红梅, 赵克勤. 偏联系数的计算与应用研究[J]. 智能系统学报, 2019, 14(5): 865 – 876.

[12] 李斌, 李欣. 联系数学集对分析在银屑病血热证辨证论治的应用探析[C]//中华中医药学会, 重庆市中西医结合学会. 中华中医药学会皮肤科分会第七次学术年会暨 2010 年重庆四川中西医结合皮肤性病学术年会论文集. 重庆: 中华中医药学会皮肤科分会第七次学术年会暨 2010 年重庆四川中西医结合皮肤性病学术年会, 2010: 100 – 103.

[13] 张志礼. 跟名师学临床系列丛书[M]. 北京: 中国医药科技出版社, 2010: 321 – 322.

[14] 李京玉. 论皮肤病阴阳辨证[D]. 哈尔滨: 黑龙江中医药大学, 2012.

[15] 赵克勤.集对分析及其初步应用[M].杭州：浙江科学技术出版社，2000.

[16] 罗月，蒯仂，茹意，等.皮肤病脏腑辨证的联系数学模型在临床中的应用初探[J].时珍国医国药，2019，30(5)：1247，1248.

[17] 刘秀娟，侯凤杰.脏腑辨证治疗皮肤病临床应用举隅[J].中医药导报，2009，15(4)：71，72.

[18] 李斌，徐蓉，李福伦，等.基于联系数的痛风性关节炎血瘀证辨证因子研究[J].中西医结合学报，2009，7(8)：724-728.

[19] 徐蓉，李建伟，陈洁，等.凉血潜阳法治疗寻常型银屑病血热证的兼证分析及用药特点初探[J].中国皮肤性病学杂志，2011，25(11)：896-898.

[20] 彭振辉，张美芳，张秉亚，等.银屑病中医分型血清 TGF_β TNF_α 的生物测定[J].中国皮肤性病学杂志，2000，14(1)：2-3.

[21] 张广中，王萍，王莒生，等.2651例寻常型银屑病中医证候分布和顺变规律研究[J].中医杂志，2008，49(10)：894-896.

[22] 李福伦，李斌，段彦娟，等.苓珠凉血合剂对豚鼠银屑病模型血管内皮生长因子及其受体表达的影响[J].上海中医药大学学报，2008，22(6)：43-46，封3.

第六章
集对分析在治疗皮肤病中药优选中的应用

　　如何选方用药是临床医生在明确诊断后面临的决策难题。由于人类科技发展的阶段性限制,历史上中医面对不同疾病的中药优选及其组方运用,是在无数医家的临证经验基础上总结所得。在当代,则借助现代医学生物学知识的药理实验和卫生统计学方法获得,前者需临床验证,后者的数据虽然来自临床,但其理论基础是经典概率统计。理论上,经典概率统计要求被观测的样本容量为无穷大,这在临床中难以实现,而基于有限小样本临床药物应用疗效统计的药物筛选,又存在以偏概全的不足,甚至会出现误判、漏判,因而有必要探索基于临床药物应用有限小样本的疗效统计分析新方法,集对分析正是这样的一种新方法。从前几章介绍的集对分析理论与联系数知识可知,集对分析能同时从系统的宏观和微观两个层次上刻画系统的结构,并借助联系数的运算刻画其演化过程与演化结果。在因变量和自变量关系的处理上,侧重于在微观层次上挖掘因变量和自变量的同异反对应关系,并用联系数刻画这种关系,进而借助集对分析理论,从不同于经典概率卫生统计学的角度刻画微观层次上因变量随自变量变化的规律,因而可以作为中药临床药物优选的一种辅助手段。本章仅介绍笔者把集对分析应用于中医皮肤病治疗的中药优选方面的探讨。

第一节　原理与方法

一、原理

(一) 成对原理

　　由第三章第一节可知,成对原理指事物(或概念)成对存在[1]。把成对原理用于治疗皮肤病中药优选中,提示了当依据临床经验对治疗皮肤病中药药物进行优选时,必须同时采用从药理和医理上优选药物的思路和方法;在利用实验法对治疗皮肤病中药药物进行优选时,必须同时从临床应用角度进行皮肤病中药优选;当用经典卫生统计学方法处理治疗皮肤病中药药物临床应用数据时,必须同时用另一种非经典卫生统计学方法处理治疗皮肤病中药药物临床应用数据等。从阴阳理论来说,基于上述成对原理的中药优选方法,可以简称基于"阴阳互根"的"阴阳互补"法。

总结并推广以上思路,得出的结论:需要从多角度、多途径优选治疗皮肤病中药药物,以满足对各类皮肤病进行辨证论治的需要,提高临床疗效。

(二)系统不确定性原理

由第三章第三节可知,系统存在不确定性,即使在一个系统的宏观参数都确定时,其某些内在结构参数仍具有不确定性。同样,由于人体是一个开放的复杂巨系统,在与外界环境开展物质、能量与信息交换时,必然存在诸多不确定性,患者身上的皮肤病是人体这个开放的复杂巨系统的一个子系统,自然也存在诸多不确定性。总之,系统不确定原理提示我们,在治疗皮肤病的中药优选中,不可避免地存在各种不确定性,需要深入地研究这些不确定性的性质、来源与作用机制,灵活地应对辨证论治过程中遇到的各种不确定性,既要优选出具有普遍适用性的治疗皮肤病中药药物,又要优选出适用于不同证型的具有针对性的中药药物,并且优选出针对不同地区患者个体在不同阶段的随症加减用药,以及对药物的组方规律和组方机制优化进行研究等,以满足临床医生选用不同药物的需要[2]。

二、方法

本章内容中用到的研究方法主要包括集对分析法、同异反系统分析法、联系数法、偏联系数法、集对分析与非集对分析的联合应用法、临床资料法、文献资料法、实验法、系统分析法、综合法等,具体应用见以下各节内容。

第二节 基于集对分析的疗效曲线在银屑病血热证用药选优中的应用

银屑病是皮肤科领域的一种常见顽疾,中医辨证论治对本病有一定疗效,且多从血分论治。由于临床以血热证多见,故常用清热凉血药治疗血热型银屑病,但是中药的清热凉血药有百余种,临床优先选用哪些清热凉血药,临床医生常为此踌躇。因此,如何从银屑病患者的阶段性治疗效果反向推知和选用清热凉血药,是摆在临床医师面前的一个重要课题。本节通过把银屑病血热证患者的阶段性治疗效果看成一个由"痊愈""显效""好转""无效"等不同层次治疗结局组成的疗效系统,用集对分析中的四元联系数表征这个疗效系统,再根据得到的四元联系数,在疗效数量测度与疗效性质测度构成的直角坐标系中画出疗效曲线,计算不同的单味中药的疗效曲线与理想完美疗效曲线(全部治愈曲线)的距离,距离小的优于距离大的,用这样的思路筛选出:银屑病血热证常用清热凉血药中首选药为蛇莓(排序第一),次选药是苦参(排序第二),后面是重楼(排序第三)。从一个新的角度为银屑病临床辨证论治选药处方提供一个新途径。其中基于集对分析四元联系数的疗效曲线及其算法,对其他疾病临证用药选优时也有参考意义[3]。

一、资料与方法

（一）资料来源

资料来自上海中医药大学附属岳阳中西医结合医院皮肤科门诊和住院记录,中医辨证属血热证患者共 160 例,其中男性 95 例,女性 65 例,年龄最小 20 岁,最大 68 岁,平均44.26 岁,病程最短 2 个月,最长 30 年,平均 5.87 年。

（二）方法

1. 药物筛选与疗效统计

通过文献检索和医院历年临床数据统计得到干预银屑病血热证的清热凉血类中药共101 味,采用 Spearman 相关分析和 Pearson 积差相关分析筛选出麻黄、荆芥、防风等 39 味常用药,再利用临床统计数据和单因素相关系数法统计出这 39 味中药的阶段性治疗效果(痊愈、显效、好转、无效)统计数及百分比。为节约篇幅和叙述方便起见,本文仅用前14 味中药进行研究。

2. 联系数学法

第一步,把 14 味中药 $g_t(t=1, 2, \cdots, 14)$ 的阶段性治疗效果的统计数据写成四元联系数 $\mu(g_t) = a_t + b_t i + c_t j + d_t k$ 的形式,称该四元联系数为四元疗效联系数,简称疗效联系数。第二步,以疗效的数量性测度为横坐标 $x[\mu(g_t)]$,疗效的质量性测度为纵坐标 $y[\mu(g_t)]$,建立疗效二维直角坐标系 $O - x[\mu(g_t)]y[\mu(g_t)]$,在该坐标系中画出与 $\mu(g_t)$ 对应的曲线。第三步,构造集对。把全部病例均获得痊愈作为理想的完美疗效曲线,由于理想的完美疗效四元疗效联系数为 $\mu(理想) = 1 + 0i + 0j + 0k$,所以 $O - x[\mu(g_t)]y[\mu(g_t)]$ 坐标系中是一条直线,再利用公式

$$\rho_t = \sqrt{(1 - a_t)^2 + (0 - b_t)^2 + (0 - c_t)^2 + (0 - d_t)^2} \qquad (6.2.1)$$

计算出实际疗效曲线与理想的完美疗效曲线的距离 ρ_t。ρ_t 小的中药优于 ρ_t 大的中药,得到中药代号 g_t 的排序,g_t 优的排序号小,g_t 差的排序号大。

3. 对比法

对 g_t 按 a_t(痊愈百分比)从大到小排序为 1, 2, $\cdots$, 14,即痊愈百分比大的排序号小,痊愈百分比小的排序号大,并把此排序号与 g_t 按 ρ_t 的大小给出的排序号对照比较,两种排序号的差记为 δ_t,$\delta_t = 0$ 的称"同"(两种排序号相同),$1 \leq \delta_t \leq 2$ 的称"强偏同",$3 \leq \delta_t \leq 4$ 的称"偏同",$5 \leq \delta_t \leq 9$ 的称"偏反",$10 \leq \delta_t \leq 13$ 的称"反"。

4. 同异反判定

结合临床经验分析两种序号对应状况为"同""强偏同""偏同""偏反""反"的中药,是"同""强偏同""偏同"的属于银屑病血热证临床优选用药、次优选用药和再次优选用药。其他依此类推为需要注意和需要特别注意的用药。

二、结果

（1）14 味常用清热凉血药在阶段性治疗效果中的例数与百分比,见表 6 - 1。

表6-1　14味常用清热凉血药的疗效例数及百分比

代号	中药	治愈人数（百分比/%）	显效人数（百分比/%）	好转人数（百分比/%）	无效人数（百分比/%）	总例数
g_1	荆芥	54(27.41)	96(48.73)	44(22.34)	3(1.52)	197
g_2	苦参	84(46.67)	47(26.11)	36(20.00)	13(7.22)	180
g_3	白鲜皮	126(33.60)	125(33.33)	105(28.00)	19(5.07)	375
g_4	金银花	159(33.83)	174(37.02)	103(21.91)	34(7.23)	470
g_5	重楼	127(40.32)	95(30.16)	63(20.00)	30(9.52)	315
g_6	土茯苓	206(33.77)	201(32.95)	152(24.92)	51(8.36)	610
g_7	蛇莓	59(47.97)	34(27.64)	18(14.63)	12(9.76)	123
g_8	生地黄	226(27.59)	320(39.07)	201(24.54)	72(8.79)	819
g_9	牡丹皮	242(26.86)	360(39.96)	221(24.53)	78(8.66)	901
g_{10}	赤芍	243(28.59)	334(39.29)	194(22.82)	79(9.29)	850
g_{11}	地肤子	1(4.17)	6(25.00)	16(66.67)	1(4.17)	24
g_{12}	全蝎	37(25.52)	74(51.03)	23(15.86)	11(7.59)	145
g_{13}	蜈蚣	15(25.00)	36(60.00)	5(8.33)	4(6.67)	60
g_{14}	白芍	23(23.47)	57(58.16)	12(12.24)	6(6.12)	98

（2）14味中药的疗效四元联系及两种排序号的同异反,14味中药的疗效四元联系数及其痊愈率 a_t 排序号和其与理想疗效的距离 ρ_t 排序号及两种排序号的同(偏同,强偏同)异(偏反)反判定结果,见表6-2。

表6-2　14味中药的疗效四元联系数及两种排序号的同异反

$\mu(g_t)$	$a_t + b_t i + c_t j + d_t k$	a_t 排序号	ρ_t 排序号	同异反
$\mu(g_1)$	$0.274\ 1 + 0.482\ 3i + 0.223\ 4j + 0.015\ 2k$	9	5	偏同
$\mu(g_2)$	$0.466\ 7 + 0.261\ 1i + 0.200\ 0j + 0.072\ 2k$	2	2	同
$\mu(g_3)$	$0.336\ 0 + 0.333\ 3i + 0.280\ 0j + 0.050\ 7k$	6	7	强偏同
$\mu(g_4)$	$0.338\ 3 + 0.370\ 2i + 0.219\ 1j + 0.072\ 3k$	4	6	强偏同
$\mu(g_5)$	$0.403\ 2 + 0.301\ 6i + 0.200\ 0j + 0.095\ 2k$	3	3	强偏同
$\mu(g_6)$	$0.337\ 7 + 0.329\ 5i + 0.249\ 2j + 0.083\ 6k$	5	4	强偏同
$\mu(g_7)$	$0.479\ 7 + 0.276\ 4i + 0.146\ 3j + 0.097\ 6k$	1	1	同
$\mu(g_8)$	$0.275\ 9 + 0.390\ 7i + 0.245\ 4j + 0.087\ 9k$	8	9	强偏同
$\mu(g_9)$	$0.268\ 6 + 0.399\ 6i + 0.245\ 3j + 0.086\ 6k$	10	10	同
$\mu(g_{10})$	$0.285\ 9 + 0.392\ 9i + 0.228\ 2j + 0.092\ 9k$	7	8	强偏同
$\mu(g_{11})$	$0.014\ 7 + 0.250\ 0i + 0.666\ 7j + 0.041\ 7k$	14	14	同
$\mu(g_{12})$	$0.255\ 2 + 0.510\ 3i + 0.158\ 6j + 0.075\ 9k$	11	11	同
$\mu(g_{13})$	$0.250\ 0 + 0.600\ 0i + 0.083\ 3j + 0.066\ 7k$	12	12	同
$\mu(g_{14})$	$0.234\ 7 + 0.581\ 6i + 0.122\ 4j + 0.061\ 2k$	13	13	同

由表6-2可见,14味中药中有8味中药的 a_t 排序号与 ρ_t 排序号为"同",有5味中药的 a_t 排序号与 ρ_t 排序号为"强偏同",余下的1味中药之 a_t 排序号和 ρ_t 排序号为"偏同"。由此

可见,ρ_t排序号与a_t排序号具有高度同一性,同一度为$\dfrac{8}{14}$,强偏同度为$\dfrac{5}{14}$,偏同度为$\dfrac{1}{14}$。据此可以把14味清热凉血药聚为3类,见表6-3。

表6-3 14味清热凉血药按a_t与ρ_t排序号的同异反

理 由	药 物	按ρ_t排序号	与临床符合情况
a_t排序号与ρ_t排序号相同	蛇莓	1(优选用药)	符合
	苦参	2(次优选用药)	
	重楼	3(再次优选用药)	
	牡丹皮	10	
	全蝎	11	
	蜈蚣	12	
	白芍	13	
	地肤子	14	
a_t排序号与ρ_t排序号仅相差1~2个序号	土茯苓	4	符合
	白鲜皮	7	
	赤芍	8	
	生地黄	9	
	金银花	6	
a_t排序号与ρ_t排序号相差3~4个序号	荆芥	5	符合

三、讨论

(1)关于单味清热凉血药的疗效统计,从前述可见,单味清热凉血药的疗效统计数据是本研究中的基础数据,其获得的详细介绍可参考相关研究[4]。

(2)联系数是赵克勤先生在他创立的集对分析理论中提出的数学概念,用来表征2个集合同异反确定与不确定关系的一种结构函数。其优越性是同时从局部与整体上刻画2个集合的同异反确定与不确定关系,四元联系数是联系数的一种,用来刻画"痊愈""显效""好转""无效"4个不同层次的阶段性治疗结局,简单、方便、直观,只需把"痊愈"百分比、"显效"百分比、"好转"百分比、"无效"百分比直接当作四元联系数中的同一度a、偏同度b、偏反度c、对立度d,且写成$\mu=a+bi+cj+dk$的形式。容易看出,疗效四元联系数中的$a+b+c+d=1$,按集对分析理论和代数知识可知,a的系数为1,b的系数在$[0.5,1]$,视不同情况取值,c的系数在$[0,0.5]$,视不同情况取值,体现出"显效"与"好转"客观上存在继续向好或者向坏发展的不确定性,对立度c也称"无效度",系数k按集对分析理论取值为0。由此可见,1、i、j、k这4个系数客观上刻画了a、b、c、d的性质分别是相对确定的"痊愈";偏向于"痊愈"但又含有不确定性的"显效";接近于无效,但仍有一定程度改善,且又含有不确定性的"好转";以及相对确定的"无效"。正是由于这样定义的疗效四元联系数$\mu(g_t)=a_t+b_t i+c_t j+d_t k$既具有不同层次疗效的百分比($a$、$b$、$c$、$d$),又具有刻画不同疗效层次性质(相对确定的"痊愈",相对不确定的"显效""好转",相对确定的"无效")的1、i、j、k这4个系数(同时反映、刻画了显效和好转存有向好方向与向坏方向发

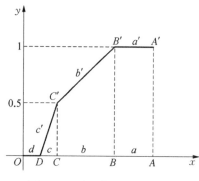

图 6-1 基于集对分析四元联系数的疗效曲线

展的两种趋势可能性的表示）。因此可以引进一个二维疗效直角坐标系,并在这个疗效直角坐标系中画出每种药物的疗效四元联系数,见图 6-1。

由图 6-1 可见,置顶直线段 $B'A'$ 就是所谓的理想疗效线,由 4 个线段 OD、DC'、$C'B'$、$B'A'$ 所组成的折线就是所需的疗效曲线,该曲线在 x 轴上的 4 个投影线段 $OD=d$("无效"百分比),$DC=c$("好转"百分比),$CB=b$("显效"百分比),$BA=a$("痊愈"百分比)。

沿着以上思路,可在 $O-xy$ 坐标系中画出 14 味中药的全部疗效曲线(图 6-2)。

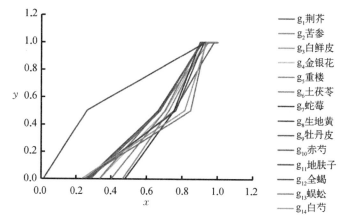

图 6-2 14 味中药的疗效曲线示意图

为便于区分,列出 3 味药物的疗效曲线,见图 6-3。

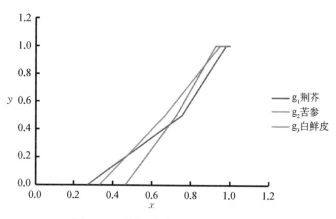

图 6-3 荆芥、苦参、白鲜皮疗效曲线

要说明的是,明明是折线,为何称之为曲线？因为从数学理论和临床实际分析,"痊愈""显效""好转""无效"亦可分成更细的层次,如"一级显效""二级显效""三级显效",

直至"无穷大级显效"。其中,"一级显效"接近"痊愈",无穷大级"显效"已是接近"好转"。同理,"好转"也可分为无穷多级别,"一级好转"接近"显效",无穷大级"好转"事实上已接近"无效",此关系在图6-1的x轴上已十分明显。因此,把这些无穷多层次的疗效画成疗效线段时,折线即变成曲线。换言之,疗效曲线既是从理论上把疗效四分细化到无穷分割的极限曲线,也是与临床实践相符,具有现实意义的曲线,有关疗效曲线的进一步含义和意义,将做深入研究。

（3）关于疗效曲线与理想疗效曲线的距离计算,表6-2中每个g_t的疗效曲线与理想疗效直线的距离计算是正确无疑的。因为在14味中药的两种疗效排序中,有8味中药a_t排序号和ρ_t排序号完全相同(a_t排序号和ρ_t排序号的序号差$\delta_t = 0$,事实上,在银屑病血热证临床中,这8味中药是复方中药中的基本用药)。而在$\mu(g_t)$的计算过程中,"显效"百分比b,"好转"百分比c,"无效"百分比d都参与了计算,足以说明ρ_t计算的科学性。但是,这种曲线与曲线之间的距离计算在图6-2上没有几何直观意义,试问其数学原理何在?

其实,在ρ_t的计算过程中,我们把图6-2上的疗效曲线做一个数学上的映射变换,把他们一一映射到一个四维疗效空间中,该空间由"痊愈""显效""好转""无效"四根轴组成。这样,每一根由四元疗效联系数所刻画的疗效曲线在这个疗效空间中都是一个"点",因此可以用被推广的两点间距离公式(式6.2.1)计算每个疗效点与理想疗效点的距离,而且计算结果正确。由于四维疗效空间不存在只有三维空间中才有的几何直观,为此给出上述两种不同空间的转换机制(图6-4)。

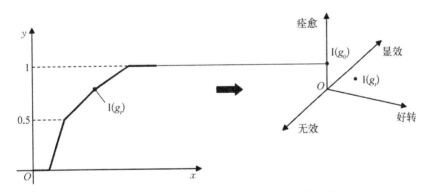

图6-4　四元疗效曲线向四维疗效空间的映射

从数学看,所有病证无论是在治疗过程中,还是在阶段性的治疗过程结束后,其疗效变化都可以在疗效空间中得到反映。因此,对于疗效空间的空间特性、空间划分及空间的动态变化,有许多问题待进一步深入研究。

综上研究可知,在中医治疗血热型银屑病的清热凉血中药中,优选用药、次优选用药和再次优选用药依次是蛇莓、苦参、重楼,这与笔者所在医院的临床经验相符。由此也表明在银屑病血热证临床用药优选中可以采用基于集对分析四元联系数的疗效曲线,至于本节方法是否可用于中医对其他疾病临证用药的选优,有待进一步研究。

第三节　基于集对分析加权疗效曲线的银屑病代表方剂用药规律研究

一、概述

银屑病是一种常见的皮肤病,地域分布较广,寻常型银屑病以血热证最常见,占53.8%[5],因此,国内中医学界在辨证论治本病时多用清热凉血之剂。研究表明,荆芥、白芍、白鲜皮、蜈蚣、全蝎、苦参、金银花、土茯苓、蛇莓、牡丹皮、生地黄、重楼、赤芍、地肤子、莪术15种中药是寻常型银屑病血热证的相关因素[6,7]。但我国疆域辽阔,南北气候分明,地域环境差异较大,银屑病患者的中医证型在不同性别、年龄、地区、病程和PASI评分上的分布差异均有统计学意义[8]。故各地中医医师治疗本病收治的患者时多根据实际症状辨证用药,以期获得较为满意的临床疗效,所得经验见诸文献中。

从现代医学角度考虑,如何从全国各地有代表性的不同方剂中找出治疗银屑病的一般用药规律,是一个富有科学意义的问题。为此,我们应用文献资料法,查阅到9首有代表性的银屑病中药方剂,运用第五章第二节集对分析疗效曲线改进后的加权疗效曲线对9首方剂的疗效进行综合评价。

二、资料

资料来自《中医学报》《中国中西医结合杂志》等9种中医学核心期刊上治疗银屑病的文献,9首代表方剂名与所在期刊和相关作者的地域分布及临床疗效与对照组的疗效等数据,见表6-4和表6-5[9-17]。

表6-4　9首代表方剂的药物组成及相关信息

序号	第一作者及所在单位	文献题目	所在期刊与出版年月	方剂名称	组方药物
1	李天举(郑州人民医院)	土槐菝葜汤治疗血热型银屑病临床研究	中医学报,2017,32(6):1094-1097	土槐菝葜汤	土茯苓30g,槐花15g,菝葜30g,虎杖20g,生地黄15g,牡丹皮15g,赤芍15g,紫草15g,茜草15g,白花蛇舌草20g,丹参20g,当归15g,白鲜皮15g,甘草6g
2	吴康君(黑龙江省中医药科学院)	犀角地黄汤加味治疗血热型寻常型银屑病的临床研究	中国社区医师,2017,33(20):104,105	犀角地黄汤加味	水牛角30g,生地黄15g,赤芍15g,石膏30g,土茯苓30g,牡丹皮15g,栀子12g,白花蛇舌草12g,白鲜皮10g,金银花15g,连翘12g,甘草10g
3	王晓丽(郑州市中医院)	乌蛇抗银方治疗进展期寻常型银屑病临床研究	中医学报,2014,29(7):1049,1050	乌蛇抗银方	土茯苓30g,槐花30g,忍冬藤30g,威灵仙10g,白鲜皮10g,丹参15g,乌梢蛇30g,赤芍15g,生地黄15g,菝葜10g,牡丹皮12g,玄参15g,麦冬15g,何首乌15g,当归15g,甘草10g

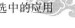

（续表）

序号	第一作者及所在单位	文献题目	所在期刊与出版年月	方剂名称	组方药物
4	周萌（广西中医学院附属瑞康医院）	理血消银汤治疗银屑病临床疗效及对血浆内皮素的影响	中国中西医结合杂志，2005，25（10）：929－931	理血消银汤	桃仁12 g，红花9 g，当归9 g，生地黄9 g，川芎12 g，赤芍10 g，土茯苓30 g，丹参20 g，白鲜皮15 g，甘草6 g
5	卢彦顺（登封市人民医院）	清凉解毒汤联合阿维A酯治疗银屑病临床研究	中医学报，2011，26（8）：1001，1002	清凉解毒汤	牡丹皮15 g，赤芍15 g，板蓝根20 g，栀子12 g，土茯苓30 g，槐花30 g，白鲜皮30 g，当归15 g，鸡血藤30 g，雷公藤15 g，蜈蚣2条
6	李珺莹［天津市中医药研究院附属医院（长征医院）］	清热解毒汤治疗血热型寻常型银屑病的疗效观察及对血清TNF-α的影响	中国皮肤性病学杂志，2017，31（5）：554－556	清热解毒汤	土茯苓、生地黄、元参、大青叶、板蓝根、黄芩、金银花、连翘、红花、槐花、牡丹皮、当归、麦冬、甘草各6 g
7	李福伦（上海中医药大学附属岳阳中西医结合医院）	芩珠凉血合剂治疗血热证银屑病的随机对照临床研究	中西医结合学报，2008,6(6)：586－590	芩珠凉血方	磁石30 g，珍珠母25 g，牡蛎30 g，黄芩9 g，紫草9 g，徐长卿9 g，薏苡仁10 g，防风9 g，甘草6 g
8	张秋玲（深圳市蛇口人民医院）	凉血活血复方治疗寻常性银屑病的临床观察及对血清TNF-α水平的影响	中国皮肤性病学杂志，2014，28（4）：410,411	凉血活血复方	大青叶15 g，生地黄15 g，黄芩12 g，紫草9 g，丹参12 g，赤芍10 g，牡丹皮9 g，当归12 g，土茯苓30 g，白鲜皮9 g，荆芥6 g，金银花20 g，白茅根30 g，水牛角30 g，甘草5 g
9	娄卫海（北京中医医院）	凉血活血汤治疗进行期银屑病的临床及实验研究	中华皮肤科杂志，1999,32(2)：80	凉血活血汤	白茅根、生地黄、紫草、茜草、板蓝根、山豆根、熟大黄、羚羊角粉（该文献中没有标注中药用量）

表6-5　9首中药方剂与其对照组的治疗效果

中药方剂名	治愈人数（治愈率/%）	显效人数（显效率/%）	好转人数（好转率/%）	无效人数（无效率/%）	总人数	有效率/%
土槐菝葜汤	18（51.43）	15（42.86）	2（5.71）	0（0.00）	35	100.00
对照组	7（21.21）	14（42.42）	9（27.27）	3（9.09）	33	90.91
犀角地黄汤加味	22（35.48）	23（37.10）	11（17.74）	6（9.68）	62	90.32
对照组	12（19.35）	20（32.26）	15（24.19）	15（24.19）	62	75.81
乌蛇抗银方	7（18.42）	20（52.63）	7（18.42）	4（10.53）	38	89.47
对照组	1（2.63）	12（31.58）	7（18.42）	18（47.37）	38	52.63
理血消银汤	41（34.75）	46（38.98）	24（20.34）	7（5.93）	118	94.07
对照组	23（22.55）	33（32.35）	37（36.27）	9（8.82）	102	91.18
清凉解毒汤	17（39.53）	16（37.21）	6（13.95）	4（9.30）	43	90.70
对照组	8（19.05）	14（33.33）	7（16.67）	13（30.95）	42	69.05
清热解毒汤	5（16.67）	19（63.33）	5（16.67）	1（3.33）	30	96.67
对照组	1（3.33）	8（26.67）	14（46.67）	7（23.33）	30	76.67
芩珠凉血方	1（3.33）	8（26.67）	16（53.33）	5（16.67）	30	83.33
对照组	1（3.57）	9（32.14）	8（28.57）	10（35.71）	28	64.29

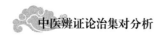
（续表）

中药方剂名	治愈人数 （治愈率/%）	显效人数 （显效率/%）	好转人数 （好转率/%）	无效人数 （无效率/%）	总人数	有效率/%
凉血活血复方	16(33.33)	23(47.92)	7(14.58)	2(4.17)	48	95.83
对照组	6(20.00)	12(40.00)	8(26.67)	4(13.33)	30	86.67
凉血活血汤	13(37.14)	13(37.14)	7(20.00)	2(5.71)	35	94.29
对照组	5(26.32)	6(31.58)	5(26.32)	3(15.79)	19	84.21

三、研究方法

（一）四元联系数法

把表6-5中的9首方剂的临床疗效"治愈""显效""好转""无效"用集对分析中的四元联系数 $\mu = a + bi + cj + dk$ 表示，其中 a 表示"治愈率"，b 表示"显效率"，c 表示"好转率"，d 表示"无效率"。当 $k = 0$（无效）时，取 $i = 0.666$，$j = 0.333$；当 $k = -1$（无效且恶化）时，取 $i = -0.333$，$i = -0.666$。

（二）与理想的完美疗效的距离计算

把治愈率 $a = 1$ 的 $\mu = 1 + 0i + 0j + 0k$ 作为理想的完美疗效四元联系数，计算每一首方剂的疗效四元联系数 $\mu_t = a_t + b_t i + c_t j + d_t k$ 与理想的完美疗效四元联系数 $\mu = 1 + 0i + 0j + 0k$ 的距离，按式（6.2.1）计算得出 ρ_t。ρ_t 小的方剂疗效优于 ρ_t 大的方剂。

（三）找用药规律

考察9首方剂中系统疗效排在前3位的用药规律，按用药频次聚类。

（四）做对比讨论

（1）把9首方剂按距理想的完美疗效距离大小排序与按单一治愈率大小排序做对比。

（2）把9首方剂按距理想的完美疗效距离大小排序与按综合值大小排序做对比。

（3）计算每首方剂的疗效与对照组疗效的提高幅度（各自与理想的完美疗效的距离差），按距离差排出9首方剂的优劣，并做讨论。

四、结果

（一）治愈率排序

9首代表方剂临床疗效"治愈""显效""好转""无效"的四元联系数及仅按"治愈率" a 的大小排序结果，见表6-6。

表6-6　9首代表方剂的疗效四元联系数及治愈率排序

序号	中药方剂名	疗效四元联系数 $\mu_t = a_t + b_t i + c_t j + d_t k$	按治愈率 a 排序的排序号
1	土槐菝葜汤	$0.5143 + 0.4286i + 0.0571j + 0.0000k$	①
	对照组	$0.2121 + 0.4242i + 0.2727j + 0.0909k$	
2	犀角地黄汤	$0.3548 + 0.3710i + 0.1774j + 0.0960k$	④
	对照组	$0.1935 + 0.3226i + 0.2419j + 0.2419k$	

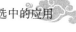

（续表）

序号	中药方剂名	疗效四元联系数 $\mu_t = a_t + b_t i + c_t j + d_t k$	按治愈率 a 排序的排序号
3	乌蛇抗银方	$0.1842 + 0.5263i + 0.1842j + 0.1050k$	⑦
	对照组	$0.0263 + 0.3158i + 0.1842j + 0.4737k$	
4	理血消银汤	$0.3475 + 0.3898i + 0.2034j + 0.0590k$	⑤
	对照组	$0.2255 + 0.3235i + 0.3627j + 0.0882k$	
5	清凉解毒汤	$0.3953 + 0.3721i + 0.1395j + 0.0930k$	②
	对照组	$0.1905 + 0.3333i + 0.1667j + 0.3095k$	
6	清热解毒汤	$0.1667 + 0.6333i + 0.1667j + 0.3330k$	⑧
	对照组	$0.0333 + 0.2667i + 0.4667j + 0.2333k$	
7	芩珠凉血方	$0.0333 + 0.2667i + 0.5333j + 0.1660k$	⑨
	对照组	$0.0357 + 0.3214i + 0.2857j + 0.3571k$	
8	凉血活血复方	$0.3333 + 0.4792i + 0.1458j + 0.0410k$	⑥
	对照组	$0.2000 + 0.4000i + 0.2667j + 0.1333k$	
9	凉血活血汤	$0.3714 + 0.3714i + 0.2000j + 0.0571k$	③
	对照组	$0.2632 + 0.3158i + 0.2632j + 0.1579k$	

（二）综合值的和

表 6-6 中的疗效四元联系数 $\mu_t = a_t + b_t i + c_t j + d_t k$ 中取 $i = 0.666$，$j = 0.333$，$k = 0$ 后的综合值的和，见表 6-7。

表 6-7　取显效系数 $i = 0.666$，好转系数 $j = 0.333$，无效系数 $k = 0$ 的各方剂疗效联系数及其综合值的和

序号	中药方剂名	疗效四元联系数 $\mu_t = a_t + b_t i + c_t j + d_t k$	综合值的和 $a_t + b_t i + c_t j$ 及排序号	与理想的完美疗效联系数的距离与排序号	比对照组提高幅度与排序号	$i = -0.333$，$j = -0.666$，$k = -1$ 时与理想的完美疗效联系数的距离及排序号
1	土槐菝葜汤	$0.5143 + 0.3215i + 0.0143j + 0k$	$0.7332$①	$0.5077$①	$0.3182$②	$0.4627$①
	对照组	$0.2121 + 0.3182i + 0.0068j + 0k$	0.4467	0.8258		0.7481
2	犀角地黄汤	$0.3548 + 0.2783i + 0.0044j + 0k$	$0.5514$⑥	$0.6744$④	$0.1895$④	$0.6146$④
	对照组	$0.1935 + 0.2420i + 0.0605j + 0k$	0.3748	0.8640		0.7446
3	乌蛇抗银方	$0.1842 + 0.3947i + 0.0461j + 0k$	$0.4624$⑧	$0.8499$⑦	$0.2499$③	$0.7802$⑦
	对照组	$0.0263 + 0.2369i + 0.0461j + 0k$	0.1994	1.0948		0.8352
4	理血消银汤	$0.3475 + 0.2924i + 0.0509j + 0k$	$0.5592$⑤	$0.6815$⑤	$0.1416$⑦	$0.6221$⑤
	对照组	$0.2255 + 0.2426i + 0.0907j + 0k$	0.4173	0.8232		0.7226
5	清凉解毒汤	$0.3953 + 0.2791i + 0.0349j + 0k$	$0.5928$②	$0.6311$②	$0.2496$②	$0.5771$②
	对照组	$0.1905 + 0.2500i + 0.0471j + 0k$	0.3727	0.8808		0.7313

149

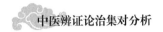

（续表）

序号	中药方剂名	疗效四元联系数 $\mu_t = a_t + b_t i + c_t j + d_t k$	综合值的和 $a_t + b_t i + c_t j$ 及排序号	与理想的完美疗效联系数的距离与排序号	比对照组提高幅度与排序号	$i = -0.333$, $j = -0.666$, $k = -1$ 时与理想的完美疗效联系数的距离及排序号
6	清热解毒汤	$0.166\,7 + 0.475\,0i + 0.041\,7j + 0k$	0.496 9⑦	0.867 4⑧	0.178 3⑤	0.797 8⑧
	对照组	$0.033\,3 + 0.200\,0i + 0.116\,7j + 0k$	0.205 4	1.045 7		0.880 7
7	芩珠凉血方	$0.033\,3 + 0.200\,0i + 0.133\,3j + 0k$	0.210 9⑨	1.047 1⑨	0.004 2⑨	0.879 0⑨
	对照组	$0.035\,7 + 0.241\,1i + 0.071\,4j + 0k$	0.220 0	1.051 2		0.868 7
8	凉血活血复方	$0.333\,3 + 0.359\,4i + 0.036\,5j + 0k$	0.584 8③	0.693 6⑥	0.147 2⑥	0.638 6⑥
	对照组	$0.200\,0 + 0.300\,0i + 0.066\,7j + 0k$	0.422 0	0.422 0		0.756 9
9	凉血活血汤	$0.371\,4 + 0.278\,6i + 0.050\,0j + 0k$	0.573 6④	0.656 8③	0.123 9⑧	0.599 0③
	对照组	$0.263\,2 + 0.236\,9i + 0.065\,8j + 0k$	0.442 9	0.580 8		0.690 0

（三）与理想的完美疗效联系数距离排序

9首代表方剂的临床疗效四元联系数在取 $i = -0.333$，$j = -0.666$，$k = -1$ 后与理想的完美疗效联系数 $\mu = 1 + 0i + 0j + 0k$ 的距离计算结果及其排序（距离值小的优先于距离大的），见表6-7。由表可看出，最优疗效方剂、次优疗效方剂、再次优疗效方剂依次是土槐菝葜汤、清凉解毒汤、凉血活血汤。

（四）综合值的和排序

9首代表方剂的临床疗效四元联系数在 $i = 0.666$，$j = 0.333$，$k = 0$ 后的综合值加和 $a_t + b_t i + c_t j$ 见表6-7，按综合值加和大的优先于综合值加和小的排序。排在第一位的是土槐菝葜汤，这与按理想完美疗效距离排序的结果相同；排在第二、三位的凉血解毒汤、凉血活血汤及其他各方剂在理想完美疗效距离法中和综合有效值排序结果相同，且与表6-6中给出的仅按治愈率的大小排序结果也完全相同，表明本文给出的理想完美疗效距离法排出的前三位方剂的优先性完全可信。

（五）用药规律

结合表6-4可以看出，土槐菝葜汤、清凉解毒汤、凉血活血汤这3首方剂中没有共用药，其中任两首方剂中共用的中药（用药频次为2）有生地黄、白鲜皮、土茯苓、牡丹皮、槐花、赤芍、板蓝根、当归、紫草、茜草，其余的白茅根、熟大黄、栀子、鸡血藤、雷公藤、蜈蚣、虎杖、白花蛇舌草、丹参、甘草、菝葜、山豆根、羚羊角粉用药频次都是1。

五、讨论

与排名最末的3个方剂相比，排名第一的土槐菝葜汤还增添菝葜、白花蛇舌草、虎杖、丹参等，《品汇精要》言菝葜，能散肿毒；《泉州本草》言白花蛇舌草，主清热散瘀，消痈解毒；《日华子本草》言虎杖，主疮疖痈毒，扑伤瘀血。三者使全方增强清热解毒之功，且药理研究显示菝葜含黄酮类成分，具有明显的抗肿瘤作用和抗免疫、抗炎症细胞因子作用，抑制 TNF－α 的分泌,减少炎症细胞对组织的浸润[18];白花蛇舌草具有抗癌、抗炎等作用[19];虎杖具有改善微循环、抗肿瘤、调节代谢等作用[20];《本草纲目》云丹参能破宿血、补新血、调经脉,其能降低血黏度,改善微循环及血液流变学,从而促进皮损消退[21]。排名第二的清凉解毒汤增加了鸡血藤、雷公藤、蜈蚣等通络的药物,"久病入络""络以通为用",增加藤类药物既能活血亦可通络,而蜈蚣为血肉有形之品,有动跃攻冲之性,体阴而用阳,能深入髓络,攻剽痼结之痰瘀,旋转阳动之气,清除瘀血之结块[22]。药理研究显示雷公藤祛风除湿、活血通络,具有强力抗炎作用,并能抑制体液免疫和细胞免疫,对某些变态反应性疾病有迅速而显著的疗效[23]。蜈蚣可扩张血管,降低血液黏滞度,改善局部组织高凝血状态[24],与诸药共奏,使全方化瘀之效更显著。排名第三的凉血活血汤增添了熟大黄、羚羊角粉,羚羊角能抗炎、解热、增强免疫等[25];熟大黄清热凉血,逐瘀通经,《神农本草经》云其下瘀血、破积聚、荡涤肠胃、推陈致新,其具有调节胃肠功能、抗肿瘤、抗炎等作用[26],验证了集对分析的可靠性。因此,建议在土槐菝葜汤的基础上增加鸡血藤、雷公藤、蜈蚣、羚羊角、熟大黄,以获得更高的疗效,这也有待进一步的临床验证。

考虑到银屑病发病与当地环境及生活习俗的关系,我们还注意到 9 首方剂的地域性,因此,又利用文献中每首方剂疗效与对照组疗效的比较,计算各对照组疗效与理想的完美疗效联系数的距离(表 6－7),并进一步计算中药方剂疗效与对照组疗效的提高幅度,即用中药疗效与理想的完美疗效联系数的距离减去对照组与理想的完美疗效联系数的距离,再根据这两个距离的差排序,差值大的优于差值小的,这样的计算结果也列在表 6－7中。从表 6－7 看出提高幅度最优的仍是土槐菝葜汤,其次是清凉解毒汤,该方剂在理想完美疗效排序法中也排在第二位,排在第三位的是乌蛇抗银汤,该方剂在理想完美疗效距离法中排在第七位。

用四元联系数刻画银屑病临床疗效中的"治愈率""显效率""好转率"和"无效率"具有系统性和全面性,这是毋庸置疑的,但是四元联系数中的 i、j、k 如何取值是一个棘手的问题。文中计算总有效值时,把代表无效的 k 取值为 0,这样也就把"治愈""显效""好转""无效"所在的空间定义在[0,1]区间内,并把[0,1]区间均分成[0,0.333]、(0.333,0.666]、(0.666,1]3 个子区间,i 和 j 分别是中间的两个分界点,所以取 $i = 0.666$,$j = 0.333$,其临床意义是相当于把"治愈"的权重看成"1"时,"显效"相当于 0.666 权重的"治愈","好转"相当于 0.333 权重的"治愈",这样的设置便于各方剂疗效的总治愈率计算,与其他角度所确定的 9 首方剂之整体疗效的优劣排序结果一致,说明此设置合理。

疗效曲线的概念于本章第二节提出但没有表明 i、j、k 的具体值,而在不计 i、j、k 的值时,直接运用两点间距离公式式(6.2.1),可能会出现混淆优劣的情况,如有 3 个不同的方剂,其临床疗效联系数分别是 $\mu_1 = 0.8 + 0.2i + 0j + 0k$,$\mu_2 = 0.8 + 0i + 0.2j + 0k$,$\mu_3 = 0.8 + 0i + 0j + 0.2k$,直观上可看出 μ_1 优于 μ_2,μ_2 优于 μ_3。如果不计较 i、j 的值,μ_1、μ_2、μ_3 距理想的完美疗效联系数 $\mu_0 = 1 + 0i + 0j + 0k$ 的距离按式(6.2.1)计算结果是相同的,都是 $\rho_t = \sqrt{0.04} = 0.2$,显然不合情理,按本文给出的 i、j、k 取值约定,取 $i = -0.333$,

$j = -0.666, k = -1$，则

$$\rho(\mu_1) = \sqrt{(1-0.8)^2 + [0-(-0.333)\times 0.2]^2} = \sqrt{0.04+0.0044} = \sqrt{0.0444} = 0.2107$$

$$\rho(\mu_2) = \sqrt{(1-0.8)^2 + [0-(-0.666)\times 0.2]^2} = \sqrt{0.04+0.0177} = \sqrt{0.0577} = 0.2402$$

$$\rho(\mu_3) = \sqrt{(1-0.8)^2 + [0-(-1)\times 0.2]^2} = \sqrt{0.04+0.04} = \sqrt{0.08} = 0.2828$$

也就是 μ_1 距理想的完美疗效 $\mu_0 = 1 + 0i + 0j + 0k$ 的距离为 0.2107，比 μ_2 距理想的完美疗效联系数的距离 0.2402 更接近完美疗效。同理，因为 0.2402<0.2828，知 μ_2 比 μ_3 更优，这与实际情况吻合。

事实上，此处 i、j、k 的取值与综合有效值计算时 i、j、k 的取值在集对分析意义上是一致的。例如，i 在综合有效值计算时取 $i = 0.666$，意即"显效"中有 66.6% 倾向于"治愈""+1"方向，那么剩余的 0.333 应当是倾向于"−1"方向，也就是将后退到"好转"层次上，所以这里取 $i = -0.333$；同理，j 在综合有效值计算时，取 $j = 0.333$，意即"好转"中只有33.3% 倾向于"治愈""+1"方向，那么剩余的 0.666 应当是倾向于"−1"方向，所以这里取 $j = -0.666$。同理，k 在综合有效值计算时，取 $k = 0$（也就是不计入综合有效值），意即"无效"中只有 0 倾向于"治愈""+1"方向，其余的 100% 倾向于"+1"方向的反方向"−1"，所以这里取 $k = -1$。

由上可见，9 首方剂的综合疗效，除了实验组与对照组提高幅度排序外，其他任一个角度的综合排序都具有相同的排序结果，由此确定的前 3 位排序的 3 首方剂其综合优势是可信的，组成土槐菝葜汤、清凉解毒汤、凉血活血汤这 3 首代表方剂中的药物也具有临床用药的优先性。若再利用联系数的几何特性检验这 3 首代表方剂的疗效稳定性，发现只有清凉解毒汤的疗效存在几何稳定性（$a = 0.3953$，$b = 0.3721$，$c = 0.1395$，$a+b>c$，$a+c>b$，$b+c>a$）提示该处方药物的有效性值得进一步研究。当然，其余 6 首代表方剂的选用药不能因此被一概否定，因为其适应于不同地域的银屑病患者，只是总体疗效有待提高。研究表明，即使是 9 首治疗银屑病代表方剂中疗效最好的土槐菝葜汤，其治愈率也只有 51.43%。由此可见，中药完全治愈银屑病的任务还很艰巨，提高银屑病中医辨证论治临床疗效还有很大空间。

第四节　基于集对分析疗效曲线与偏联系数的银屑病用药优选探讨

一、概述

银屑病是皮肤科领域的一种常见顽疾，临床以红斑、鳞屑、浸润、瘙痒为主要特征。中医学认为，银屑病病位在血分（确定性因素），发病过程中可兼夹风、寒、湿等邪。同时，由

于受到方剂构成复杂、药物多向作用机制、患者体质不一等诸多不确定性因素的影响,一定程度上无法直观评价药物疗效。因此,对不确定性因素的处理并挖掘潜在的对应规律,对中医临床用药的优选方法具有重要意义。本文在 Spearman 相关分析与 Pearson 积差相关分析筛选的 14 味中药基础上[27, 28],通过非经典卫生统计集对分析法,基于银屑病血热证患者"痊愈""显效""好转""无效"等不同层次的治疗结局建立银屑病用药与疗效关联的四元联系数数学模型。根据四元联系数模型的几何特性,在疗效数量测度与疗效性质测度构成的直角坐标系中绘制疗效曲线,计算不同单味中药的疗效曲线构成的疗效面积大小,面积大的优越于面积小的。根据不同单味中药的四元联系数计算各中药的全偏联系数,认为全偏联系数大的优于小的。运用集对分析的同异反系统比对法分析两种方法排序的可信度,将排序号为同(可信度高)的药物按照疗效面积的排序进行再次排序,筛选出银屑病血热证常用清热凉血药中的优选药物,为银屑病的临床辨证论治、选药处方提供一种新的科学依据。

二、研究方法

(一)资料来源

资料来自上海中医药大学附属岳阳中西医结合医院皮肤科门诊和住院记录,中医辨证属血热证患者共 160 例,其中男 95 例,女 65 例,年龄最小 20 岁,最大 68 岁,平均 44.26 岁,病程最短 2 个月,最长 30 年,平均 5.87 年[27]。

(二)方法

1. 药物筛选与疗效统计

通过文献检索和医院历年临床数据统计得到干预银屑病血热证的清热凉血类中药共 101 味,采用 Spearman 相关分析和 Pearson 积差相关分析筛选出麻黄、荆芥、防风等 39 味为常用药,再利用临床统计数据和单因素相关系数法统计出这 39 味中药的阶段性治疗效果(痊愈、显效、好转、无效)的统计数及百分比。为节约篇幅和叙述方便起见,本文仅用前 14 味进行探讨。

2. 集对分析法

(1)四元联系数模型的建立:集对分析是由我国学者赵克勤先生于 1989 年提出的一种处理系统不确定性的数学理论,至今已被广泛应用。集对分析的基本数学方法为建立特征函数联系数并做进一步分析。本文主要用到四元联系数,基于疗效阶段性发展的连续性和离散性,以 a、b、c、d 依次表示不同层次治疗结局"痊愈""显效""好转""无效"的血热证银屑病患者疗效数量性测度,通过归一化处理,使 $a+b+c+d=1$,根据集对分析理论,其疗效四元联系数数学表达式可以写为 $\mu = a+bi+cj+dk$。影响疗效发展的不确定性因素的示性系数 i、j、k 各自在 $[0,1]$ 区间取值,统称为联系数 μ 联系分量的示性系数。a 联系分量的示性系数为 1,代表确定性的"有效";k 是对立度 d 的示性系数,按集对分析理论取值 0,表示与 a 疗效对立的"无效";i、j 是差异度 b、c 的示性系数,按集对分析理论,i、j 在 $[0,1]$ 区间视不同情况取值,借此表明 bi、cj 处在 a 与 dk 相互对立的两个中介过渡层次。从系统的角度看,建立了确定性与不确定性两个集合组成的集对元系统,"痊愈""显效""好转""无效"则是这个系统的子系统。

（2）基于四元联系数的疗效曲线面积与全偏联系数

第一步,根据模型建立方法,将 14 味中药 g_t（$t = 1, 2, \cdots, 14$）的阶段性治疗效果的统计数据写成疗效四元联系数 $\mu(g_t) = a_t + b_t i + c_t j + d_t k$ 的形式,简称疗效联系数。

第二步,以药物疗效的数量性测度即患者样本量为横坐标 $x[\mu(g_t)]$,疗效的质量性测度即不同疗效结局为纵坐标 $y[\mu(g_t)]$,建立疗效二维直角坐标系,$O - x[\mu(g_t)]y[\mu(g_t)]$,在该坐标系中画出与 $\mu(g_t)$ 对应的曲线,见图 6-1。

第三步,计算疗效曲线构成的疗效面积 S_t。利用公式:

$$S_t = a + \frac{1 + 0.5}{2} \times b + \frac{0.5}{2} \times c$$

第四步,计算疗效联系数三阶全偏联系数 $\partial^3 \mu(g)$。利用公式:

$$\partial^{3+} \mu(g) = \cfrac{\cfrac{\cfrac{a}{a+b}}{\cfrac{a}{a+b} + \cfrac{b}{b+c}}}{\cfrac{\cfrac{a}{a+b}}{\cfrac{a}{a+b} + \cfrac{b}{b+c}} + \cfrac{\cfrac{b}{b+c}}{\cfrac{b}{b+c} + \cfrac{c}{c+d}}}$$

$$\partial^{3-} \mu(g) = \cfrac{\cfrac{\cfrac{d}{c+d}}{\cfrac{d}{c+d} + \cfrac{c}{b+c}}}{\cfrac{\cfrac{c}{b+c}}{\cfrac{b}{a+b} + \cfrac{c}{b+c}} + \cfrac{\cfrac{d}{c+d}}{\cfrac{d}{c+d} + \cfrac{c}{b+c}}}$$

$\partial^3 \mu(g) = \partial^{3+} \mu(g) + \partial^{3-} \mu(g) > 0$（表明疗效潜在趋势向痊愈发展）。

$\partial^3 \mu(g) = \partial^{3+} \mu(g) + \partial^{3-} \mu(g) < 0$（表明疗效潜在趋势向无效发展）。

$\partial^3 \mu(g) = \partial^{3+} \mu(g) + \partial^{3-} \mu(g) = 0$（表明疗效潜在趋势是临界状态）。

（3）同异反系统比对法:对 g_t 按疗效面积 S_t 从大到小排序,表示药物疗效的趋势,再次对 g_t 按三阶全偏联系数 $\partial^3 \mu(g)$ 从大到小排序,表示药物的疗效潜在趋势。将两个排序号对照比较,其差值的绝对值记为 δ_t, $\delta_t = 0$ 的称"同"（两种排序号相同）, $1 \leqslant \delta_t \leqslant 2$ 的称"强偏同", $3 \leqslant \delta_t \leqslant 4$ 的称"偏同", $5 \leqslant \delta_t \leqslant 9$ 的称"偏反", $10 \leqslant \delta_t \leqslant 13$ 的称"反"。

各症状排序号相同的药物提示,针对该疾病的药物疗效在宏观（疗效面积）和微观发展趋势(全偏联系数)两个层次上相同。两种排序号属于偏同的药物则提示,针对该疾病的药物疗效在宏观和微观发展趋势上大致相同。两种排序号属于偏反和反的药物提示,针对该疾病的药物疗效在宏观和微观层次上呈现一定程度相背离的现象,需要在临证时特别注意和进一步关注患者的治疗效果及治疗机制。两种方法(疗效曲线面积与全偏联系数)得到的排序号的同、异、反,本身也是一种集对分析。虽然需要进一步研究异和反的机制具有不确定性,但已具备一定的可信度,可信度从高到低是同(可信度高)、偏同(可信度较高)、偏反(可信度较低)、反(可信度低)。

三、结果

(1) 14 味中药在阶段性治疗效果中的例数与百分比,见表 6-8。

表 6-8　14 味常用清热凉血药的疗效例数及百分比

代号	中　药	治愈例数 (百分比/%)	显效例数 (百分比/%)	好转例数 (百分比/%)	无效例数 (百分比/%)	总例数
g_1	荆芥	54(27.41)	96(48.73)	44(22.34)	3(1.52)	197
g_2	苦参	84(46.67)	47(26.11)	36(20.00)	13(7.22)	180
g_3	白鲜皮	126(33.60)	125(33.33)	105(28.00)	19(5.07)	375
g_4	金银花	159(33.83)	174(37.02)	103(21.91)	34(7.23)	470
g_5	重楼	127(40.32)	95(30.16)	63(20.00)	30(9.52)	315
g_6	土茯苓	206(33.77)	201(32.95)	152(24.92)	51(8.36)	610
g_7	蛇莓	59(47.97)	34(27.64)	18(14.63)	12(9.76)	123
g_8	生地黄	226(27.59)	320(39.07)	201(24.54)	72(8.79)	819
g_9	牡丹皮	242(26.86)	360(39.96)	221(24.53)	78(8.66)	901
g_{10}	赤芍	243(28.59)	334(39.29)	194(22.82)	79(9.29)	850
g_{11}	地肤子	1(4.17)	6(25.00)	16(66.67)	1(4.17)	24
g_{12}	全蝎	37(25.52)	74(51.03)	23(15.86)	11(7.59)	145
g_{13}	蜈蚣	15(25.00)	36(60.00)	5(8.33)	4(6.67)	60
g_{14}	白芍	23(23.47)	57(58.16)	12(12.24)	6(6.12)	98

(2) 14 味中药的疗效四元联系数及两种排序号的同异反,14 味中药的疗效四元联系数及两种排序方法[疗效面积 S_t 和三阶全偏联系数 $\partial^3 \mu(g)$]的同异反比较,见表 6-9。

表 6-9　14 味中药的疗效四元联系数及两种排序号的同异反

$\mu(g_t)$	$a_t + b_t i + c_t j + d_t k$	S_t 排序号	$\partial^3 \mu(g)$ 排序号	同异反
$\mu(g_1)$	$0.2741 + 0.4823i + 0.2234j + 0.0152k$	5	5	同
$\mu(g_2)$	$0.4667 + 0.2611i + 0.2000j + 0.0722k$	3	2	强偏同
$\mu(g_3)$	$0.3360 + 0.3333i + 0.2800j + 0.0507k$	9	7	强偏同
$\mu(g_4)$	$0.3383 + 0.3702i + 0.2191j + 0.0723k$	8	6	强偏同
$\mu(g_5)$	$0.4032 + 0.3016i + 0.2000j + 0.0952k$	6	3	偏同
$\mu(g_6)$	$0.3377 + 0.3295i + 0.2492j + 0.0836k$	10	4	偏反
$\mu(g_7)$	$0.4797 + 0.2764i + 0.1463j + 0.0976k$	1	1	同
$\mu(g_8)$	$0.2759 + 0.3907i + 0.2454j + 0.0879k$	12	9	偏同

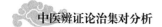

（续表）

$\mu(g_t)$	$a_t + b_t i + c_t j + d_t k$	S_t排序号	$\partial^3\mu(g)$排序号	同异反
$\mu(g_9)$	$0.268\,6 + 0.399\,6i + 0.245\,3j + 0.086\,6k$	13	10	偏同
$\mu(g_{10})$	$0.285\,9 + 0.392\,9i + 0.228\,2j + 0.092\,9k$	11	8	偏同
$\mu(g_{11})$	$0.014\,7 + 0.250\,0i + 0.666\,7j + 0.041\,7k$	14	14	同
$\mu(g_{12})$	$0.255\,2 + 0.510\,3i + 0.158\,6j + 0.075\,9k$	7	11	偏同
$\mu(g_{13})$	$0.250\,0 + 0.600\,0i + 0.083\,3j + 0.066\,7k$	2	12	反
$\mu(g_{14})$	$0.234\,7 + 0.581\,6i + 0.122\,4j + 0.061\,2k$	4	13	偏反

从结果上看，处于"同"药物为蛇莓、荆芥、地肤子，可信度高。前两者的疗效面积排名靠前，说明其正向的药效表现更为显著。蛇莓味甘、苦，性寒，可清热凉血；荆芥味辛，性微温，入肺、肝经，可祛风清热、解表透疹。这两味药物的疗效在临床上也得到了印证，见表6-10。

表6-10　基于同异反分析的 S_t 排序

同异反	药物	S_t排序号	与临床符合情况
同	蛇莓	1	符合
	荆芥	5	
	地肤子	14	
强偏同	苦参	3	符合
	金银花	8	
	白鲜皮	9	
偏同	重楼	6	符合
	全蝎	7	
	赤芍	11	
	生地黄	12	
	牡丹皮	13	
偏反	土茯苓	10	
	白芍	4	
反	蜈蚣	2	

四、讨论

（一）关于单味清热凉血药的疗效统计

从前述可见，单味清热凉血药的疗效统计数据是本研究中的基础数据，其获得的详细介绍可参考相关研究[27, 28]。

（二）原理探究

联系数是我国学者赵克勤先生在他创立的集对分析理论中提出的数学概念，用来表征两个集合同异反关系的一种结构函数。其优越性是同时从局部与整体上刻画两个集合的联系。从系统的角度看,中医药疗效评价是基于"药物-疗效"潜在关系复杂的现象,在患者处于多个阶段性疗效的情况下,往往容易忽视其潜在疗效趋势的发展。例如,患者目前处于"好转"阶段,其下一个阶段是往"显效"发展或往"无效"发展,同样能够在某种程度上代表其药效。通过建立四元联系数"痊愈""显效""好转""无效"4 个不同层次的治疗结局,带入四元联系数中的同一度 a、偏同度 b、偏反度 c 与对立度 d 的概念,可以将药物对患者疗效表达为 $\mu = a + bi + cj + dk$ 的数学形式,从而建立药效数学模型。i、j 在 $[0, 1]$ 区间取值,表示处于"显效"或"好转"的患者具有在一定范围内向"痊愈"或向"无效"发展的不确定性。

根据专业知识可知结束用药的临界状态"痊愈"与"显效""好转"和开始用药的临界状态"无效",都从其后一个状态的基础上发展而来,因此可以运用集对分析偏联系数法,用 $\dfrac{a}{a+b}$ 刻画"显效"向"痊愈"提高的程度,同理用 $\dfrac{b}{b+c}$、$\dfrac{c}{c+d}$ 刻画其向疗效更好阶段(正方向)的发展。得出一阶正(负)偏联系数后,类似地,再一次应用以上思路,假定 $\dfrac{a}{a+b}$ 原本处在 $\dfrac{b}{b+c}$ 的层次上,是 $\dfrac{b}{b+c}$ 从这个层次上朝痊愈的方向提高而来,用

$$\dfrac{\dfrac{a}{a+b}}{\dfrac{a}{a+b}+\dfrac{b}{b+c}}$$ 作为这种正向提高的测度,最终得到四元联系数 μ 的三阶偏正联系数。

此时 $\partial^{3+}\mu(g)$ 已没有不确定取值的示性系数 i、j、k。

在疗效联系数 $\mu(g)$ 中,不仅存在向正方向发展的趋势,也同时存在向负方向发展的趋势。因此,需要同时计算四元联系数 $\mu = a_t + b_t i + c_t j + d_t k$ 的三阶偏负联系数。同理可以得到 $\mu(g)$ 的三阶偏负联系。$\partial^{3-}\mu(g)$ 已没有不确定取值的示性系数 i、j、k。

显然,在某一时刻不同层次上的负向发展总趋势与这些层次上的正向发展总趋势是一对矛盾,$\mu(g)$ 的三阶全偏联系数 $\partial^{3}\mu(g) = \partial^{3+}\mu(g) + \partial^{3-}\mu(g)$ 从数值上刻画了这种潜在的矛盾运动,这一矛盾运动的结果就是银屑病患者的症状变化与用药变化的关系。归纳起来可以看出,上述四元联系数 $\mu(g)$ 的三阶全偏联系数,本质上是从微观层次上刻画药效有效与无效趋势这对矛盾的数学工具。

正是由于这样定义的疗效四元联系数 $\mu(g) = a_t + b_t i + c_t j + d_t k$ 既具有不同层次疗效的百分比(a、b、c、d),又具有刻画不同疗效层次性质(相对确定的"痊愈",相对不确定的"显效""好转""无效")的 l、i、j、k 这 4 个示性系数(同时反映、刻画了显效和好转存向痊愈、无效发展的两种趋势可能性的表示)。为方便观察,我们建立一个药物疗效的数量性测度与质量性测度二维疗效直角坐标系,每一名患者根据阶段性疗效状态 a、b、c、d 与不确定示性系数 i、j、k,可以在此坐标轴上以散点表示,将这些散点连接,即疗效曲线,代表每种药物在疗效四元联系数疗效直角坐标系中的几何意义,见图 6-1。

根据多边形面积公式可得其面积 $= a + \dfrac{3}{4}b + \dfrac{1}{4}c$。

沿着以上思路,可在 $O-xy$ 坐标系中画出 14 味中药的全部疗效曲线,并求得其面积值,因坐标轴的特性,仅以此图示意刻画药物宏观正向的疗效趋势。

（三）医学意义

由于药物与疗效关系可以通过四元联系数及其偏联系数量化表达,疗效面积和全偏联系数排序的同异反分析为"同"的可信度高,其中疗效面积排名靠前的药物在宏观正向的疗效趋势好于其他药物,可认为是银屑病血热证的优选药物结果。不仅为寻常型银屑病对症用药对于疗效的影响提供了依据,也为寻常型银屑病临证用药加减化裁的统计规律研究提供了有益的思路。

（四）创新性

寻常型银屑病属于皮肤病中一类难以彻底治愈的疾病,本文在传统统计方法的基础上采用集对分析及其偏联系数法对阶段性治疗效果进行用药优选的研究,为银屑病治则选方的优化和创新提供一种新思路。本节从系统科学的角度、从微观和宏观两个层次验证计算方法的可信度,并通过量化(疗效面积大小)优选相关药物,为银屑病中医药的临床使用与研究提供帮助。另外,虽然集对分析在中医药药物选优已有应用[29, 30],但本节探讨集对分析中联系数模型的几何意义[31],为今后更深入的探讨提供基础。

第五节　基于联系数势函数的寻常型银屑病用药优选

一、概述

银屑病是皮肤科领域严重危害人类健康的常见病和多发病,曾被世界卫生组织列为20 世纪人类十大顽症之一。本节通过文献资料和临床病例研究,运用经典卫生统计学原理和集对分析相结合的方法,分析寻常型银屑病血热证与药物的相关性,以期为临床用药提供依据。结果显示,荆芥、白芍、白鲜皮、蜈蚣、全蝎、苦参、金银花、土茯苓、蛇莓、牡丹皮、生地黄、重楼、赤芍、地肤子、莪术 15 味中药在用于治疗寻常型银屑病血热证时,势值 $shi(\mu)$ 均 $\geqslant 7.00$,属于联系数意义上的强同势,据此得出除本章第二节推荐的蛇莓、苦参、重楼以外的寻常型银屑病血热证药物优选范围。

二、资料来源

（一）文献

以"银屑病"+"血热证"或"银屑病"+"凉血"作为关键词,检索中国生物医学文献数据库(China Biology Medicine disc, CBM disc)、中国知网(网址 http://www.cnki.net)、万方数据库(网址 http://www.wanfangdata.com.cn)及维普中文科技期刊数据库(网址

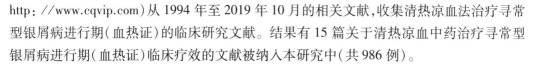

http://www.cqvip.com)从 1994 年至 2019 年 10 月的相关文献,收集清热凉血法治疗寻常型银屑病进行期(血热证)的临床研究文献。结果有 15 篇关于清热凉血中药治疗寻常型银屑病进行期(血热证)临床疗效的文献被纳入本研究中(共 986 例)。

（二）病例

病例均来自上海中医药大学附属岳阳中西医结合医院皮肤科病房及门诊在 2008 年 6 月至 2010 年 4 月期间有完整病史的血热证银屑病临床病例,共 100 例(包括脱失病例 8 例)。其中男性 64 例,女性 28 例,最大年龄 60 岁,最小 18 岁,平均 41.63 岁;病程最长 20 年,最短 2 个月,平均 9.02 年。

全部病例的西医和中医证型诊断标准参考《临床皮肤病学诊断标准》(赵辨,2001 年)、《中药新药临床研究指导原则(试行)》(郑筱萸,2002 年)、《上海市中医病症诊疗常规》(上海市卫生局,2003 年)。① 明确诊断为寻常型银屑病的患者,中医诊断为血热证者;② 年龄:18~70 岁;③ 签署知情同意书;④ 1 个月内未接受任何治疗银屑病的药物,6 个月内未使用激素类制剂。中医清热凉血法辨证治疗 8~12 周为 1 个疗程;患者 2 周复诊一次,根据病情调整用药;连续观察 1 个疗程。

疗效评定标准根据治疗前后 PASI 评分比较,参考《中药新药临床研究指导原则(试行)》(郑筱萸,2002 年)银屑病疗效判定标准制订如:① 临床痊愈:皮损大多消退,PASI 评分降低≥95%;② 显效:皮损大部分消退,临床症状明显改善,60%≤PASI 评分减少<95%;③ 有效:皮损部分消退,临床症状有所改善,30%≤PASI 评分减少<60%;④ 无效:皮损消退不明显,临床症状未见改善,PASI 评分减少<30%。

三、结果

（一）单因素相关系数分析

文献和临床治疗过程中应用的中药,包括徐长卿、黄芩、防风、甘草、磁石、珍珠母……络石藤、忍冬藤等,共计 101 味,见表 6-11。

表 6-11　101 味中药涉及药物种类

药物种类	数量	药物种类	数量
发汗解表药	9	止血药	3
清热药	27	活血化瘀药	11
泻下药	2	祛痰止咳药	3
祛风湿药	6	安神药	4
化湿药	5	平肝息风药	10
利水渗湿药	4	补气药	12
温中理气药	3	固涩收敛药	2

对表 6-11 中的 101 味中药,分别进行 Spearman 等级相关分析、Pearson 积差相关分析(检验水准为 0.05),筛选出麻黄、荆芥、防风、升麻、知母、黄芩……甘草、白芍等 39 味中药是寻常型银屑病进行期(血热证)临床常用药物,进入集对分析,见表 6-12。

表 6 - 12　进入集对分析的单因素药物

药　物	相关度	Sig.(2 - tailed)	药　物	相关度	Sig.(2 - tailed)
苦参	0.150	0.000	地肤子	−0.090	0.001
金银花	0.148	0.000	麻黄	−0.091	0.001
重楼	0.144	0.000	赭石	−0.092	0.001
蛇莓	0.132	0.000	野菊花	−0.093	0.001
土茯苓	0.130	0.000	升麻	−0.096	0.001
赤芍	0.115	0.000	苍术	−0.096	0.001
白鲜皮	0.101	0.000	菝葜	−0.101	0.000
荆芥	0.092	0.001	甘草	−0.122	0.000
牡丹皮	0.079	0.005	羚羊角粉	−0.125	0.000
生地黄	0.076	0.007	黄芩	−0.144	0.000
水牛角	0.066	0.020	山豆根	−0.145	0.000
白芍	0.059	0.038	郁金	−0.165	0.000
蜈蚣	0.058	0.042	紫草	−0.194	0.000
全蝎	0.057	0.046	牡蛎	−0.249	0.000
凌霄花	−0.058	0.042	徐长卿	−0.279	0.000
半夏	−0.059	0.038	防风	−0.281	0.000
知母	−0.060	0.035	薏苡仁	−0.290	0.000
川牛膝	−0.063	0.027	珍珠母	−0.301	0.000
连翘	−0.071	0.013	磁石	−0.302	0.000
莪术	−0.073	0.010			

（二）集对分析

由单因素相关系数分析结果知,麻黄、荆芥、防风、升麻、知母、黄芩……甘草、白芍等 39 味中药是寻常型银屑病进行期(血热证)临床有效药物。为验证这些药物与临床疗效的相关程度,先将治愈患者、显效患者、有效患者和无效患者分别称治愈集、显效集、有效集和无效集。为简明起见,设"治愈"和"显效"为患者期望的"同";"有效"为患者期望的"异";"无效"为患者期望的"反",简称"同异反",也就是把"患者期望"与"实际疗效"作为一个"集对",分析这个集中"患者期望"与"实际疗效"的同异反,从而得到各相关药物的联系数($\mu = a + bi + cj$),计算各联系数的势函数 $shi(\mu) = \dfrac{a}{c}$,见表 6 - 13、表 6 - 14。

表 6 - 13　39 味中药在各疗效集合中的例数及百分比构成

药　物	治愈率 （百分比/%）	显效率 （百分比/%）	有效率 （百分比/%）	无效率 （百分比/%）	总例数
荆芥	54(27.41)	96(48.73)	44(22.34)	3(1.52)	197
苦参	84(46.67)	47(26.11)	36(20.00)	13(7.22)	180
白鲜皮	126(33.60)	125(33.33)	105(28.00)	19(5.07)	375
金银花	159(33.83)	174(37.02)	103(21.91)	34(7.23)	470
重楼	127(40.32)	95(30.16)	63(20.00)	30(9.52)	315
土茯苓	206(33.77)	201(32.95)	152(24.92)	51(8.36)	610
蛇莓	59(47.97)	34(27.64)	18(14.63)	12(9.76)	123
生地黄	226(27.59)	320(39.07)	201(24.54)	72(8.79)	819

（续表）

药　物	治愈率 （百分比/%）	显效率 （百分比/%）	有效率 （百分比/%）	无效率 （百分比/%）	总例数
牡丹皮	242(26.86)	360(39.96)	221(24.53)	78(8.66)	901
赤芍	243(28.59)	334(39.29)	194(22.82)	79(9.29)	850
地肤子	1(4.17)	6(25.00)	16(66.67)	1(4.17)	24
全蝎	37(25.52)	74(51.03)	23(15.86)	11(7.59)	145
蜈蚣	15(25.00)	36(60.00)	5(8.33)	4(6.67)	60
白芍	23(23.47)	57(58.16)	12(12.24)	6(6.12)	98
……	……	……	……	……	……
升麻	0(0.00)	3(23.08)	6(46.15)	4(30.77)	13
半夏	0(0.00)	1(25.00)	1(25.00)	2(50.00)	4

表 6-14　不同中药的联系数及其势函数 $shi(\mu) = \dfrac{a}{c}$

联　系　数	势　级	势　值
$\mu(荆芥) = 0.761 + 0.223i + 0.015j$	同势 1 级（强同势）	shi(荆芥) = 50.73
$\mu(苦参) = 0.728 + 0.200i + 0.072j$	同势 1 级（强同势）	shi(苦参) = 10.11
$\mu(白鲜皮) = 0.669 + 0.280i + 0.051j$	同势 1 级（强同势）	shi(白鲜皮) = 13.12
$\mu(金银花) = 0.709 + 0.219i + 0.072j$	同势 1 级（强同势）	shi(金银花) = 9.85
$\mu(重楼) = 0.705 + 0.200i + 0.095j$	同势 1 级（强同势）	shi(重楼) = 7.42
$\mu(土茯苓) = 0.667 + 0.249i + 0.084j$	同势 1 级（强同势）	shi(土茯苓) = 7.94
$\mu(蛇莓) = 0.756 + 0.146i + 0.098j$	同势 1 级（强同势）	shi(蛇莓) = 7.71
$\mu(生地黄) = 0.667 + 0.245i + 0.088j$	同势 1 级（强同势）	shi(生地黄) = 7.58
$\mu(牡丹皮) = 0.668 + 0.245i + 0.087j$	同势 1 级（强同势）	shi(牡丹皮) = 7.68
$\mu(赤芍) = 0.679 + 0.228i + 0.093j$	同势 1 级（强同势）	shi(赤芍) = 7.30
$\mu(地肤子) = 0.292 + 0.667i + 0.042j$	同势 3 级（强同势）	shi(地肤子) = 6.95
$\mu(全蝎) = 0.766 + 0.159i + 0.076j$	同势 1 级（强同势）	shi(全蝎) = 10.08
$\mu(蜈蚣) = 0.850 + 0.083i + 0.067j$	同势 1 级（强同势）	shi(蜈蚣) = 12.68
$\mu(白芍) = 0.816 + 0.122i + 0.060j$	同势 1 级（强同势）	shi(白芍) = 13.60
……	……	……
$\mu(升麻) = 0.231 + 0.462i + 0.308j$	反势 3 级（强反势）	shi(升麻) = 0.75
$\mu(半夏) = 0.250 + 0.250i + 0.500j$	反势 2 级（弱反势）	shi(半夏) = 0.50

　　结果显示,麻黄、荆芥、知母、黄芩、苦参、白鲜皮、金银花、重楼、土茯苓、野菊花、蛇莓、生地黄、牡丹皮、赤芍、紫草、水牛角、菝葜、薏苡仁、莪术、磁石、珍珠母、牡蛎、赭石、全蝎、蜈蚣、甘草、白芍均为同势 1 级（强同势）；防风、山豆根、徐长卿、苍术、地肤子、郁金、凌霄花、连翘、羚羊角粉均为同势 3 级（强同势）；川牛膝为同势 4 级（弱同势）；而半夏、升麻为反势。势值大小排序：shi（荆芥）>shi（白芍）>shi（白鲜皮）>shi（蜈蚣）>shi（苦参）>shi（全蝎）>shi（金银花）>shi（土茯苓）>shi（蛇莓）>shi（牡丹皮）>shi（生地黄）>shi（重楼）>shi（赤芍）>shi（地肤子）>shi（莪术）>……>shi（半夏）。从同势的荆芥、白芍、白鲜皮……到反势的半夏,说明治疗中应用同势中药治疗寻常型银屑病进行期（血热证）临床疗效较好,而应用反势中药疗效欠佳,势值大小为应用清热凉血中药治疗寻常型银屑病进行期（血热证）临床疗效的中药排序。在 39 味中药中,荆芥、白芍、白鲜皮、蜈蚣、全蝎、苦参、金

银花、土茯苓、蛇莓、牡丹皮、生地黄、重楼、赤芍、地肤子、莪术15味中药势值均≥7.00,用于治疗寻常型银屑病进行期(血热证)均为强同势,这与临床经验相符,也拓展了本章第二节中的思路。

第六节　基于集对分析偏联系数的寻常型银屑病对症用药优选探讨

一、概述

寻常型银屑病是遗传、环境、真菌等多种因素相互作用的皮肤顽疾,以红斑、鳞屑、瘙痒,甚至灼痛等为主要特征。由于寻常型银屑病病程发展较长,根据中医学辨证理论,多在不同的转归时期随症加减用药,因此,探讨针对不同症状使用的对症用药变化规律对寻常型银屑病疗效的影响具有重要意义。由于症状的复杂性,不同症状又存在较多备选药的问题,我们应用非经典卫生统计的集对分析偏联系数法,系统地分析痊愈、显效患者辨证用药(以银屑病症状红斑、鳞屑为例)和对应用药的三种关联情况(症状与药物同时出现、症状与药物仅出现其一、症状与药物同时不出现)进行"药-症使用—辨证论治—阶段性疗效"三者关系的探究,确定"药-症"之间的关联趋势与关联强度,优选出关联趋势向好且关联性强的药物以供临床对症加减用药参考。

二、研究思路

首先对红斑、鳞屑两类症状,统计痊愈、显效患者的辨证用药,将症状与用药情况分为三类:症状与药物同时出现、症状与药物同时不出现、症状与药物仅出现其一,令其依次对应于三元联系数中的同一度 a、差异度 b、对立度 c;计算各子类疗效的三元联系数的二阶全偏联系数,根据各子类疗效联系数的二阶全偏联系数数值大小做出排序,并与药-症直接相关排序(a_t 排序)进行同异反比较。排序号相"同"的可信度高;再根据药-症联系数的二阶全偏联系数数值进行排序,药-症联系数的二阶全偏联系数数值排序靠前的关联性高于全偏联系数数值小的药物,据此确定银屑病皮损对症用药的可信程度。结果:① 红斑积分为 0~2.34,水牛角、红藤、地肤子、川牛膝、苍耳草、槐花等药物的两种排序号相同,可信度高,而水牛角、红藤的药-症联系数排序号靠前,故认为与红斑积分为 0~2.34 的关联性强;② 红斑积分>2.34,红藤、丹参、白芍、乌梅、黄芩等药物的两种排序号相同,可信度高,而红藤、丹参的药-症联系数排序号靠前,故与红斑积分>2.34 关联性强;③ 鳞屑积分为 0~2.04,乌梅、龙葵、白术、知母等药物的两种排序号相同,可信度高,而乌梅的药-症联系数排序号靠前,故认为与鳞屑积分为 0~2.04 的关联性强;④ 鳞屑积分>2.04,鸡血藤、夏枯草、郁金、黄连、黄芩等药物的两种排序号相同,可信度高,而鸡血藤、夏枯草、郁金的药-症联系数排序号靠前,故认为与鳞屑积分>2.04 关联性强。结论:正确的对症用药有助于提高寻常型银屑病治疗效果,集对分析的偏联系数可以用于样本中药-症关联度的定量研究,其推荐的药物有较高的可信度。

三、资料来源

(一)资料来源

选择 2015 年 5 月至 2017 年 5 月上海中医药大学附属岳阳中西医结合医院皮肤科门诊及住院治疗的病例,共 200 例,其中男性 125 例,女性 75 例;年龄 19~78 岁,平均(41.02±15.14)岁;病程 4~370 个月,平均(115.26±89.07)个月。全部病例就诊时均被确诊为寻常型银屑病。门诊和住院治疗记录系统完整。因对症用药关联性探究需药物疗效确切,故选取疗效评价中痊愈、显效、有效者为研究对象。

(二)诊断标准与皮损分类

银屑病诊断按《临床疾病诊断依据治愈好转标准》:皮肤损害以红色炎性丘疹、斑丘疹及大小不等的斑片为主,上覆多层银白色鳞屑,刮出鳞屑可见一层光亮的薄膜,薄膜下有点状出血,以红斑、鳞屑两个大类进行区分。

(三)疗效评价

治愈:皮损大多消退,PASI 评分减少≥95%。

显效:皮损大部分消退,60%≤PASI 评分减少<95%。

有效:皮损部分消退,30%≤PASI 评分减少<60%。

无效:皮损消退不明显,未减轻甚至恶化,PASI 评分减少<30%。

四、药-症联系数及其全偏联系数计算

首先,建立基于各类症状用药后疗效的药-症联系数。由于药-症关系可分为"直接相关""不定""间接相关"三类,为此采用三元联系数 $\mu = a + bi + cj$ 作为药-症联系数,记为 $\mu(g)$。其中的 a 对应症状与药物同时出现的百分比,c 对应症状与药物同时不出现的百分比,b 对应症状与药物仅出现其一的百分比,i 在 $[0, 1]$ 区间取值,表示"不定"具有在一定范围内向"直接相关"和向"间接相关"发展的不确定性;$j = -1$ 表示症状与药物间接相关。

其次,把联系数 $\mu(g) = a + bi + cj$ 看成由联系分量 a、b、c 组成的一个系统。在正向发展假设前提下,认为当前的 a 原本处在 b 的层次上,由 b 层次发展而来,用 $\dfrac{a}{a+b}$ 表示朝正向发展的力度,$\dfrac{b}{b+c}$ 表示当前状态的 b 由 c 层次上朝正向发展的力度。同理,在负向发展假设的前提下,认为当前的 b 原本处在 a 的层次上,由 a 层次负向发展而来,用 $\dfrac{b}{b+a}$ 表示负向发展的力度,$\dfrac{c}{b+c}$ 表示当前状态的 c 从 b 的层次朝负向发展的力度。

因此,当药-症联系数的全偏联系数 > 0 时,表明有潜在的向对症用药直接相关的发

展趋势(正向发展趋势);当药-症联系数的全偏联系数 < 0 时,表示有潜在的向药-症间接相关的发展趋势(负向发展趋势);而当药-症联系数的全偏联系数 = 0 时,表示潜在趋势处在正负临界状态。数值大小表示趋势程度的大小。设定药-症直接相关为正向目标时,药-症联系数的全偏联系数数值大的优于药-症联系数的全偏联系数数值小的,即直接相关关系更为明显。

药-症三元联系数 $\mu(g) = a + bi + cj$ 的二阶全偏联系数 $\partial^2\mu(g)$ 的计算步骤如下:

$$\partial^{2+}\mu(g) = \partial^+\left(\frac{a}{a+b} + \frac{b}{b+c}i\right) = \frac{\dfrac{a}{a+b}}{\dfrac{a}{a+b} + \dfrac{b}{b+c}}$$

$$\partial^{2-}\mu(g) = \partial^-\left(\frac{b}{b+a}i + \frac{c}{b+c}j\right) = \frac{\dfrac{c}{b+c}}{\dfrac{b}{b+a} + \dfrac{c}{b+c}}$$

$\partial^2\mu(g) = \partial^{2+}\mu(g) + \partial^{2-}\mu(g) > 0$(表明潜在趋势向药-症直接相关发展)。

$\partial^2\mu(g) = \partial^{2+}\mu(g) + \partial^{2-}\mu(g) < 0$(表明潜在趋势向药-症间接相关发展)。

$\partial^2\mu(g) = \partial^{2+}\mu(g) + \partial^{2-}\mu(g) = 0$(表明潜在趋势处于临界状态)。

五、同异反分析

先计算各"症状"对症用药后的 $\mu(g)$ 的二阶全偏联系数,并从大到小排序,再计算二阶全偏联系数排序和 a_t 排序(药-症直接相关排序)的差值,记为 δ_t,$\delta_t = 0$ 的称"同"(两种排序号相同),$1 \leq \delta_t \leq X_1$ 的称"偏同",$X_1 < \delta_t \leq X_2$ 的称"偏反",$X_2 < \delta_t$ 的称"反"。$X_1 = \dfrac{a_t \text{排序号最大值}}{4}$,$X_2 = \dfrac{a_t \text{排序号最大值}}{2}$。

用联系数表示各药物在寻常型银屑病所有症状中的同异反总体状况,并认为各症状排序号相同的药物提示,针对该疾病诸症的对症用药在宏观和微观两个层次上表现为直接相关。两种排序号属于偏同的药物则提示,针对该疾病诸症的对症用药大致上能从宏观和微观两个层次上表现为直接相关。两种排序号属于"偏反"和"反"的项目提示,针对该疾病诸症的对症用药在宏观和微观两个层次上呈现出一定程度相背离的现象。仅为针对某一症状的对症用药或对疾病的其他症状表现为间接相关,需要在临证时特别注意和进一步分析其对单个或少数症状的治疗效果及治疗机制。两种方法得到的排序号的同、异、反判定,也是集对分析的题中之意。虽然"异"和"反"的机制具有一定程度的不确定性,但已具备一定的可信度,可信度从高到低是同(可信度高)、偏同(可信度较高)、偏反(可信度较低)、反(可信度低)。最后,将排序号为同(可信度高)的药物按照药-症二阶全偏联系数排序号进行排序,筛选出与症状关联度最强的药物,并返回到临床中去做新一轮验证。

六、结果

水牛角、红藤的药-症二阶全偏联系数排序号与 a_t 排序号为"同",可信度高,且药-症二阶全偏联系数排序号靠前,说明其对症疗效表现为直接相关。红斑为热毒侵入血分所致,而水牛角性寒,味咸,具清热、解毒、凉血之功效,现代药理研究证实其可以控制银屑病局部的异常炎症反应,化瘀祛斑屡获奇效。红藤活血通络、败毒散瘀,现代药理研究证实其具有抗炎免疫调节的作用,改善银屑病红斑病理变化的同时兼有调整免疫微环境之功效(表6-15~表6-17)。

表6-15 红斑积分为0~2.34的药-症二阶全偏联系数和 a_t 排序号及同异反

序号	药 物	药-症二阶全偏联系数	药-症二阶全偏联系数排序号	a_t 排序号	δ_t	同异反
1	菝葜	−0.002 5	28	3	25	反
2	白花蛇舌草	−0.003 5	29	5	24	反
3	白芍	0.080 6	3	27	24	反
4	白鲜皮	−0.174 1	53	50	3	偏同
5	白芷	−0.015 8	31	36	5	偏同
6	白术	−0.020 0	36	43	7	偏同
……	……	……	……	……	……	……
34	红藤	0.000 0	27	27	0	同
……	……	……	……	……	……	……
62	水牛角	0.005 1	23	23	0	同
……	……	……	……	……	……	……
80	知母	−0.015 8	31	36	5	偏同

表6-16 红斑积分为0~2.34且排序号为"同"按照药-症二阶全偏联系数排序

δ_t	药 物	药-症二阶全偏联系数排序号	与临床符合情况
0	水牛角	23	符合
0	红藤	27	符合

表6-17 红斑积分>2.34的药-症二阶全偏联系数和 a_t 排序号及同异反

序号	药 物	药-症二阶全偏联系数	药-症二阶全偏联系数排序号	a_t 排序号	δ_t	同异反
1	菝葜	0.695 1	5	2	3	偏同
2	白花蛇舌草	0.630 8	7	5	2	偏同
3	白芍	0.197 3	14	14	0	同
4	白鲜皮	0.000 0	69	58	11	偏反
5	白芷	0.085 7	40	30	10	偏反
6	白术	0.112 1	24	23	1	偏同
……	……	……	……	……	……	……
20	丹参	0.523 8	9	9	0	同
……	……	……	……	……	……	……

（续表）

序号	药　物	药-症二阶全偏联系数	药-症二阶全偏联系数排序号	a_t排序号	δ_t	同异反
34	红藤	0.288 9	1	1	0	同
……	……	……	……	……	……	……
80	知母	0.085 7	40	30	10	偏反

　　红藤、丹参的药-症二阶全偏联系数排序号与a_t排序号为"同"，可信度高，且药-症二阶全偏联系数排序靠前，说明其对症疗效表现为直接相关。丹参始载于《神农本草经》，被列为上品，有"一味丹参，功同四物"之美誉，凉血活血，入血分祛斑消肿，消退皮损，殊有捷效。现代药理研究显示，丹参的主要成分丹参酮和酚酸类物质亦具有抗炎的作用。白芍不在讨论范围内（表6-18）。

表6-18　红斑积分>2.34且排序号为"同"按照药-症二阶全偏联系数排序

δ_t	药　物	药-症二阶全偏联系数排序号	与临床符合情况
0	红藤	1	符合
0	丹参	9	符合
0	白芍	14	符合

　　乌梅的药-症二阶全偏联系数排序号与a_t排序号为"同"，可信度高，且药-症二阶全偏联系数排位高，说明其对症疗效表现为直接相关。乌梅味酸，性平，《神农本草经》云其具"去死肌恶肉"之效，现代临床亦有以乌梅为主药治疗银屑病的相关报道。银屑病迁延难愈，反复发作，耗损阴血，故多出现鳞屑增多之症，乌梅酸甘收敛生津，直接补充受损的阴液。此外，现代研究表明乌梅的有机酸、熊果酸、齐墩果酸成分具有调节免疫的功效。白术、知母不在讨论范围内（表6-19、表6-20）。

表6-19　鳞屑积分为0~2.04的药-症二阶全偏联系数和a_t排序号及同异反

序号	药　物	药-症二阶全偏联系数	药-症二阶全偏联系数排序号	a_t排序号	δ_t	同异反
1	菝葜	-0.002 3	23	2	21	偏反
2	白花蛇舌草	-0.012 3	25	4	21	偏反
3	白芍	0.038 6	4	28	24	反
4	白鲜皮	-0.411 1	80	74	6	偏同
5	白芷	-0.050 0	35	33	2	偏同
6	白术	-0.060 3	39	39	0	同
7	板蓝根	-0.276 4	59	56	3	偏同
……	……	……	……	……	……	……
68	乌梅	0.031 4	11	11	0	同
……	……	……	……	……	……	……
80	知母	-0.060 3	39	39	0	同

表 6 - 20　鳞屑积分为 0~2.04 且排序号为"同"按照药-症二阶全偏联系数排序

δ_t	药　物	药-症二阶全偏联系数排序号	与临床符合情况
0	乌梅	11	符合
0	白术	39	符合
0	知母	39	符合

鸡血藤、夏枯草、郁金的药-症二阶全偏联系数排序号与 a_t 排序号为"同",可信度高,且药-症二阶全偏联系数排位靠前,说明其对症疗效表现为直接相关。鸡血藤活血补血,流利经脉,和络润燥。夏枯草泻火散结,使由血热生风所生之鳞屑症状多获良效。郁金疏肝解郁、活血行气,使患者气血调达、阴阳平衡,则皮肤滋润、鳞屑消退(表 6 - 21、表 6 - 22)。

表 6 - 21　鳞屑积分>2.04 的药-症二阶全偏联系数和 a_t 排序号及同异反

序号	药　物	药-症二阶全偏联系数	药-症二阶全偏联系数排序号	a_t 排序号	δ_t	同异反
1	菝葜	0.000 0	10	8	2	偏同
2	白花蛇舌草	0.055 7	2	6	4	偏同
3	白芍	-0.121 2	15	14	1	偏同
4	白鲜皮	-0.167 5	30	33	3	偏同
5	白芷	-0.203 8	43	33	10	偏反
……	……	……	……	……	……	……
37	鸡血藤	0.054 7	3	3	0	同
……	……	……	……	……	……	……
72	夏枯草	0.015 2	7	7	0	同
……	……	……	……	……	……	……
78	郁金	0.013 7	8	8	0	同

表 6 - 22　鳞屑积分>2.04 且排序号为"同"按照药-症二阶全偏联系数排序

δ_t	药　物	药-症二阶全偏联系数排序号	与临床符合情况
0	鸡血藤	3	符合
0	夏枯草	7	符合
0	郁金	8	符合

七、讨论

(一)系统原理

从系统的角度看,中医学辨证治疗是症-证-方-药对应关系复杂的诊疗系统;在设定一个阶段性疗效的情况下,可以认为这个疗效系统具有客观实在性。该系统各部分之间的联系存在着一定的规律,"证"由多个"症"组成,"方"由"多种药"组成,所以可以通过将证-方化为可直接观察的症-药关系,寻找其浅层的直接规律。由于这个诊疗系统总是处于一个开放的环境中,患者的症状时刻处于变化的状态,医生会根据患者症状变化的反馈加减用药,使得临证治疗始终处于一个"症变化-药加减-疗效被观察"的动态关系中,即从患者疾病"症"的出现到消失,在治疗期间建立阶段性的动态变化的药-症关系。基于这一认识,我们假定将一定疗效下的药-症关系划分为三种:"某一症状与某一药物同时出现""某一症状与某一药物同时未出现""某一症状未使用某一药物或未出现某一症状使用某一药物",并把这三种关系定义为"直接相关""不定""间接相关"。以此表明"某一症状与某一药物同时出现"产生疗效时的药症关系判断为"直接相关",而"某一症状未使用某一药物或未出现某一症状使用某一药物"说明药物并不能在当前产生疗效,而是可能反映为更长时间的治疗效果,因此判断为"间接相关"。将"直接相关"的程度表示为 a,"不定"的程度表示为 b,"间接相关"的程度表示为 c,从而建立药-症联系数 $\mu(g) = a + bi + cj$,i 在 $[-1, 1]$ 区间取值,i 表示"不定"具有在一定范围内向"直接相关"和向"间接相关"发展的不确定性;$j = -1$ 表示症状与药物间接相关(或负相关,相反相成之意)。根据专业知识可知"某一症状与某一药物同时出现"是从药-症"不定"关系的基础上发展而来,因此可以运用集对分析偏联系数法,用 $\dfrac{a}{a+b}$ 刻画从"不定"关系提高至"直接相关"的程度。同理也可能发展为"某一症状未使用某一药物或未出现某一症状使用某一药物",用 $\dfrac{c}{b+c}$ 刻画其发展为无法直接与当前疗效对应的"间接相关";"某一症状与某一药物同时出现""某一症状未使用某一药物或未出现某一症状使用某一药物"同样也可能变回到药-症的"不定"状态,这时用 $\dfrac{b}{a+b}$ 与 $\dfrac{b}{b+c}$ 刻画。又由于这些"提高"是带有不确定性的"提高",反映在数值上,就是让 b 带有在 $[-1, 1]$ 区间取值的示性系数 i,让 c 带有在 $[-1, 0]$ 区间取值的示性系数 j,因而整个药-症系统向直接关系(正方向)的提高测度可以用药-症联系数 $\mu(g) = a + bi + cj$ 的一阶偏正联系数 $\dfrac{a}{a+b} + \dfrac{b}{b+c}i$ 刻画。类似地,再一次应用以上思路,假定 $\dfrac{a}{a+b}$ 原本处在 $\dfrac{b}{b+c}$ 的层次上,是 $\dfrac{b}{b+c}$ 从这个层次上向药-症直接相关的方向提高而来,用作这种正向提高的测度,从而得到药-症联系数的二阶偏正联系数 $\partial^{2+}\mu(g) = \dfrac{\dfrac{a}{a+b}}{\dfrac{a}{a+b} + \dfrac{b}{b+c}}$。此时 $\partial^{2+}\mu(g)$ 已没有不确定取值的示性系数 i。

由于在药-症联系数 $\mu(g)$ 中,不仅存在在不同层次上向药-症直接相关这个正方向发展的趋势,也同时存在在不同层次上向药-症间接相关这个负方向发展的趋势。因此,需要同时计算药-症三元联系数 $\mu(g) = a + bi + cj$ 的二阶偏负联系数。同理得到药-症联系数 $\mu(g) = a + bi + cj$ 的一阶偏负联系数 $\partial^{-}\mu(g) = \dfrac{b}{b+a} + \dfrac{c}{b+c}j$,进一步可

以算得 $\mu(g)$ 的二阶偏负联系 $\partial^{2-}\mu(g) = \dfrac{\dfrac{c}{b+c}}{\dfrac{b}{b+a}+\dfrac{c}{b+c}}$。此时，$\partial^{2-}\mu(g)$ 已没有不确定取值的示性系数 j。二阶偏负联系数揭示了药-症间接相关发展的总趋势。

显然，在某一时刻不同层次上的负向发展总趋势与这些层次上的正向发展总趋势是一对矛盾，$\mu(g)$ 的二阶全偏联系数 $\partial^2\mu(g) = \partial^{2+}\mu(g) + \partial^{2-}\mu(g)$ 从数值上刻画了这种潜在的矛盾运动，这一矛盾运动的结果就是银屑病患者的症状变化与用药变化的关系。归纳起来可以看出，上述药-症联系数 $\mu(g)$ 的二阶全偏联系数，其实是从微观层次上刻画疗效正向发展趋势和负向发展趋势这对矛盾的数学工具。

（二）不确定性处置

严格地说，银屑病在一定疗效下的药-症关系中的"直接相关""不定""间接相关"的划分在客观上有不确定性，特别是在疾病的不同阶段，随着疾病发展到进行期，症状出现，药-症关系会由"不定"向"直接相关"或"间接相关"发展，而发展到退行期，症状减少，药-症关系又重新转为"不定"。同时随着环境的变化，这两部分患者的对症用药对疗效影响的不确定性也会明显地显现。用集对分析中的三元联系数确实能客观地表示这种不确定性，但联系数中的示性系数 i 和 j 分别在 $[-1,1]$ 和 $[-1,0]$ 区间视不同情况取值的定义也为后续的运算带来麻烦。因此，我们借用药-症联系数 $\mu(g)$ 的二阶偏正（偏负）联系数，使不确定取值的示性系数不再在最后的计算结果中出现，便于根据计算结果做出药-症关系总趋势的判定。

（三）医学意义

由于药-症关系可分为"直接相关""不定""间接相关"三类，所以本文给出的药-症三元联系数及其二阶全偏联系数的计算，其医学意义较为突出，表现为"直接相关"药物的加减可快速缓解当前患者症状，而表现为"间接相关"的药物，可能对疾病有潜在的间接疗效，也不排除其不具有疗效的可能，需要结合临床进一步判断。不仅为寻常型银屑病对症用药对疗效的影响提供了依据，也为寻常型银屑病临证用药加减化裁的统计规律的研究提供了有益的思路[32]。

第七节　基于银屑病疗效联系数几何特性的临床用药优选探讨

一、目的

探讨中医辨证论治银屑病的阶段性疗效联系数中的几何信息对临床辨证用药的指导意义，为科学用药、提高疗效提供一个新途径。

二、资料与方法

资料来源为上海中医药大学附属岳阳中西医结合医院皮肤科门诊和住院部的患者，其中属于中医辨证为血热证的患者共 160 例，男性 95 例，女性 65 例。患者最小 20 岁，最大 68 岁，平均 44.26 岁；病程最短 2 个月，最长 30 年，平均 58.7 年[1]。

（一）药物筛选与疗效统计

通过在线检索和利用医院历年临床数据得到干预寻常型银屑病血热证的清热凉血中药，共 101 味。采用 Spearman 等级相关分析和 Pearson 积差相关分析筛选出麻黄、苦参、防风等 39 味中药为常用药；再利用临床统计资料和单因素相关系数法确定出这 39 味中药的阶段性治疗结局效果测度（痊愈、显效、好转、无效）人数及占样本容量的百分比，其简称痊愈率（用 a 表示）、显效率（用 b 表示）、好转率（用 c 表示）和无效率（用 d 表示）。

（二）步骤

（1）把阶段性治疗结局中的痊愈率看成相对确定的测度，作为联系数中的同部 a，把显效率和好转率看成带有不确定性的测度，作为联系数中的异部 $b + c$，把无效率看成相对确定的测度，作为联系数中的反部 d，把 a、$b + c$、d 当作可能当作疗效三角形的三条边，根据三角形中任意两条边之和大于第三边的几何特性，检验银屑病血热证常用 14 味中药的疗效联系数是否能构成一个疗效三角形，能构成疗效三角形的中药称为疗效稳定，否则称为疗效不稳定。

（2）仅考察痊愈率、显效率、好转率能否构成一个疗效三角形。

（3）对能够构成疗效三角形的中药，计算各个疗效三角形的面积，面积大的所对应的中药优先于面积小的疗效三角形所对应的中药。

三、结果

（1）14 味常用清热凉血药的各类疗效例数与痊愈率、显效率、好转率、无效率，见表 6 - 8。

（2）14 味中药的疗效联系数，见表 6 - 23。

表 6 - 23　14 味中药的疗效联系数

序号	中药	疗效联系数 $a + bi + cj + dk$
1	荆芥	$0.274\,1 + 0.487\,3i + 0.223\,4j + 0.015\,2k$
2	苦参	$0.466\,7 + 0.261\,1i + 0.200\,0j + 0.072\,2k$
3	白鲜皮	$0.336\,0 + 0.333\,3i + 0.280\,0j + 0.050\,7k$
4	金银花	$0.338\,3 + 0.370\,2i + 0.219\,1j + 0.072\,3k$
5	重楼	$0.403\,2 + 0.301\,6i + 0.200\,0j + 0.095\,2k$
6	土茯苓	$0.337\,7 + 0.329\,5i + 0.249\,2j + 0.083\,6k$
7	蛇莓	$0.479\,7 + 0.276\,4i + 0.146\,3j + 0.097\,6k$
8	生地黄	$0.275\,9 + 0.390\,7i + 0.245\,4j + 0.087\,9k$

（续表）

序号	中药	疗效联系数 $a + bi + cj + dk$
9	牡丹皮	$0.268\,6 + 0.399\,6i + 0.245\,3j + 0.086\,6k$
10	赤芍	$0.285\,9 + 0.392\,9i + 0.228\,2j + 0.092\,9k$
11	地肤子	$0.041\,7 + 0.250\,0i + 0.667\,6j + 0.041\,7k$
12	全蝎	$0.255\,2 + 0.510\,3i + 0.158\,6j + 0.075\,9k$
13	蜈蚣	$0.250\,0 + 0.600\,0i + 0.083\,3j + 0.066\,7k$
14	白芍	$0.234\,7 + 0.581\,6i + 0.122\,4j + 0.061\,2k$

（3）把"显效"与"好转"合并后得到的疗效测度及其三条边长，见表6-24。

表6-24　疗效测度及其三条边长

序号	疗效测度			两边之和与另一边之差			能否构成三角形
	a	$b+c$	d	$a+(b+c)-d$	$a+d-(b+c)$	$(b+c)+d-a$	
1	0.274 1	0.710 7	0.015 2	0.969 6	-0.421 4	0.451 8	不能
2	0.466 7	0.461 1	0.072 2	0.855 6	0.077 8	0.066 6	能
3	0.336 0	0.613 3	0.050 7	0.898 6	-0.226 6	0.328 0	不能
4	0.338 3	0.589 3	0.072 3	0.855 3	-0.178 7	0.323 3	不能
5	0.403 2	0.501 6	0.095 2	0.809 6	-0.003 2	0.193 6	不能
6	0.337 7	0.578 7	0.083 6	0.832 8	-0.157 4	0.324 6	不能
7	0.479 7	0.422 7	0.097 6	0.804 8	0.154 6	0.040 6	能
8	0.275 9	0.636 1	0.087 9	0.824 1	-0.272 3	0.448 1	不能
9	0.268 6	0.644 9	0.086 6	0.826 9	-0.289 7	0.462 9	不能
10	0.285 9	0.621 1	0.092 9	0.814 1	-0.242 3	0.428 1	不能
11	0.041 7	0.916 7	0.041 7	0.916 7	-0.833 3	0.916 7	不能
12	0.255 2	0.668 9	0.075 9	0.848 2	-0.337 8	0.489 6	不能
13	0.250 0	0.683 3	0.066 7	0.866 6	-0.366 6	0.500 0	不能
14	0.234 7	0.704 0	0.061 2	0.877 5	-0.408 1	0.530 5	不能

从表6-24看出，$a+(b+c)-d$ 结果全部是正数，也就是 a（"痊愈"）与 $(b+c)$（"显效"+"好转"）这两条边的和大于 d（"无效"）这条边（图6-5）；反过来 $(b+c)$（"显效"+"好转"）与 d（"无效"）这两条边的和也大于 a（"痊愈"）这条边（图6-6）；但 a（"痊愈"）与 d（"无效"）这两条边的和与 $(b+c)$（"显效"+"好转"）这条边的差则有正有负，差是正值时，表明"痊愈"与"无效"这两条边的和大于（"显效"+"好转"）这条边；差是负值时，表明"痊愈"与"无效"这两条边的和小于（"显效"+"好转"）这条边（图6-7）。这种情况表明阶段性治疗结局中获得的"痊愈""显效""好转""无效"存在不确定性，这种不确定性在后续随访中会有具体体现，但这种不确定性有程度上的不同，这种不同在一定程度上取决于阶段性治疗结局中获得的"痊愈""显效""好转""无效"系统是否存在几何稳定性。

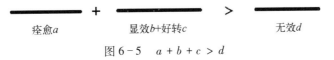

痊愈a　　　显效b+好转c　　　无效d

图6-5　$a + b + c > d$

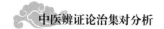

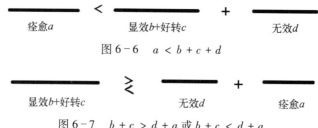

图 6-6　$a < b + c + d$

图 6-7　$b + c > d + a$ 或 $b + c < d + a$

由表 6-24 得知序号为 2 的苦参与序号为 7 的蛇莓各能构成一个三角形,因而存在几何稳定性。

（4）若仅取"痊愈""显效""好转"这三个疗效测度作为研究对象,考察其中的任意两个疗效测度之和与另一个疗效测度之差的结果,见表 6-25。

表 6-25　任意两个疗效测度之和与另一个疗效测度之差

序号	疗效测度			两个疗效测度之和与另一个疗效测度的差			能否构成三角形
	a	b	c	$a + b - c$	$a + c - b$	$b + c - a$	
1	0.274 1	0.487 3	0.223 4	0.538 0	0.010 2	0.436 6	能
2	0.466 7	0.261 1	0.200 0	0.527 8	0.405 6	-0.005 6	不能
3	0.336 0	0.333 3	0.280 0	0.389 3	0.282 7	0.277 3	能
4	0.338 3	0.370 2	0.219 1	0.489 4	0.187 2	0.251 0	能
5	0.403 2	0.301 6	0.200 0	0.504 8	0.301 6	0.098 4	能
6	0.337 7	0.329 5	0.249 2	0.418 0	0.257 4	0.241 0	能
7	0.479 7	0.276 4	0.146 3	0.609 8	0.349 6	-0.057 0	不能
8	0.275 9	0.390 7	0.245 4	0.421 2	0.130 6	0.360 2	能
9	0.268 6	0.399 6	0.245 3	0.422 9	0.114 3	0.376 3	能
10	0.285 9	0.392 9	0.228 2	0.450 6	0.121 2	0.335 2	能
11	0.041 7	0.250 0	0.666 7	-0.375 0	0.458 4	0.875 0	不能
12	0.255 2	0.510 3	0.158 6	0.606 9	-0.096 5	0.413 7	不能
13	0.250 0	0.600 0	0.083 3	0.766 7	-0.266 7	0.433 3	不能
14	0.234 7	0.581 6	0.122 4	0.693 9	-0.224 5	0.469 3	不能

表 6-25 显示,仅仅从"痊愈""有效""好转"三个疗效测度看,除了序号 2、序号 7、序号 11、序号 12、序号 13、序号 14 共 6 味中药的疗效测度不能满足任意两个疗效测度之和大于另一个疗效测度(不能构成一个疗效三角形)外,其余 8 个序号的中药的疗效测度都能满足任意两个测度之和大于另一个疗效测度这一要求(能构成一个疗效三角形)。

综合表 6-24 和表 6-25 可见,在表 6-24 中能得出疗效测度中任意两个测度之和大于另一个疗效测度的中药为序号 2 的苦参和序号为 7 的蛇莓,在"痊愈""有效""好转""无效"这个总的疗效系统中存在几何稳定性;但这两种中药在"痊愈""有效""好转"这个疗效子系统中的几何稳定性较差,这一点集中反映在表 6-25 中的 $b + c - a$ 的值是一个较为接近 0 的负数(-0.005 6 和 -0.057 0),虽然不能构成一个疗效三角形,但与构成一个疗效三角形已相当接近。因此,相对于其他中药而言,这两种中药可作为治疗银屑病血

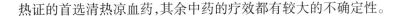

热证的首选清热凉血药,其余中药的疗效都有较大的不确定性。

四、讨论

(一) 基于整体观的系统原理

本节方法所依据的原理主要是系统原理。首先,把疗效看成"痊愈""有效""好转""无效"4个疗效测度组成的一个疗效系统。这个系统中的前3个测度都是说明"有效"的测度,只有"无效"这个测度说明"无效",但"有效"与"无效"是对立统一的。因此,这个包括"无效"在内的疗效系统的稳定性,可以作为阶段性治疗效果是否经得住短时间内各种因素变化考验的一个综合性指标。如何来考察和检验疗效系统的这种稳定性? 当然可以从卫生统计学角度采用定期随访的方法。但经验告诉我们,在医疗实践中,通常也可以从一批阶段性疗效数据来预判这个治疗结局近期是否具有稳定性。循此思想,本节引入疗效三角形的概念,因为几何学中的三角形知识表明,三角形中的任意2条边之和大于第3边。反之,若已知3条线段,任意2条线段的长度之和大于另1条线段,则此3条线段可以构成一个三角形。因此,只要计算3个疗效测度中任意2个疗效测度之和与另1个疗效测度之差。如果其差为正,则说明达到了构成三角形的条件;如果其差为负,说明这3个疗效测度不能构成一个疗效三角形。由于几何学已证明三角形是一种具有稳定性的凸多边形,疗效三角形的构成与否在这里就等价于疗效系统的稳定与否。正是在这个意义上,我们才把"痊愈""有效""好转""无效"这4个疗效测度变换成"痊愈""有效+好转""无效"3个疗效测度,以便于考察和讨论"痊愈""有效+好转""无效"3个疗效测度是否能构成一个疗效三角形,能构成时,判定"痊愈""有效""好转""无效"这个疗效系统是整体稳定的,否则是不稳定的。

(二) 局部与全局的关系

按疗效标准,疗效分为"痊愈""有效""好转""无效"4个测度,如何抽取其中的3个疗效测度做疗效是否稳定的分析? 在上面采取了两种思路:思路之一是从全局出发,同时又考虑到"痊愈"相对于"显效""好转"具有相对确定性;而"显效"与"好转"具有相对不确定性,因此,采取把"显效"测度 b 与"好转"测度 c 合并成一个测度,这样就可以考察"痊愈""显效+好转""无效"这3个测度能否构成一个疗效三角形问题。表6-24是这一思路方法的结果。显然,这是一种基于整体观的"痊愈""有效""好转""无效"4个疗效测度所构成的系统计算和分析,这一点在上面已有说明。

但"无效"毕竟是"无效",相对于"无效"的"痊愈""有效""好转"更具现实意义,因此,必须研究"痊愈""有效""好转"3个疗效测度是否能构成一个疗效三角形的问题。结果表6-25与表6-24相比,表6-25的工作相当于在"痊愈""有效""好转""无效"疗效系统中抽取了一个子系统做子系统的稳定性分析,看起来不如表6-24的全局系统分析重要。其实,具有重要现实意义的疗效还是"痊愈""有效""好转",临床医生真正关心的也是这部分疗效是否能稳定地维持。从这个意义上说,表6-25数据同样可以作为对清热凉血药优选的依据。

（三）优先准则

在以上认识的基础上，还需要解决的问题是，如何从表6-25给出的可以确定出一个疗效三角形中的8味中药中，找出其中最优、次优的中药。这里给出一个按有效的疗效三角形面积大小优选用药的假设，也就是在所有由"痊愈""显效""好转"这3个疗效测度组成的药物疗效三角形中，以三角形面积最大的药物为优选用药，并按疗效三角形的面积大小排其他清热凉血药的优劣次序（图6-8）。

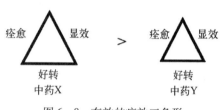

图6-8　有效的疗效三角形

由图6-8可知，面积大的优于面积小的，与之对应的中药X优先于中药Y。由此得到的结果见表6-26。

表6-26　能够构成有效疗效三角形的8味中药的疗效三角形面积 S 及其排序号

中药序号	痊愈 a	显效 b	好转 c	S	排序号	名　称
1	0.274 1	0.487 3	0.223 4	0.012 14	8	荆芥
3	0.336 0	0.333 3	0.280 0	0.042 55	1	白鲜皮
4	0.338 3	0.370 2	0.219 1	0.036 51	3	金银花
5	0.403 2	0.301 6	0.200 0	0.029 11	7	重楼
6	0.337 7	0.329 5	0.249 2	0.038 54	2	土茯苓
8	0.275 9	0.390 7	0.245 4	0.033 61	4	生地黄
9	0.268 6	0.399 6	0.245 3	0.032 23	5	牡丹皮
10	0.285 9	0.392 9	0.228 2	0.032 21	6	赤芍

注：在已知三角形三边长时的三角形面积公式，$p = \dfrac{a+b+c}{2}$，$S = \sqrt{p(p-a)(p-b)(p-c)}$（其中 a、b、c 为三角形的三边长，S 为面积）。

由表6-26知，按有效的疗效三角形面积从大到小排序，排在第一位的是白鲜皮，排在第二位的是土茯苓，排在第三位的是金银花，排在第四位的是生地黄，排在第五位的是牡丹皮，排在第六位的是赤芍，排在第七位的是重楼，排在第八位的是荆芥。以上排序结果与临床疗效基本一致。

（四）集对分析及其联系数

由第三章介绍的知识可知，联系数有二元联系数、三元联系数、四元联系数、五元联系数等不同数学形式，四元联系数在医卫体育和其他领域已有许多应用[16-21]。本节工作的前半部分应用集对分析中的四元联系数，后半部分主要利用四元联系数的结构信息：一方面说明把疗效测度"痊愈""有效""好转""无效"作为一个疗效系统加以研究，能够依照中医整体观的思想，用系统和数学方法处理不同疗效测度之间的关系，特别是其中由"痊愈""有效""好转"构成的有效疗效子系统，挖掘其中的系统信息，为银屑病清热凉血药的优选提供一种新思路，本节优选出的清热凉血药，已经在银屑病血热证临床中应用；另一方面，本节从银屑病疗效系统评价的角度提出四元联系数的几何特性，也为其他领域应用集对分析理论和四元联系数提供了新思路[33]。

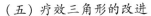

（五）疗效三角形的改进

图 6-8 所示的疗效三角形把"痊愈率""显效率""好转率"直接当作疗效三角形的三条边,有所不足,不足在于"痊愈率""显效率""好转率"在本质上不能相提并论,应当作加权处理,各自的权重赋多少为宜,有待研究。参考本章第三节的做法,不妨先设"痊愈"的权重 $w_1 = 1$;"显效"中有 66.6% 倾向于"痊愈",也就赋"显效"的权重为 $w_2 = 0.666$;"好转"中有 33.3% 倾向于"痊愈",也就赋"好转"的权重为 $w_3 = 0.333$,归一化后得 $w_1' = 0.5$,$w_2' = 0.3$,$w_3' = 0.2$,在此基础上再检验所给的"痊愈率""有效率""好转率"能否构成一个疗效三角形。

第八节　基于同异反分析的寻常型银屑病用药优选

一、临床资料

（一）收集病例

收集上海中医药大学附属岳阳中西医结合医院皮肤科和上海交通大学医学院附属瑞金医院皮肤科 2004 年 3 月至 2005 年 3 月期间门诊及病房有完整记录的观察病例,共 40 例。依据中华中医药学会皮肤科分会、北京中医药学会皮肤病专业委员会、北京中西医结合学会皮肤性病专业委员会制定的《寻常型银屑病(白疕)中医药循证临床实践指南(2013 版)》分为两组。血热组(进行期)20 例,男 9 例,女 11 例;年龄 38～53 岁,病程(76.25±42.43)个月。血瘀组(静止期)20 例,男 16 例,女 4 例;年龄 20～58 岁,病程(75.90±50.26)个月。两组年龄、病程比较,无统计学意义($P>0.05$)。

（二）辨证用药

血热组内服清热凉血方(生地黄 30 g,丹参 30 g,菝葜 30 g,大青叶 30 g,金银花 30 g,知母 15 g,苦参 10 g,马齿苋 30 g,土茯苓 30 g),每日 1 剂,水煎取 300 mL,分 2 次早晚口服,1 个月为 1 个疗程,治疗前后记录对照。

血瘀组内服益气活血方(黄芪 15 g,炙甘草 10 g,当归 15 g,川芎 10 g,桃仁 10 g,丹参 15 g,莪术 15 g,川牛膝 15 g,菝葜 30 g),煎服法同前,1 个月为 1 个疗程。

两组治疗期间无外用药物。

（三）观察指标

Th1 型指标有血清白介素-2(interleukin-2, IL-2)、γ干扰素(interferon-γ, IFN-γ),用酶联免疫吸附测定(enzyme-linked immunosorbent assay, ELISA);Th2 型指标有血清 IL-4、IL-6(ELISA)。

（四）实验试剂和仪器

人白介素定量 ELISA 试剂盒(上海森雄科技实业有限公司生产)。伯乐(BIO-RAD)-680 酶标仪。

（五）检测方法

检测方法主要是细胞因子检测。方法是采集患者静脉血 3 mL，2 000 r/min 离心 5 min 后取血清，-400 ℃ 保存。用 ELISA 法检测 IL-2、IFN-γ、IL-4、IL-6 细胞因子，以标准品 500 ng/L、250 ng/L、125 ng/L、62 ng/L、31 ng/L、16 ng/L、8 ng/L 之 A 值在半对数纸上做图，画出标准曲线，并查出相应浓度。操作步骤按试剂盒说明进行。

（六）疗效标准

疗效标准参考《中药新药临床研究指导原则》中有关标准，采用 PASI 法评定疗效，疗效率 = $\dfrac{治疗前分值-治疗后分值}{治疗前分值} \times 100\%$。

（七）统计方法

用 SPSS 22.0 软件进行统计。计量资料以 $\bar{X} \pm S$ 表示，两组计量资料如果正态分布且方差齐，组间比较用两样本 t 检验，组内比较用配对 t 检验。

二、结果

（一）细胞因子比较

治疗前两组细胞因子比较，治疗前血热组 IL-2、IFN-γ 高于血瘀组（$P<0.01$）。

治疗前血瘀组 IL-6 高于血热组（$P<0.05$）。治疗前 IL-4 两组比较差异无显著性（$P>0.05$），见表 6-27。

表 6-27　治疗前两组细胞因子比较

组别	例数	IL-2 [$(\bar{X}\pm S)$/(ng/L)]	IFN-γ [$(\bar{X}\pm S)$/(ng/L)]	IL-4 [$(\bar{X}\pm S)$/(ng/L)]	IL-6 [$(\bar{X}\pm S)$/(ng/L)]
血热组	20	113.39±46.41	30.13±14.23	55.29±25.30	61.51±17.01
血瘀组	20	63.45±48.83	19.65±8.20	46.34±17.94	77.86±30.65

（二）治疗后对细胞因子影响

清热凉血方对血热组患者治疗后，血热组 IL-2、IFN-γ 水平降低（$P<0.05$）。其中 IL-2 明显降低（$P<0.01$）；IL-4、IL-6 治疗前后比较无统计学意义（$P>0.05$），见表 6-28。益气活血方对血瘀组患者治疗后，血瘀组 IL-2、IL-4、IL-6 降低（$P<0.05$）。其中 IL-4、IL-6 有明显降低（$P<0.01$）。IFN-γ 治疗前后比较无统计学意义（$P>0.05$），见表 6-29。

表 6-28　血热组治疗前后细胞因子比较

组别	例数	IL-2 [$(\bar{X}\pm S)$/(ng/L)]	IFN-γ [$(\bar{X}\pm S)$/(ng/L)]	IL-4 [$(\bar{X}\pm S)$/(ng/L)]	IL-6 [$(\bar{X}\pm S)$/(ng/L)]
治疗前	20	13.39±46.41	30.13±14.23	55.29±25.30	61.51±17.01
治疗后	20	66.52±32.84	22.78±9.96	50.77±21.19	51.78±14.99

表 6 - 29　血瘀组治疗前后细胞因子比较

组别	例数	IL - 2 $[(\bar{X}\pm S)/(ng/L)]$	IFN - γ $[(\bar{X}\pm S)/(ng/L)]$	IL - 4 $[(\bar{X}\pm S)/(ng/L)]$	IL - 6 $[(\bar{X}\pm S)/(ng/L)]$
治疗前	20	63.45±48.83	19.65±8.20	46.34±17.94	77.86±30.65
治疗后	20	43.68±15.35	18.40±7.22	35.58±15.92	50.15±11.14

（三）临床疗效比较

根据 PASI 评分值,两组治疗后分值降低($P<0.05$),见表 6 - 30。

表 6 - 30　治疗前后两组 PASI 评分改善变化

组别	例数	治疗前 ($\bar{X}\pm S$)	治疗后 ($\bar{X}\pm S$)	PASI 评分 疗效率/%
血热组	20	27.32±11.43	7.15±5.07	77.65±26.77
血瘀组	20	23.75±11.56	7.86±5.12	76.64±25.43

三、讨论

银屑病目前认为是 Th1 型介导的自身免疫性皮肤病。在病程的不同阶段,体内 Th1/Th2 水平也会随之偏移。实验结果表明血热证、血瘀证在细胞因子指标中存在差异,证明中医辨证论治的科学性,为中医辨证论治银屑病提供参考依据。如何调节 Th1/Th2 平衡已成为皮肤免疫治疗研究的热点。我们选择来源于表皮细胞分泌的 Th1 样细胞因子 IL - 2、IFN - γ,Th2 样细胞因子 IL - 4、IL - 6 表达来代表部分反映 Th1/Th2 偏移水平变化,探讨银屑病 Th1/Th2 失衡现象。实验结果显示,中药清热凉血方与益气活血方,能调节不同时期寻常型银屑病的皮肤细胞因子水平,可针对银屑病免疫网络发挥治疗作用。根据中医学理论,银屑病多因素体亏虚,血热内蕴,化燥生风而成,发病过程中"血热"尤为关键。血热生风,风盛则燥,日久热伤营阴,阴血不足,肌肤失养,生风生燥,营血不足,气血循行受阻,以致引动内伏之热毒,导致热毒瘀痹肌肤而发本病。针对该病的不同发展阶段而予"凉血""活血"侧重不同的治疗原则。

四、用同异反分析法进行药物优选

第一步,把血热组内服清热凉血方视作集合 A,其中生地黄 30 g,丹参 30 g,菝葜 30 g,大青叶 30 g,金银花 30 g,知母 15 g,苦参 10 g,马齿苋 30 g,土茯苓 30 g,这 9 味药就是组成集合 A 的元素;同时把血瘀组内服益气活血方视作集合 B,其中黄芪 15 g,炙甘草 10 g,当归 15 g,川芎 10 g,桃仁 10 g,丹参 15 g,莪术 15 g,川牛膝 15 g,菝葜 30 g,这 9 味药就是组成集合 B 的元素。

第二步,把集合 A 与集合 B 组成集对 $H=(A,B)$,为了简明集对分析的思路,这里暂时不计集对 H 中各药物的质量,比较集合 A 与集合 B 两个集合元素的同异反情况,可以得知,集合 A 与集合 B 有两个相同的元素:丹参和菝葜,在集合 A 与集合 B 的其他元素中,则存在药性相异的情况,见表 6 - 31。

表 6-31　清热凉血方(集合 A)与益气活血方(集合 B)在药性上的同异反分析

清热凉血方(集合 A)		益气活血方(集合 B)		集合 A 与集合 B 在元素药性上的 同异反强弱判别
药名	药性或功效	药名	药性或功效	
丹参	养血,活血	丹参	养血,活血	同,同一度为 1
菝葜	祛风利湿	菝葜	祛风利湿	同,同一度为 1
生地黄	性凉,凉血	黄芪	性微温,味甘,补虚损	
大青叶	性寒,味苦	炙甘草	性平,味甘	
金银花	性寒,味甘,清热解毒	当归	性温,味甘、苦	
知母	性寒,清热泻火	川芎	性温,味辛,活血祛瘀	
苦参	性寒,味苦	桃仁	性温,祛瘀,抗过敏	
马齿苋	性寒,味甘、酸	莪术	性温,行气,破血祛瘀	
土茯苓	性平,有毒	川牛膝	性平,味甘、微苦	

注:由于集合 A 中有 5 味药性寒,集合 B 中有 4 味药性温,所以至少有 4 对元素的药性是弱对立的,与此同时集合 A 中的 1 味性寒药与集合 B 中黄芪(性微温)构成微对立(或与集合 B 中的一种性平药构成差异);集合 A 中的性凉药(生地黄)与集合 B 中的性平药(川牛膝或炙甘草)构成差异;集合 A 中的性平药(土茯苓)与集合 B 中的性平药(川牛膝或炙甘草)药性同,同一度为 1。

由表 6-31 可见,集合 A 有 9 个元素(药),集合 B 也有 9 个元素(药);以药性为论域,可以看出,集合 A 与集合 B 至少有 3 对元素(药)的性质(药性)相同,至少有 4 对元素(药)的性质(药性)弱对立(相反);至少有 1 对元素(药)的性质(药性)微对立(相反);至少有 1 对元素(药)的性质(药性)是差异;由于这里的分析涉及药性同、药性差异、药性微对立(微反)、药性弱对立(弱反),共 4 种类型的联系,所以采用四元联系数 $u(A, B) = 3 + i + j + 4k$ 刻画集合 A 与集合 B 的同异反联系状况,其中的 k 表示"弱反",定义 k 在 $[-0.5, -0.3]$ 区间视不同情况取值,以表示与 A 的系数+1 的弱相反;j 表示"微反",定义 j 在 $[-0.2, -0.1]$ 区间视不同情况取值,以表示与 A 的系数+1 的微相反;i 表示"差异",定义 i 在 $[0, 1]$ 区间视不同情况取值,以表示与 A 的系数+1 有差异;由于 $n = 3 + 1 + 1 + 4 = 9$,为此可以把该四元联系数归一化为 $\mu(A, B) = \frac{3}{9} + \frac{1}{9}i + \frac{1}{9}j + \frac{4}{9}k = 0.333 + 0.111i + 0.111i + 0.444j$,

因为 $0.444 > 0.333 > 0.111$,所以可计算该四元联系数的势函数 $shi[\mu(A, B)] = \frac{0.333}{0.444} = 0.75 < 1$,至此,得到以下信息:① 集合 A 与集合 B 的同一度显著地小于其对立度,说明集合 A 与集合 B 这两个处方各自的侧重点难以在系统的意义上趋同看待;② 虽然集合 A 与集合 B 这两个处方各自的侧重点难以从系统的意义上趋同,但集合 A 与集合 B 这两个处方的同一度仍有 0.333,而且集合 A 与集合 B 这两个处方的对立度 0.444,没有达到 0.5 这个临界线。因此,仍可以考虑以同一度 0.333 为基点,把丹参和菝葜作为中医药治疗银屑病的基本方,在这个基本方基础上再做侧重于凉血还是活血的辨证分型,这是有临床意义的,至于其产生的疗效机制已在本章第七节中说明。

上面仅仅是基于药性的定性分析,从临床应用的角度,还需计算药的用量,为此计算如下:

集合 A,清热凉血方:30 g(生地黄)+30 g(丹参)+30 g(菝葜)+30 g(大青叶)+30 g

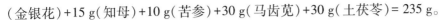

（金银花）+15 g（知母）+10 g（苦参）+30 g（马齿苋）+30 g（土茯苓）= 235 g。

集合 B，益气活血方：15 g（黄芪）+10 g（炙甘草）+15 g（当归）+10 g（川芎）+10 g（桃仁）+15 g（丹参）+15 g（莪术）+15 g（川牛膝）+30 g（菝葜）= 135 g。

因此，集对 $H(A, B)$ 的总质量是 235 g+135 g = 370 g。这 370 g 中属于两个集合同一的有 120 g（丹参 60 g，菝葜 60 g）；属于两个集合差异的至少有 40 g（生地黄 30 g 与炙甘草 10 g）；属于两个集合微对立的至少有 25 g（苦参 10 g，黄芪 15 g）；余下的有 185 g，由此得基于药物总质量的四元联系数为 $u(A, B) = 120 + 40i + 25j + 180k$，把此联系数归一化后得 $\mu(A, B) = 0.324 + 0.108i + 0.067j + 0.486k$，由于 0.486 > 0.324 > 0.108 > 0.067，可以计算 $\mathrm{shi}[\mu(A, B)] = \dfrac{0.324}{0.486} = 0.667 < 1$。

显然，以上结果与前面的定性结果基本一致，说明了前面关于在丹参和菝葜作为基本方基础上再做侧重于凉血还是活血的辨证分型是必要的，有助于提高疗效[34]。

第九节　联系数在皮肤病单味用药研究中的应用

根据文献报道，对银屑病和某些其他皮肤病采用单味中药治疗，有时也能获得一定的疗效，其疗效的评价也可以应用集对分析及其联系数。一方面，集对分析是对传统治疗组与对照组卫生统计显著性检验的一种补充手段；另一方面，也同时提供一种全局性的系统判断新途径，从而增加结论的可靠性。以下仅以千里光和大黄为例说明。

一、千里光

千里光是被中国历代中医学家公认的治疗外科疾病疗效较好的药物[35]，具有清热解毒凉血等功效，也常被配伍用于银屑病的治疗。目前常用的千里光单味制剂为清热散结胶囊。清热散结胶囊已在临床上用于治疗痤疮、瘙痒症等多种皮肤病[36-38]，取得了较好疗效。

北京中医药大学 2017 年的中医学博士张贺在导师张晓艳教授指导下，在其博士学位论文《NKT 和 NK 细胞与银屑病血热证发病的相关性及千里光治疗的疗效观察》中专题研究了千里光单味制剂（清热散结胶囊）在治疗寻常型银屑病血热证的应用，其基本数据与疗效如下：

（1）观察对象：2015 年 5 月至 2017 年 3 月期间，中日友好医院皮肤科门诊的 84 例寻常型银屑病血热证患者。该课题经医院伦理委员会批准，所有受试者均签署知情同意书。

（2）分组：寻常型银屑病血热证患者 84 例，按照受试者的就诊顺序，使用随机数字表法将其分为两组，其中治疗组与对照组各 42 例。

（3）疗效：为节约篇幅，关于纳入标准、排除标准、给药途径、内容，以及评分标准等细节在此略去，读者可以参考该文献了解[39]，这里仅给出治疗结果，见表 6 - 32。

表 6-32　单味千里光治疗银屑病的疗效

组别	总例数	痊愈例数 （痊愈率/%）	显效例数 （显效率/%）	好转例数 （好转率/%）	无效例数 （无效率/%）	总有效例数 （总有效率/%）
治疗组	39	4(10.26)	18(46.15)	13(33.33)	4(10.26)	35(89.74)
对照组	38	3(7.89)	8(21.05)	16(42.11)	11(28.95)	27(71.05)

（4）用四元联系数分析表 6-32 的数据

第一步，根据表 6-32 写出治疗组与对照组各自的归一化四元联系数：

$$\mu_1(治疗组) = 0.102\,6 + 0.461\,5i + 0.333\,3j + 0.102\,6k$$

$$\mu_2(对照组) = 0.078\,9 + 0.210\,5i + 0.421\,1j + 0.289\,5k$$

第二步，计算以上两个四元联系数各自的伴随函数，利用伴随函数提供的信息做出系统分析，见表 6-33。

表 6-33　单味千里光治疗银屑病的四元疗效联系数的伴随函数及其系统特性

伴随函数	治疗组	对照组	对　比	系统特性
势函数	$\dfrac{0.102\,6}{0.102\,6} = 1$	$\dfrac{0.078\,9}{0.289\,5} = 0.272\,5$	$1 > 0.272\,5$	治疗组显著优于对照组
态势函数	$a = d$, $a < b$, $b > c$, $c > d$, 均势 7 级（全局 26 级）	$a < d$, $a < b$, $b < c$, $c > d$, 反势 17 级（全局 47 级）	全局 26 级比全局 47 级领先 21 级	治疗组显著优于对照组
三阶偏正联系数	0.356 0	0.245 0	$0.356\,0 > 0.245\,0$	治疗组显著优于对照组
$\dfrac{总有效}{无效}$	8.75	2.45	$8.75 > 2.45$	治疗组显著优于对照组

由表 6-33 可得结论，应用单味千里光治疗银屑病的治疗组，其疗效显著优于对照组。

二、大黄

陈绍堂[38]介绍了大黄在银屑病治疗中的应用，其服法和疗效为取生大黄 3～15 g，熟大黄 6～20 g，水煎（生大黄后下），分早晚 2 次口服，1 个月为 1 个疗程；另取生、熟大黄各 30 g，用 30%乙醇浸泡 1 周后取汁外搽患部，每日 1～2 次，搽药后按摩患处，5～10 min，使局部微微发热为度。

结果：45 例中治愈 28 例、有效 12 例、无效 5 例，总有效率为 88.9%。

由于这里仅给出治愈、有效、无效的 3 种疗效状态，所以采用三元联系数刻画这个疗效系统。

先计算各自的百分比，并把治愈率$\dfrac{28}{45} = 0.622\,2$记为 a，有效率$\dfrac{12}{45} = 0.266\,7$记为 b，无效率$\dfrac{5}{45} = 0.111\,1$记为 c，由此得疗效联系数：

$$\mu(\text{大黄}) = 0.622\,2 + 0.266\,7i + 0.111\,1j(a > c, a > b, b > c)$$

把此联系数中的联系分量大小关系与表6-34对照,可以看出,文献中用单味大黄治疗银屑病的疗效属于"疗效系统整体态势很好"这一种状态,这是符合银屑病治疗实际的。银屑病是一种顽疾,反复发作,且至今对其发生机制不完全明了。到目前为止的医学主流观点是提倡中西医结合治疗,当然不排除未来在银屑病发生机制基础上开发出有独特疗效的药物。

表6-34　三元联系数中联系分量 a、b、c 大小关系所确定的(疗效)系统态势

序号	a、b、c 大小关系	态势与势级	态势的意义	疗效级别
1	$a > c, a > b, b > c$	同势1级	疗效系统整体态势很好	1级
2	$a > c, a > b, b = c \neq 0$	同势2级	疗效系统整体态势好	2级
3	$a > c, a > b, b < c$	同势3级	疗效系统整体态势较好	3级
4	$a > c, a = b, b > c$	同势4级	疗效系统整体态势稍好	4级
5	$a > c, a < b, b > c$	同势5级	疗效系统整体态势一般,但不稳定	5级
6	$a = c, a > b, b < c$	均势1级	疗效系统整体态势一般尚可	6级
7	$a = c, a = b, b = c$	均势2级	疗效系统整体态势一般,但稳定	7级
8	$a = c, a < b, b > c$	均势3级	疗效系统整体态势一般,但相当不稳定	8级
9	$a < c, a > b, b < c$	反势1级	疗效系统整体态势变差	9级
10	$a < c, a = b, b < c$	反势2级	疗效系统整体态势差,确定	10级
11	$a < c, a > b, b > c$	反势3级	疗效系统整体态势较差,且不稳定	11级
12	$a < c, a < b, b = c$	反势4级	疗效系统整体态势差	12级
13	$a < c, a < b, b < c$	反势5级	疗效系统整体态势很差	13级

三、讨论

中医药治疗皮肤病,常使用中药复方或其制剂。首先,虽然复方在改善临床症状、提高患者生活质量等方面发挥了重要的作用,但中药复方临床应用存在制作烦琐、对患者经济负担重、携带困难等方面问题;其次,复方制剂在现代研究方面,因其成分复杂,导致机制难以厘清,限制了中医药进一步的发展。故开展中药单方研究,对揭示中医用药规律、提高临床用药安全性及指导临床组方都具有重要的理论和实践意义。随着科学技术的不断发展,许多现代科学技术已经广泛应用到中医领域当中。中医药拥有庞大的临床经验积累,需在大量的文献资料及临床资料中进行组方数据挖掘,但仍缺乏适合的相关性分析及定量刻画统计方法。

集对分析在不确定推理、数据评价、系统决策、医疗卫生等领域都已有成功的应用[7-11];其能够依照中医整体观的思想,用系统和数学方法处理不同疗效测度之间的关系,特别是其中由"痊愈""有效""好转"构成的有效疗效子系统。在这个系统中,确定性和不确定性相互联系、相互影响、相互制约,甚至在一定条件下可以相互转化,并用一个能充分体现上述思想的数学公式——联系数 $\mu = a + bi + cj + dk$ 来统一地描述随机、模糊等不确定关系。

本节一方面说明了把疗效测度"痊愈""显效""好转""无效"作为一个疗效系统加以研究,挖掘其中的系统信息,为皮肤病单味药的用药优选提供了一种新思路;也可以作为治疗组与对照组做传统卫生统计显著性检验的一种补充手段。另一方面说明了该方法可

提供一种全局性的系统判断新途径,从而增加结论的可靠性,也为其他领域应用集对分析理论和四元联系数提供新思路。

第十节 四元联系数在土槐菝葜汤治疗血热型银屑病疗效研究中的应用

一、资料与方法

李天举等[9]报道了土槐菝葜汤在治疗血热型银屑病临床研究中的应用,本节通过四元联系数对李天举等研究的内容进行再分析,进一步说明土槐菝葜汤治疗血热型银屑病临床疗效的显著性和稳定性。

（一）资料来源

68 例数据均来源于郑州人民医院皮肤科门诊确诊的寻常型银屑病患者,将其随机分为观察组(35 例)和对照组(33 例)。观察组男 19 例,女 16 例,年龄 18~60 岁,病程 3 个月至 35 年,PASI 评分（13.5 ± 4.1）;对照组男 17 例,女 16 例,年龄 18~59 岁,病程 2 个月至 30 年,PASI 评分（13.2 ± 3.9）。 两组患者一般资料比较,差异均无统计学意义（$P > 0.05$）,具有可比性。病例的诊断标准、纳入标准等内容略[9]。

（二）治疗方案

对照组给予卡泊三醇软膏(爱尔兰利奥制药有限公司),外用,每日早晚各 1 次;观察组在对照组治疗基础上给予土槐菝葜汤(土茯苓 30 g,槐花 15 g,菝葜 30 g,虎杖 20 g,生地黄 15 g,牡丹皮 15 g,赤芍 15 g,紫草 15 g,茜草 15 g,白花蛇舌草 20 g,丹参 20 g,当归 15 g,白鲜皮 15 g,甘草 6 g),由郑州人民医院中药房煎药室代煎,每剂药煎为 2 包,每包 200 mL,早晚各 1 包,疗程均为 6 周。治疗前及治疗后第 2、4、6 周由专门的主治医师以上职称医师记录皮损改善情况及不良反应。实验室指标检测与疗效判定标准等内容略。

（三）临床疗效

两组患者临床疗效见表 6 - 35。

表 6 - 35　两组患者临床疗效比较

组　别	n	治愈	显效	好转	无效
对照组	33	7	14	9	3
观察组	35	18	15	2	0

二、四元联系数在土槐菝葜汤疗效分析中的应用

第一步,计算表 6 - 35 中对照组和观察组的治愈率、显效率、好转率、无效率,且依次记为 a、b、c、d,得到两组的疗效四元联系数,见表 6 - 36。

表 6 - 36　两组患者临床疗效的四元联系数

组　别	治愈率 a	显效率 b	好转率 c	无效率 d	疗效四元联系数 μ
对照组	0.212 1	0.424 2	0.272 7	0.090 9	0.212 1 + 0.424 2i + 0.272 7j + 0.090 9k
观察组	0.514 3	0.428 6	0.057 1	0.000 0	0.514 3 + 0.428 6i + 0.057 1j + 0.000 0k

第二步,计算 μ_1(对照组)和 μ_2(观察组)的"有效/无效"势值 shi(μ),得:

$$\text{shi}[\mu_1(\text{对照组})] = \frac{0.212\ 1 + 0.424\ 2 + 0.272\ 7}{0.090\ 9} = 10$$

$$\text{shi}[\mu_2(\text{观察组})] = \frac{0.514\ 3 + 0.428\ 6 + 0.051\ 7}{0.000\ 0} = \infty\ (\text{无穷大})$$

由于 10 远小于无穷大,所以认为观察组的"有效/无效"势远好于对照组。

第三步,观察 μ_1(对照组)和 μ_2(观察组)由各自的联系分量构成的系统态势。观察可知,在 μ_1(对照组) = 0.212 1 + 0.424 2i + 0.272 7j + 0.090 9k 中,有 $a_1 > d_1$, $a_1 < b_1$, $b_1 > c_1$, $c_1 > d_1$;在 μ_2(观察组) = 0.514 3 + 0.428 6i + 0.057 1j + 0.000 0k 中,有 $a_2 > d_2$, $a_2 > b_2$, $b_2 > c_2$, $c_2 > d_2$。对照表 6 - 37 所示的四元联系数有效态势排序表,可以看出 μ_2(观察组)处在同势 1 级,μ_1(对照组)处在同势 15 级,μ_2(观察组)比 μ_1(对照组)要优先 14 个态势级。

表 6 - 37　四元联系数 $\mu = a + bi + cj + dk(a + b + c + d = 1)$ 的有效态势及排序

序号（势级）	a、b、c、d 大小关系			态　势	序号（势级）	a、b、c、d 大小关系			态　势
1	$a > d$	$a > b$	$b > c$ $c > d$	同势 1 级	27			$c = d$	均势 8 级
2			$c = d$	同势 2 级	28			$c < d$	均势 9 级
3			$c < d$	同势 3 级	29		$b = c$	$c > d$	均势 10 级
4		$b = c$	$c > d$	同势 4 级	30		$b < c$	$c > d$	均势 11 级
5			$c = d$	同势 5 级	31	$a < d$	$a > b$	$b > c$ $c < d$	反势 1 级
6			$c < d$	同势 6 级	32		$b = c$	$c < d$	反势 2 级
7		$b < c$	$c > d$	同势 7 级	33		$b < c$	$c > d$	反势 3 级
8			$c = d$	同势 8 级	34		$b < c$	$c < d$	反势 4 级
9			$c < d$	同势 9 级	35	$a = b$	$b > c$	$c < d$	反势 5 级
10	$a = b$	$b > c$	$c > d$	同势 10 级	36		$b = c$		反势 6 级
11			$c = d$	同势 11 级	37			$c < d$	反势 7 级
12			$c < d$	同势 12 级	38		$b < c$	$c > d$	反势 8 级
13		$b = c$	$c > d$	同势 13 级	39			$c = d$	反势 9 级
14		$b < c$	$c > d$	同势 14 级	40			$c < d$	反势 10 级
15	$a < b$	$b > c$	$c > d$	同势 15 级	41	$a < b$	$b > c$	$c > d$	反势 11 级
16			$c = d$	同势 16 级	42			$c = d$	反势 12 级
17			$c < d$	同势 17 级	43			$c < d$	反势 13 级
18		$b = c$	$c > d$	同势 18 级	44		$b = c$	$c > d$	反势 14 级
19		$b < c$	$c > d$	同势 19 级	45			$c = d$	反势 15 级
20	$a = d$	$a > b$	$b > c$ $c > d$	均势 1 级	46			$c < d$	反势 16 级
21			$c < d$	均势 2 级	47		$b < c$	$c > d$	反势 17 级
22		$b < c$	$c < d$	均势 3 级	48			$c = d$	反势 18 级
23		$a = b$	$b > c$ $c < d$	均势 4 级	49			$c < d$	反势 19 级
24			$b = c$ $c = d$	均势 5 级					
25			$b < c$ $c < d$	均势 6 级					
26	$a < b$	$b > c$	$c > d$	均势 7 级					

注: 未列出的大小关系在逻辑上不成立。

资料来源: 沈定珠.体育用联系数学[M].北京:中国教育文化出版社,2007:58。

第四步,计算 μ_1(对照组)和 μ_2(观察组)各阶偏联系数。

第七节已对四元联系数的偏联系数计算原理和计算方法做了介绍,这里为简明起见,用表格形式说明 μ_1(对照组)与 μ_2(观察组)的各阶偏正联系数,见表6-38。

表6-38　μ_1(对照组)与 μ_2(观察组)的各阶偏联系数

层 次	计 算 公 式	μ_1(对照组)	μ_2(观察组)
宏观状态	$\mu = a + bi + cj + dk$	$0.212\,1 + 0.424\,2i + 0.272\,7j + 0.090\,9k$	$0.514\,3 + 0.428\,6i + 0.051\,7j + 0.000\,0k$
一阶偏正联系数 (第1层微观趋势)	$\partial^+\mu = \dfrac{a}{a+b} + \dfrac{b}{b+c}i + \dfrac{c}{c+d}j$	$0.333\,3 + 0.608\,7i + 0.750\,0j$	$0.545\,4 + 0.892\,4i + 1.000\,0j$
二阶偏正联系数 (第2层微观趋势)	$\partial^{2+}\mu = \dfrac{\dfrac{a}{a+b}}{\dfrac{a}{b+c}+\dfrac{b}{b+c}} + \dfrac{\dfrac{b}{b+c}}{\dfrac{b}{b+c}+\dfrac{c}{c+d}}i$	$0.353\,8 + 0.448\,0i$	$0.379\,3 + 0.471\,5i$
三阶偏正联系数 (第3层微观趋势)	$\partial^{3+}\mu = \dfrac{\dfrac{\dfrac{a}{a+b}}{\dfrac{a}{b+c}+\dfrac{b}{b+c}}}{\dfrac{\dfrac{a}{a+b}}{\dfrac{a}{b+c}+\dfrac{b}{b+c}} + \dfrac{\dfrac{b}{b+c}}{\dfrac{b}{b+c}+\dfrac{c}{c+d}}}$	$0.432\,5$	$0.445\,8$

在表6-38中,由于0.445 8>0.432 5,所以 μ_2(观察组)的微观正向发展趋势要好于 μ_1(对照组)的微观正向发展趋势,也就是说,虽然土槐菝葜汤的整体疗效较好,但相对于对照组而言,仍然有进一步提高的趋势。当然,对照组的疗效也存在提高趋势,但土槐菝葜汤的整体疗效提高趋势要强于对照组。

通过土槐菝葜汤整体疗效四元联系数的分析看出,用土槐菝葜汤治疗银屑病的整体疗效是稳定的,且有继续提高疗效的趋势。

三、配对集对分析法的应用

在前面的第八节中,我们把治疗银屑病的清热凉血方与益气活血方配成一个集对,借助集对分析中的同异反系统理论进行分析,发现清热凉血方与益气活血方中有相同的两味中药:丹参和菝葜。进而提出,把丹参和菝葜作为对银屑病从血分论治的基本方,在此基本方基础上再做清热凉血和益气活血的辨证分类,不妨命名其为"丹参菝葜汤"。本节内容显示"土槐菝葜汤"治疗银屑病的临床疗效要高于前者,为此把"丹参菝葜汤"与"土槐菝葜汤"配成一个集对,再次应用集对分析中的同异反系统理论。可看出,"丹参菝葜汤"与"土槐菝葜汤"有相同的"君药"菝葜。

读者也许会提出一个问题,银屑病是否能用"菝葜"一味中药治疗,且能获得满意疗效,目前回答是否定的,因为既然是一味"君药",自然得有其他中药配伍。特别是银屑病的发病机制至今还未完全明了,顽固多发,临床多采用中西医结合,才能标本兼治;另外,

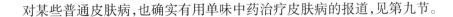

对某些普通皮肤病,也确实有用单味中药治疗皮肤病的报道,见第九节。

第十一节　基于集对分析的银屑病
典型方剂优选

本节应用文献资料法和集对分析法研究 9 首有一定代表性的中药内服方,计算每首方剂的治疗组和对照组与理想的完美疗效四元联系数的距离,距离小的优于距离大的,由此给出 9 首方剂的优劣次序;并与治疗组和对照组与理想的完美疗效四元联系数的距离变化次序(变化大的优先于变化小的)对照,同序号的认为是相对确定的,不同序号的认为是相对不确定的,在相对确定的方剂中,序号小的方剂优先于序号大的,在此基础上优选有共性的药物,并加以讨论。

一、资料来源

资料来源于中国知网上的文献,文献名与所在期刊和相关作者的地域分布见表6-4。
9 首中药方剂的治疗组与对照组的治疗效果见表6-5。

二、方法

第一步,由本章第二节可知,若把全部病例均获得治愈作为理想化的完美疗效,则理想的完美疗效四元联系数可以写成 μ(理想) $= 1 + 0i + 0j + 0k$,这个四元联系数在 $O - x[\mu(g_t)]y[\mu(g_t)]$ 坐标系中则是一条直线,称完美曲线,同在该坐标系中任一条实际疗效曲线 $\mu(g_t) = a_t + b_t i + c_t j + d_t k$ 到此完美曲线的距离 ρ_t,可以利用下述公式:

$$\rho_t = \sqrt{(1 - a_t)^2 + (0 - b_t)^2 + (0 - c_t)^2 + (0 - d_t)^2}$$

计算,显然 ρ_t 小的优于 ρ_t 大的,从而得到 9 首方剂治疗组的优劣排序,g_t 优的排序号小,g_t 差的排序号大。

第二步,计算对照组与理想的完美疗效四元联系数的距离 ρ_t(对照组)。

第三步,计算由第一步中算得的各首方剂的治疗组效果曲线与理想的完美疗效四元联系数的距离 ρ_t(治疗组)与 ρ_t(对照组)之差 δ_t:

$$\delta_t = \rho_t(对照组) - \rho_t(治疗组)$$

第四步,按 δ_t 的大小给出 9 首方剂的优劣排序,称治疗组比对照组的疗效提高幅度排序。

第五步,把疗效提高幅度排序与第一步得到的纯粹的治疗组疗效的优劣排序对比,两种排序号相同的方剂治疗结果可以认为是相对确定的,两种排序号不同的方剂治疗结果可以认为是相对不确定的。

第六步,在疗效相对确定的方剂中,排序号小的方剂优先于排序号大的,在此基础上优选有共性的药物,并加以讨论。

三、结果

9 首方剂的治疗组疗效与理想的完美疗效的距离,以及对照组疗效与理想的完美疗效的距离,与这两种距离的差,也就是基于四元联系数的提高幅度和根据四元联系数提高幅度的排序;每首方剂的治疗组有效率与对照组有效率之差和根据有效率之差的排序,以及每首方剂的治疗组疗效四元联系数(曲线)与理想的完美疗效四元联系数(曲线)距离大小与排序,还有不同排序准则下每首方剂排序号的同异反判定结果,均列于表 6-39 中。

表 6-39 9 首方剂的治疗组和对照组疗效及同异反排序

方剂名称	有效率(η)/%		两组有效率差值 $\delta(\eta)$ 及排序	距离理想的完美疗效四元联系数距离(ρ)及排序		两组距离理想的完美疗效差值 $\delta(\rho)$ 及排序	不同排序的同异反	
	治疗组	对照组		治疗组	对照组		$\delta(\eta)$ 与 ρ	$\delta(\rho)$ 与 ρ
土槐菝葜汤	100.00	90.91	0.090 9⑧	0.650 3①	0.939 9	0.289 6①	反	同
犀角地黄汤加味	90.32	75.81	0.145 1⑤	0.771 2④	0.933 6	0.162 4③	异	异
乌蛇抗银方	89.47	52.63	0.368 4①	0.993 7⑦	1.142 9	0.149 2④	反	异
理血消银汤	94.07	91.18	0.028 9⑨	0.789 0⑤	0.918 6	0.129 6⑤	异	同
清凉解毒汤	90.70	69.05	0.216 5②	0.729 5②	0.943 4	0.213 9②	同	同
清热解毒汤	96.67	76.67	0.200 0③	1.060 4⑧	1.130 4	0.070 0⑧	反	同
芩珠凉血方	83.33	64.29	0.190 4④	1.148 0⑨	1.114 6	-0.033 4⑨	反	同
凉血活血复方	95.83	86.67	0.091 6⑦	0.834 9⑥	0.942 8	0.107 9⑥	异	同
凉血活血汤	94.29	84.21	0.100 8⑥	0.759 2③	0.858 4	0.099 2⑦	异	异

从表 6-39 看出,9 首方剂的疗效按 $\delta(\rho)$ 给定的排序号与按 ρ 给定的排序号有 6 对是相同的序号,其余 3 对序号相异,最大的序号差是 4,对应的方剂是凉血活血汤,其按 ρ 的排序号是③,而按 $\delta(\rho)$ 的排序号是⑦;若把这两种排序号各自组成的集合当作一个集对,则此集对的联系数如

$$\mu[\delta(\rho), \rho] = \frac{6}{9} + \frac{3}{9}i \tag{6.11.1}$$

同理有

$$\mu[\delta(\eta), \rho] = \frac{1}{9} + \frac{4}{9}i + \frac{4}{9}j \tag{6.11.2}$$

式(6.11.2)中的 j 表示所论的两个序号"相反"(简称"反"),在此的定义是指同一方剂按 $\delta(\eta)$ 的序号与按 ρ 的序号相差 5 或 5 以上,如清热解毒汤在 $\delta(\eta)$ 中的排序号是③,在 ρ 治疗组中的排序号是⑧。因此,这对排序号定性为"反",由此看出,基于有效率的排序在此处不可取,至于为什么不可取,在下面讨论。

由表 6-39 和式(6.11.1)可知,在 9 首方剂中,土槐菝葜汤的疗效排第一,清凉解毒汤

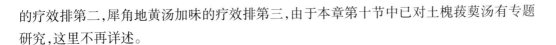

的疗效排第二,犀角地黄汤加味的疗效排第三,由于本章第十节中已对土槐菝葜汤有专题研究,这里不再详述。

四、讨论

为什么在9首方剂的综合优劣比较中,不选用"有效率"这个指标,而这个指标在9首方剂所在的文献中都给出了具体的指标值,这是因为:一方面,"有效率"这个指标有其简单的全面性,也就是"有效率"把"治愈率""显效率""好转率"都包括在内,用1个指标代替了3个指标,既"全面",又"简化",应用方便;另一方面,其不足之处,在于把"治愈率""显效率""好转率"相提并论,抹去了"治愈率""显效率""好转率"在本质上的不同,在多方剂疗效综合评价中容易诱导误评,见表6-40。

表6-40 有效率的误评机制

方 剂	治愈率/%	显效率/%	好转率/%	无效率/%	有效率/%
甲	60	30	10	0	100
乙	30	30	40	0	100

从表6-40可以直观地判定方剂甲的疗效要明显地好于方剂乙,但若用"有效率"这个指标去评判,则显示方剂甲的疗效与方剂乙的疗效相同。

正是基于"有效率"这个指标有此不足,所以表6-39中给出了每首方剂治疗组与对照组疗效与理想的完美疗效四元联系数距离的计算,特别是基于四元联系数的疗效提高幅度和根据四元联系数疗效提高幅度的排序,就成了较为客观和较为科学的排序,其原理在本章第二节中已做详细阐述。

对土槐菝葜汤(第一)、清凉解毒汤(第二)、犀角地黄汤加味(第三)组成药物的同异反分析。由表6-4可知,土茯苓、白鲜皮、牡丹皮、赤芍,这4种药在3个方剂中都出现,使用频次为3;生地黄、当归、白花蛇舌草、槐花、甘草、栀子,这6种药的使用频次为2;菝葜、虎杖、紫草、茜草、丹参、板蓝根、鸡血藤、雷公藤、蜈蚣、水牛角、石膏、金银花、连翘,这13种药的使用频次为1。在这里,如果把使用频次3作为通常用药,把使用频次2作为异常用药,把使用频次1作为反常用药看待,则对于这3个优选方剂来说,其用药规律联系数可以用 $u = 4 + 6i + 13j$ 表示,归一化后得 $\mu = 0.173\,9 + 0.260\,9i + 0.565\,2j$,由于这里的 $a < c$、$a < b$、$b < c$,根据三元联系数的同异反态势排序(表6-34),知其属于反势5级,对应的临床意义是这3首方剂的临床应用总体上对应着特定的反常证候。

其中土槐菝葜汤的14味药物中,使用频次为3的有土茯苓、牡丹皮、赤芍、白鲜皮4味;使用频次为2的有槐花、生地黄、白花蛇舌草、当归、甘草5味;其余的菝葜、虎杖、紫草、茜草、丹参使用频次为1。因此,该方剂的用药规律联系数为 $U(土槐菝葜汤) = 4 + 5i + 5j$,对照表6-34,知其属于反势4级。同理有 $U(清凉解毒汤) = 4 + 3i + 4j$,对照表 6 - 34,知其属于均势 1 级。U(犀角地黄汤加味) = 4 + 4i + 4j 对照表 6 - 34,知其属于均势 2 级。

因此,从单一方剂的用药频次看,每一首方剂也不是轻易地使用常规药组方。

第十二节 五元联系数在寻常型银屑病组方规律研究中的应用

徐张杰等[40]对 260 首中医内服方剂治疗寻常型银屑病的组方规律做了研究,本节试把五元联系数用于其研究结果,以期对寻常型银屑病的组方规律有新的认识,供临床参考。

一、数据来源

徐张杰等通过查阅与整理 2004~2013 年,中医学文献中关于治疗寻常型银屑病的内服方剂,筛选出 260 首方剂,根据《中药学》等教材,对 260 首方剂中的 182 种药物做了清热、补虚、活血化瘀、止血、解表、利水渗湿等 17 个功效类别的划分,给出了各类药物的使用频次统计,见表 6 - 41。

表 6 - 41　中医治疗寻常型银屑病的内服方剂药物分类和使用频次分析表

药物类别	药物分类及使用频次	药物种数 (使用频次)
1. 清热药	生地黄 178,赤芍 143,牡丹皮 128,紫草 122,土茯苓 109,白鲜皮 90,金银花 74,白花蛇舌草 73,板蓝根 60,黄芩 45,玄参 42,大青叶 40,连翘 39,水牛角 39,苦参 31,重楼 26,山豆根 24,蒲公英 24,栀子 23,石膏 19,黄连 15,知母 14,黄柏 13,青黛 13,半枝莲 11,地骨皮 8,红藤 8,北豆根 7,天花粉 7,忍冬藤 7,竹叶 5,紫花地丁 5,野菊花 5,马齿苋 4,贯众 3,半边莲 3,漏芦 2,芦根 2,地锦草 2,夏枯草 1,龙胆草 1,椿皮 1,鱼腥草 1,山慈菇 1,白头翁 1,肿节风 1,银柴胡 1	47(1 471)
2. 补虚药	补气药:甘草 20,黄芪 20,白术 8,党参 4,山药 3,太子参 2,大枣 1,人参 1 补阳药:淫羊藿 1,仙茅 1 补血药:当归 121,白芍 29,熟地黄 23,何首乌 20 补阴药:麦冬 23,天冬 13,枸杞子 5,南/北沙参 5,墨旱莲 4,女贞子 4,龟甲 1,石斛 1,黄精 1,鳖甲 1	24(412)
3. 活血化瘀药	丹参 113,鸡血藤 63,红花 45,莪术 36,川芎 34,桃仁 31,三棱 28,郁金 4,水蛭 3,泽兰 2,牛膝 2,凌霄花 2,土鳖虫 1,益母草 1,穿山甲 1,王不留行 1	16(368)
4. 止血药	槐花 60,白茅根 54,茜草 34,三七 5,地榆 4,小蓟 1	6(158)
5. 解表药	蝉蜕 38,防风 30,荆芥 27,桂枝 8,麻黄 7,牛蒡子 7,白芷 6,柴胡 6,升麻 4,细辛 3,羌活 2,薄荷 2,苍耳子 1,葛根 1,浮萍 1,生姜 1	16(143)
6. 利水渗湿药	茯苓 29,地肤子 17,薏苡仁 12,虎杖 9,车前草 8,萆薢 7,猪苓 5,泽泻 5,茵陈 5,葫芦 3,滑石 2,木通 2,通草 1	13(105)
7. 平肝息风药	蒺藜 26,蜈蚣 18,全蝎 14,僵蚕 10,地龙 7,羚羊角 4,珍珠母 2,牡蛎 2,天麻 1	9(84)
8. 祛风湿药	乌梢蛇 41,雷公藤 6,威灵仙 5,徐长卿 4,秦艽 2,豨莶草 2,两面针 1,桑枝 1,路路通 1,独活 1,防己 1,木瓜 1,蛇蜕 1	13(66)

（续表）

药物类别	药物分类及使用频次	药物种数（使用频次）
9. 泻下药	大黄 21,商陆 15,火麻仁 6,芒硝 1	4(43)
10. 收涩药	乌梅 16,五味子 1,山茱萸 1,荷叶 1,芡实 1	5(20)
11. 化痰止咳平喘药	杏仁 4,桔梗 4,桑白皮 2,皂角刺 2,贝母 1,黄药子 1,百部 1,半夏 1	8(17)
12. 理气药	陈皮 7,枳壳 3,木香 2,香附 2,川楝子 1,香橼 1	6(16)
13. 杀虫止痒药	蜂房 10,蛇床子 4,白矾 1	3(15)
14. 消食药	山楂 3,麦芽 2,神曲 1	3(6)
15. 化湿药	苍术 3,藿香 1,砂仁 1	3(5)
16. 安神药	合欢皮 2,朱砂 1,龙骨 1	3(4)
17. 温里药	附子 1,干姜 1,花椒 1	3(3)

二、按用药频次分类

从表 6-41 看出,徐张杰等的工作侧重从药物功效角度把 260 首中药内服方的 182 种药物分成 17 个类别,虽然分类细致,但临床实践告诉我们,临床中使用频次高的药物,无疑是一般情况下临床医师在治疗寻常型银屑病时应当优先考虑的药物。但由表 6-41 看出,使用频次高的药物分散在不同的药物类别中。因此,根据前面所介绍的成对原理,对表 6-41 中的数据按用药频次重新分类,与徐张杰等按药物功效角度分类有互补作用,有助于临床医生对高频次用药加深印象,也对大量的随症加减用药有概况性了解,结果见表 6-42。

表 6-42　中医治疗寻常型银屑病的内服方剂药物按用药频次分类

频次 f	药物分类及使用频次	药物种数（使用频次）
高频 ($f > 100$)	清热药：生地黄 178,赤芍 143,牡丹皮 128,紫草 122,土茯苓 10 活血化瘀药：丹参 113 补血药：当归 121	7(914)
偏高频 ($75 < f \leqslant 100$)	清热药：白鲜皮 90	1(90)
中频 ($50 < f \leqslant 75$)	清热药：金银花 74,白花蛇舌草 73,板蓝根 60 活血化瘀药：鸡血藤 63 止血药：槐花 60,白茅根 54	6(384)
偏低频 ($25 < f \leqslant 50$)	清热药：黄芩 45,玄参 42,大青叶 40,连翘 39,水牛角 39,苦参 31,重楼 26 利水渗湿药：茯苓 29 祛风湿药：乌梢蛇 41 补虚药：白芍 29 活血化瘀药：红花 45,莪术 36,川芎 34,桃仁 31,三棱 28 平肝息风药：蒺藜 26 止血药：茜草 34 解表药：蝉蜕 38,防风 30,荆芥 27	20(690)

频次 f	药物分类及使用频次	药物种数（使用频次）
低频（1 < f ≤ 25）	平肝息风药：蜈蚣18，全蝎14，僵蚕10，地龙7，羚羊角4，珍珠母2，牡蛎2，天麻1	148（858）
	清热药：山豆根24，蒲公英24，栀子23，石膏19，黄连15，知母14，黄柏13，青黛13 半枝莲11，地骨皮8，红藤8，北豆根7，天花粉7，忍冬藤7，竹叶5，紫花地丁5，野菊花5，马齿苋4，贯众3，半边莲3，漏芦2，芦根2，地锦草2，夏枯草1，龙胆草1，椿皮1，鱼腥草1，山慈菇1，白头翁1，肿节风1，银柴胡1	
	补气药：甘草20，黄芪20，白术8，党参4，山药3，太子参2，大枣1，人参1	
	补阳药：淫羊藿1，仙茅1	
	利水渗湿药：地肤子17，薏苡仁12，虎杖9，车前草8，萆薢7，猪苓5，泽泻5，茵陈5，葫芦3，滑石2，木通2，通草1	
	补阴药：麦冬23，天冬13，枸杞子5，南/北沙参5，墨旱莲4，女贞子4，龟甲1，石斛1，黄精1，鳖甲1	
	补血药：熟地黄23，何首乌20	
	祛风湿药：雷公藤6，威灵仙5，徐长卿3，秦艽2，豨莶草2，两面针1，桑枝1，路路通1，独活1，防己1，木瓜1，蛇蜕1	
	活血化瘀药：郁金4，水蛭3，泽兰2，牛膝2，凌霄花2，土鳖虫2，益母草1，穿山甲1，王不留行1	
	泻下药：大黄21，商陆15，火麻仁6，芒硝1	
	收涩药：乌梅16，五味子1，山茱萸1，荷叶1，芡实1	
	化痰止咳平喘药：杏仁4，桔梗4，桑白皮2，皂角刺2，贝母1，黄药子1，百部1，半夏1	
	理气药：陈皮7，枳壳3，木香2，香附2，川楝子1，香橼1	
	杀虫止痒药：蜂房10，蛇床子4，白矾1	
	消食药：山楂3，麦芽2，神曲1	
	化湿药：苍术3，藿香1，砂仁1	
	安神药：合欢皮2，朱砂1，龙骨1	
	温里药：附子1，干姜1，花椒1	
	止血药：三七5，地榆4，小蓟1	

三、基于五元联系数的临床用药频次态势

显然，表6－42中把中医治疗寻常型银屑病的182种内服药，从临床使用频次的角度分成"高频次（f > 100），偏高频次（75 < f ≤ 100），中频次（50 < f ≤ 75），偏低频次（25 < f ≤ 50）、低频次（1 < f ≤ 25）"5个层次。清晰地显示出，"高频次（f > 100）"用药仅有清热药生地黄（178次）、赤芍（143次）、牡丹皮（128次）、紫草（122次）、土茯苓（109次），活血化瘀药丹参（113次）、补血药当归（121次），共7种；"偏高频次（75 < f ≤ 100）"用药仅有清热药白鲜皮（90次），1种；"中频次（50 < f ≤ 75）"用药仅有清热药金银花（74次）、白花蛇舌草（73次）、板蓝根（60次）和活血化瘀药鸡血藤（63次），止血药槐花（60次）、白茅根（54次），共6种。把这三档频次的用药合起来只有14种，显然有助于临床医生对治疗寻常型银屑病用药的全局把握。其余是"偏低频次（25 < f ≤ 50）"用药20种和"低频次"用药148种，两者相加共168种，是前述三类药共14种的12倍，这从一个侧面说明了寻常型银屑病的"病因机制不明"和"反复发作难治"状况。

为了进一步用联系数刻画上述系统信息，以下把"高频次（f > 100）"用药当作"常规

用药",用 A 表示常规用药的种数;把"偏高频次($75 < f \leq 100$)"用药当作"偏常规用药",用 B 表示偏常规用药的种数;把"中频次($50 < f \leq 75$)"用药当作"处在常规和反常规之间的中间状态用药",用 C 表示中间状态用药的种数;把"偏低频次($25 < f \leq 50$)"用药当作"偏反常规用药",用 D 表示偏反常规用药的种数;把"低频次($1 < f \leq 25$)"用药当作"反常规用药",用 E 表示反常规用药的种数。这样,表6-42 中的各档使用频次的用药种数,就可以用一个五元联系数表示如

$$u = A + Bi + Cj + Dk + El = 7 + 1i + 6j + 20k + 148l \tag{6.12.1}$$

令上式中的 $A + B + C + D + E = N = 182$,则

$$\mu = \frac{u}{N},\ a = \frac{A}{N},\ b = \frac{B}{N},\ c = \frac{C}{N},\ d = \frac{D}{N},\ e = \frac{E}{N}$$

则由式(6.12.1)得

$$\mu = a + bi + cj + dk + el = 0.038\,5 + 0.005\,5i + 0.033\,0j + 0.109\,9k + 0.813\,2l \tag{6.12.2}$$

显然,式(6.12.2)是一个归一化的五元联系数,其中

$$a + b + c + d + e = 1$$

由于式(6.12.2)中有

$$a < e,\ a > b,\ b < c,\ c < d,\ d < e$$

对照五元联系数态势排序表(表6-43),知其属于反势 19 级(总态势 135 级),这个态势从一个侧面提示,对于寻常型银屑病中医治疗用药种类数的把握有较大难度,只有善于"反常规用药",才有可能取得较好的临床疗效。换言之,从药物数量上说,掌握 7 种"高频次"用药和 1 种"偏高频次用药",再加上 6 种"中频次"用药(共 14 种)不是太难;但要在临床中掌握和应用好"偏低频次($25 < f \leq 50$)(20 种)"和"低频次($1 < f \leq 25$)(148 种)"共 168 种药,无可否认有相当难度。

表6-43　五元联系数的态势排序表

编号		联系分量的大小关系				是否成立	态势序号	态势级
同势区	1	$a > e$	$a > b$	$b > c$	$c > d$	$d > e$	√	(1)	同势 1 级
	2	$a > e$	$a > b$	$b > c$	$c > d$	$d = e$	√	(2)	同势 2 级
	3	$a > e$	$a > b$	$b > c$	$c > d$	$d < e$	√	(3)	同势 3 级
	4	$a > e$	$a > b$	$b > c$	$c = d$	$d > e$	√	(4)	同势 4 级
	5	$a > e$	$a > b$	$b > c$	$c = d$	$d = e$	√	(5)	同势 5 级
	6	$a > e$	$a > b$	$b > c$	$c = d$	$d < e$	√	(6)	同势 6 级
	7	$a > e$	$a > b$	$b > c$	$c < d$	$d > e$	√	(7)	同势 7 级
	8	$a > e$	$a > b$	$b > c$	$c < d$	$d = e$	√	(8)	同势 8 级
	9	$a > e$	$a > b$	$b > c$	$c < d$	$d < e$	√	(9)	同势 9 级
	10	$a > e$	$a > b$	$b = c$	$c > d$	$d > e$	√	(10)	同势 10 级

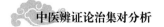

（续表）

编号	联系分量的大小关系				是否成立	态势序号	态势级
11	$a > e$	$a > b$	$b = c$	$c > d$	$d = e$	√	（11）	同势 11 级
12	$a > e$	$a > b$	$b = c$	$c > d$	$d < e$	√	（12）	同势 12 级
13	$a > e$	$a > b$	$b = c$	$c = d$	$d > e$	√	（13）	同势 13 级
14	$a > e$	$a > b$	$b = c$	$c = d$	$d = e$	√	（14）	同势 14 级
15	$a > e$	$a > b$	$b = c$	$c = d$	$d < e$	√	（15）	同势 15 级
16	$a > e$	$a > b$	$b = c$	$c < d$	$d > e$	√	（16）	同势 16 级
17	$a > e$	$a > b$	$b = c$	$c < d$	$d = e$	√	（17）	同势 17 级
18	$a > e$	$a > b$	$b = c$	$c < d$	$d < e$	√	（18）	同势 18 级
19	$a > e$	$a > b$	$b < c$	$c > d$	$d > e$	√	（19）	同势 19 级
20	$a > e$	$a > b$	$b < c$	$c > d$	$d = e$	√	（20）	同势 20 级
21	$a > e$	$a > b$	$b < c$	$c > d$	$d < e$	√	（21）	同势 21 级
22	$a > e$	$a > b$	$b < c$	$c = d$	$d > e$	√	（22）	同势 22 级
23	$a > e$	$a > b$	$b < c$	$c = d$	$d = e$	√	（23）	同势 23 级
24	$a > e$	$a > b$	$b < c$	$c = d$	$d < e$	√	（24）	同势 24 级
25	$a > e$	$a > b$	$b < c$	$c < d$	$d > e$	√	（25）	同势 25 级
26	$a > e$	$a > b$	$b < c$	$c < d$	$d = e$	√	（26）	同势 26 级
27	$a > e$	$a > b$	$b < c$	$c < d$	$d < e$	√	（27）	同势 27 级
28	$a > e$	$a = b$	$b > c$	$c > d$	$d > e$	√	（28）	同势 28 级
29	$a > e$	$a = b$	$b > c$	$c > d$	$d = e$	√	（29）	同势 29 级
30	$a > e$	$a = b$	$b > c$	$c > d$	$d < e$	√	（30）	同势 30 级
31	$a > e$	$a = b$	$b > c$	$c = d$	$d > e$	√	（31）	同势 31 级
32	$a > e$	$a = b$	$b > c$	$c = d$	$d = e$	√	（32）	同势 32 级
33	$a > e$	$a = b$	$b > c$	$c = d$	$d < e$	√	（33）	同势 33 级
34	$a > e$	$a = b$	$b > c$	$c < d$	$d > e$	√	（34）	同势 34 级
35	$a > e$	$a = b$	$b > c$	$c < d$	$d = e$	√	（35）	同势 35 级
36	$a > e$	$a = b$	$b > c$	$c < d$	$d < e$	√	（36）	同势 36 级
37	$a > e$	$a = b$	$b = c$	$c > d$	$d > e$	√	（37）	同势 37 级
38	$a > e$	$a = b$	$b = c$	$c > d$	$d = e$	√	（38）	同势 38 级
39	$a > e$	$a = b$	$b = c$	$c > d$	$d < e$	√	（39）	同势 39 级
40	$a > e$	$a = b$	$b = c$	$c = d$	$d > e$	√	（40）	同势 40 级
41	$a > e$	$a = b$	$b = c$	$c = d$	$d = e$	×		
42	$a > e$	$a = b$	$b = c$	$c = d$	$d < e$	×		
43	$a > e$	$a = b$	$b = c$	$c < d$	$d > e$	√	（41）	同势 41 级
44	$a > e$	$a = b$	$b = c$	$c < d$	$d = e$	×		
45	$a > e$	$a = b$	$b = c$	$c < d$	$d < e$	×		
46	$a > e$	$a = b$	$b < c$	$c > d$	$d > e$	√	（42）	同势 42 级
47	$a > e$	$a = b$	$b < c$	$c > d$	$d = e$	√	（43）	同势 43 级
48	$a > e$	$a = b$	$b < c$	$c > d$	$d < e$	√	（44）	同势 44 级
49	$a > e$	$a = b$	$b < c$	$c = d$	$d > e$	√	（45）	同势 45 级
50	$a > e$	$a = b$	$b < c$	$c = d$	$d = e$	×		
51	$a > e$	$a = b$	$b < c$	$c = d$	$d < e$	×		
52	$a > e$	$a = b$	$b < c$	$c < d$	$d > e$	√	（46）	同势 46 级
53	$a > e$	$a = b$	$b < c$	$c < d$	$d = e$	×		
54	$a > e$	$a = b$	$b < c$	$c < d$	$d < e$	×		
55	$a > e$	$a < b$	$b > c$	$c > d$	$d > e$	√	（47）	同势 47 级
56	$a > e$	$a < b$	$b > c$	$c > d$	$d = e$	√	（48）	同势 48 级

（续表）

	编号	联系分量的大小关系					是否成立	态势序号	态势级
	57	$a > e$	$a < b$	$b > c$	$c > d$	$d < e$	√	（49）	同势49级
	58	$a > e$	$a < b$	$b > c$	$c = d$	$d > e$	√	（50）	同势50级
	59	$a > e$	$a < b$	$b > c$	$c = d$	$d = e$	√	（51）	同势51级
	60	$a > e$	$a < b$	$b > c$	$c = d$	$d < e$	√	（52）	同势52级
	61	$a > e$	$a < b$	$b > c$	$c < d$	$d > e$	√	（53）	同势53级
	62	$a > e$	$a < b$	$b > c$	$c < d$	$d = e$	√	（54）	同势54级
	63	$a > e$	$a < b$	$b > c$	$c < d$	$d < e$	√	（55）	同势55级
	64	$a > e$	$a < b$	$b = c$	$c > d$	$d > e$	√	（56）	同势56级
	65	$a > e$	$a < b$	$b = c$	$c > d$	$d = e$	√	（57）	同势57级
	66	$a > e$	$a < b$	$b = c$	$c > d$	$d < e$	√	（58）	同势58级
	67	$a > e$	$a < b$	$b = c$	$c = d$	$d > e$	√	（59）	同势59级
	68	$a > e$	$a < b$	$b = c$	$c = d$	$d = e$	×		
	69	$a > e$	$a < b$	$b = c$	$c = d$	$d < e$	×		
	70	$a > e$	$a < b$	$b = c$	$c < d$	$d > e$	√	（60）	同势60级
	71	$a > e$	$a < b$	$b = c$	$c < d$	$d = e$	×		
	72	$a > e$	$a < b$	$b = c$	$c < d$	$d < e$	×		
	73	$a > e$	$a < b$	$b < c$	$c > d$	$d > e$	√	（61）	同势61级
	74	$a > e$	$a < b$	$b < c$	$c > d$	$d = e$	√	（62）	同势62级
	75	$a > e$	$a < b$	$b < c$	$c > d$	$d < e$	√	（63）	同势63级
	76	$a > e$	$a < b$	$b < c$	$c = d$	$d > e$	√	（64）	同势64级
	77	$a > e$	$a < b$	$b < c$	$c = d$	$d = e$	×		
	78	$a > e$	$a < b$	$b < c$	$c = d$	$d < e$	×		
	79	$a > e$	$a < b$	$b < c$	$c < d$	$d > e$	√	（65）	同势65级
	80	$a > e$	$a < b$	$b < c$	$c < d$	$d = e$	×		
	81	$a > e$	$a < b$	$b < c$	$c < d$	$d < e$	×		
均势区	82	$a = e$	$a > b$	$b > c$	$c > d$	$d > e$	×		
	83	$a = e$	$a > b$	$b > c$	$c > d$	$d = e$	×		
	84	$a = e$	$a > b$	$b > c$	$c > d$	$d < e$	√	（66）	均势1级
	85	$a = e$	$a > b$	$b > c$	$c = d$	$d > e$	×		
	86	$a = e$	$a > b$	$b > c$	$c = d$	$d = e$	×		
	87	$a = e$	$a > b$	$b > c$	$c = d$	$d < e$	√	（67）	均势2级
	88	$a = e$	$a > b$	$b > c$	$c < d$	$d > e$	√	（68）	均势3级
	89	$a = e$	$a > b$	$b > c$	$c < d$	$d = e$	√	（69）	均势4级
	90	$a = e$	$a > b$	$b > c$	$c < d$	$d < e$	√	（70）	均势5级
	91	$a = e$	$a > b$	$b = c$	$c > d$	$d > e$	×		
	92	$a = e$	$a > b$	$b = c$	$c > d$	$d = e$	×		
	93	$a = e$	$a > b$	$b = c$	$c > d$	$d < e$	√	（71）	均势6级
	94	$a = e$	$a > b$	$b = c$	$c = d$	$d > e$	×		
	95	$a = e$	$a > b$	$b = c$	$c = d$	$d = e$	×		
	96	$a = e$	$a > b$	$b = c$	$c = d$	$d < e$	√	（72）	均势7级
	97	$a = e$	$a > b$	$b = c$	$c < d$	$d > e$	√	（73）	均势8级
	98	$a = e$	$a > b$	$b = c$	$c < d$	$d = e$	√	（74）	均势9级
	99	$a = e$	$a > b$	$b = c$	$c < d$	$d < e$	√	（75）	均势10级
	100	$a = e$	$a > b$	$b < c$	$c > d$	$d > e$	√	（76）	均势11级
	101	$a = e$	$a > b$	$b < c$	$c > d$	$d = e$	√	（77）	均势12级

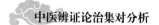

（续表）

编号	联系分量的大小关系					是否成立	态势序号	态势级
102	$a = e$	$a > b$	$b < c$	$c > d$	$d < e$	√	(78)	均势 13 级
103	$a = e$	$a > b$	$b < c$	$c = d$	$d > e$	√	(79)	均势 14 级
104	$a = e$	$a > b$	$b < c$	$c = d$	$d = e$	√	(80)	均势 15 级
105	$a = e$	$a > b$	$b < c$	$c = d$	$d < e$	√	(81)	均势 16 级
106	$a = e$	$a > b$	$b < c$	$c < d$	$d > e$	√	(82)	均势 17 级
107	$a = e$	$a > b$	$b < c$	$c < d$	$d = e$	√	(83)	均势 18 级
108	$a = e$	$a > b$	$b < c$	$c < d$	$d < e$	√	(84)	均势 19 级
109	$a = e$	$a = b$	$b > c$	$c > d$	$d > e$	×		
110	$a = e$	$a = b$	$b > c$	$c > d$	$d = e$	×		
111	$a = e$	$a = b$	$b > c$	$c > d$	$d < e$	√	(85)	均势 20 级
112	$a = e$	$a = b$	$b > c$	$c = d$	$d > e$	×		
113	$a = e$	$a = b$	$b > c$	$c = d$	$d = e$	×		
114	$a = e$	$a = b$	$b > c$	$c = d$	$d < e$	√	(86)	均势 21 级
115	$a = e$	$a = b$	$b > c$	$c < d$	$d > e$	√	(87)	均势 22 级
116	$a = e$	$a = b$	$b > c$	$c < d$	$d = e$	√	(88)	均势 23 级
117	$a = e$	$a = b$	$b > c$	$c < d$	$d < e$	√	(89)	均势 24 级
118	$a = e$	$a = b$	$b = c$	$c > d$	$d > e$	×		
119	$a = e$	$a = b$	$b = c$	$c > d$	$d = e$	×		
120	$a = e$	$a = b$	$b = c$	$c > d$	$d < e$	√	(90)	均势 25 级
121	$a = e$	$a = b$	$b = c$	$c = d$	$d > e$	×		
122	$a = e$	$a = b$	$b = c$	$c = d$	$d = e$	√	(91)	均势 26 级
123	$a = e$	$a = b$	$b = c$	$c = d$	$d < e$	×		
124	$a = e$	$a = b$	$b = c$	$c < d$	$d > e$	√	(92)	均势 27 级
125	$a = e$	$a = b$	$b = c$	$c < d$	$d = e$	×		
126	$a = e$	$a = b$	$b = c$	$c < d$	$d < e$	×		
127	$a = e$	$a = b$	$b < c$	$c > d$	$d > e$	√	(93)	均势 28 级
128	$a = e$	$a = b$	$b < c$	$c > d$	$d = e$	√	(94)	均势 29 级
129	$a = e$	$a = b$	$b < c$	$c > d$	$d < e$	√	(95)	均势 30 级
130	$a = e$	$a = b$	$b < c$	$c = d$	$d > e$	√	(96)	均势 31 级
131	$a = e$	$a = b$	$b < c$	$c = d$	$d = e$	×		
132	$a = e$	$a = b$	$b < c$	$c = d$	$d < e$	×		
133	$a = e$	$a = b$	$b < c$	$c < d$	$d > e$	√	(97)	均势 32 级
134	$a = e$	$a = b$	$b < c$	$c < d$	$d = e$	×		
135	$a = e$	$a = b$	$b < c$	$c < d$	$d < e$	×		
136	$a = e$	$a < b$	$b > c$	$c > d$	$d > e$	√	(98)	均势 33 级
137	$a = e$	$a < b$	$b > c$	$c > d$	$d = e$	√	(99)	均势 34 级
138	$a = e$	$a < b$	$b > c$	$c > d$	$d < e$	√	(100)	均势 35 级
139	$a = e$	$a < b$	$b > c$	$c = d$	$d > e$	√	(101)	均势 36 级
140	$a = e$	$a < b$	$b > c$	$c = d$	$d = e$	√	(102)	均势 37 级
141	$a = e$	$a < b$	$b > c$	$c = d$	$d < e$	√	(103)	均势 38 级
142	$a = e$	$a < b$	$b > c$	$c < d$	$d > e$	√	(104)	均势 39 级
143	$a = e$	$a < b$	$b > c$	$c < d$	$d = e$	√	(105)	均势 40 级
144	$a = e$	$a < b$	$b > c$	$c < d$	$d < e$	√	(106)	均势 41 级
145	$a = e$	$a < b$	$b = c$	$c > d$	$d > e$	√	(107)	均势 42 级
146	$a = e$	$a < b$	$b = c$	$c > d$	$d = e$	√	(108)	均势 43 级
147	$a = e$	$a < b$	$b = c$	$c > d$	$d < e$	√	(109)	均势 44 级

（续表）

	编号	联系分量的大小关系					是否成立	态势序号	态势级
	148	$a = e$	$a < b$	$b = c$	$c = d$	$d > e$	√	(110)	均势 45 级
	149	$a = e$	$a < b$	$b = c$	$c = d$	$d = e$	×		
	150	$a = e$	$a < b$	$b = c$	$c = d$	$d < e$	×		
	151	$a = e$	$a < b$	$b = c$	$c < d$	$d > e$	√	(111)	均势 46 级
	152	$a = e$	$a < b$	$b = c$	$c < d$	$d = e$	×		
	153	$a = e$	$a < b$	$b = c$	$c < d$	$d < e$	×		
	154	$a = e$	$a < b$	$b < c$	$c > d$	$d > e$	√	(112)	均势 47 级
	155	$a = e$	$a < b$	$b < c$	$c > d$	$d = e$	√	(113)	均势 48 级
	156	$a = e$	$a < b$	$b < c$	$c > d$	$d < e$	√	(114)	均势 49 级
	157	$a = e$	$a < b$	$b < c$	$c = d$	$d > e$	√	(115)	均势 50 级
	158	$a = e$	$a < b$	$b < c$	$c = d$	$d = e$	×		
	159	$a = e$	$a < b$	$b < c$	$c = d$	$d < e$	×		
	160	$a = e$	$a < b$	$b < c$	$c < d$	$d > e$	√	(116)	均势 51 级
	161	$a = e$	$a < b$	$b < c$	$c < d$	$d = e$	×		
	162	$a = e$	$a < b$	$b < c$	$c < d$	$d < e$	×		
反势区	163	$a < e$	$a > b$	$b > c$	$c > d$	$d > e$	×		
	164	$a < e$	$a > b$	$b > c$	$c > d$	$d = e$	×		
	165	$a < e$	$a > b$	$b > c$	$c > d$	$d < e$	√	(117)	反势 1 级
	166	$a < e$	$a > b$	$b > c$	$c = d$	$d > e$	×		
	167	$a < e$	$a > b$	$b > c$	$c = d$	$d = e$	×		
	168	$a < e$	$a > b$	$b > c$	$c = d$	$d < e$	√	(118)	反势 2 级
	169	$a < e$	$a > b$	$b > c$	$c < d$	$d > e$	√	(119)	反势 3 级
	170	$a < e$	$a > b$	$b > c$	$c < d$	$d = e$	√	(120)	反势 4 级
	171	$a < e$	$a > b$	$b > c$	$c < d$	$d < e$	√	(121)	反势 5 级
	172	$a < e$	$a > b$	$b = c$	$c > d$	$d > e$	×		
	173	$a < e$	$a > b$	$b = c$	$c > d$	$d = e$	×		
	174	$a < e$	$a > b$	$b = c$	$c > d$	$d < e$	√	(122)	反势 6 级
	175	$a < e$	$a > b$	$b = c$	$c = d$	$d > e$	×		
	176	$a < e$	$a > b$	$b = c$	$c = d$	$d = e$	×		
	177	$a < e$	$a > b$	$b = c$	$c = d$	$d < e$	√	(123)	反势 7 级
	178	$a < e$	$a > b$	$b = c$	$c < d$	$d > e$	√	(124)	反势 8 级
	179	$a < e$	$a > b$	$b = c$	$c < d$	$d = e$	√	(125)	反势 9 级
	180	$a < e$	$a > b$	$b = c$	$c < d$	$d < e$	√	(126)	反势 10 级
	181	$a < e$	$a > b$	$b < c$	$c > d$	$d > e$	√	(127)	反势 11 级
	182	$a < e$	$a > b$	$b < c$	$c > d$	$d = e$	√	(128)	反势 12 级
	183	$a < e$	$a > b$	$b < c$	$c > d$	$d < e$	√	(129)	反势 13 级
	184	$a < e$	$a > b$	$b < c$	$c = d$	$d > e$	√	(130)	反势 14 级
	185	$a < e$	$a > b$	$b < c$	$c = d$	$d = e$	√	(131)	反势 15 级
	186	$a < e$	$a > b$	$b < c$	$c = d$	$d < e$	√	(132)	反势 16 级
	187	$a < e$	$a > b$	$b < c$	$c < d$	$d > e$	√	(133)	反势 17 级
	188	$a < e$	$a > b$	$b < c$	$c < d$	$d = e$	√	(134)	反势 18 级
	189	$a < e$	$a > b$	$b < c$	$c < d$	$d < e$	√	(135)	反势 19 级
	190	$a < e$	$a = b$	$b > c$	$c > d$	$d > e$	×		
	191	$a < e$	$a = b$	$b > c$	$c > d$	$d = e$	×		
	192	$a < e$	$a = b$	$b > c$	$c > d$	$d < e$	√	(136)	反势 20 级

（续表）

编号	联系分量的大小关系					是否成立	态势序号	态势级
193	$a < e$	$a = b$	$b > c$	$c = d$	$d > e$	×		
194	$a < e$	$a = b$	$b > c$	$c = d$	$d = e$	×		
195	$a < e$	$a = b$	$b > c$	$c = d$	$d < e$	√	(137)	反势 21 级
196	$a < e$	$a = b$	$b > c$	$c < d$	$d > e$	√	(138)	反势 22 级
197	$a < e$	$a = b$	$b > c$	$c < d$	$d = e$	√	(139)	反势 23 级
198	$a < e$	$a = b$	$b > c$	$c < d$	$d < e$	√	(140)	反势 24 级
199	$a < e$	$a = b$	$b = c$	$c > d$	$d > e$	×		
200	$a < e$	$a = b$	$b = c$	$c > d$	$d = e$	×		
201	$a < e$	$a = b$	$b = c$	$c > d$	$d < e$	√	(141)	反势 25 级
202	$a < e$	$a = b$	$b = c$	$c = d$	$d > e$	×		
203	$a < e$	$a = b$	$b = c$	$c = d$	$d = e$	×		
204	$a < e$	$a = b$	$b = c$	$c = d$	$d < e$	√	(142)	反势 26 级
205	$a < e$	$a = b$	$b = c$	$c < d$	$d > e$	√	(143)	反势 27 级
206	$a < e$	$a = b$	$b = c$	$c < d$	$d = e$	√	(144)	反势 28 级
207	$a < e$	$a = b$	$b = c$	$c < d$	$d < e$	√	(145)	反势 29 级
208	$a < e$	$a = b$	$b < c$	$c > d$	$d > e$	√	(146)	反势 30 级
209	$a < e$	$a = b$	$b < c$	$c > d$	$d = e$	√	(147)	反势 31 级
210	$a < e$	$a = b$	$b < c$	$c > d$	$d < e$	√	(148)	反势 32 级
211	$a < e$	$a = b$	$b < c$	$c = d$	$d > e$	√	(149)	反势 33 级
212	$a < e$	$a = b$	$b < c$	$c = d$	$d = e$	√	(150)	反势 34 级
213	$a < e$	$a = b$	$b < c$	$c = d$	$d < e$	√	(151)	反势 35 级
214	$a < e$	$a = b$	$b < c$	$c < d$	$d > e$	√	(152)	反势 36 级
215	$a < e$	$a = b$	$b < c$	$c < d$	$d = e$	√	(153)	反势 37 级
216	$a < e$	$a = b$	$b < c$	$c < d$	$d < e$	√	(154)	反势 38 级
217	$a < e$	$a < b$	$b > c$	$c > d$	$d > e$	√	(155)	反势 39 级
218	$a < e$	$a < b$	$b > c$	$c > d$	$d = e$	√	(156)	反势 40 级
219	$a < e$	$a < b$	$b > c$	$c > d$	$d < e$	√	(157)	反势 41 级
220	$a < e$	$a < b$	$b > c$	$c = d$	$d > e$	√	(158)	反势 42 级
221	$a < e$	$a < b$	$b > c$	$c = d$	$d = e$	√	(159)	反势 43 级
222	$a < e$	$a < b$	$b > c$	$c = d$	$d < e$	√	(160)	反势 44 级
223	$a < e$	$a < b$	$b > c$	$c < d$	$d > e$	√	(161)	反势 45 级
224	$a < e$	$a < b$	$b > c$	$c < d$	$d = e$	√	(162)	反势 46 级
225	$a < e$	$a < b$	$b > c$	$c < d$	$d < e$	√	(163)	反势 47 级
226	$a < e$	$a < b$	$b = c$	$c > d$	$d > e$	√	(164)	反势 48 级
227	$a < e$	$a < b$	$b = c$	$c > d$	$d = e$	√	(165)	反势 49 级
228	$a < e$	$a < b$	$b = c$	$c > d$	$d < e$	√	(166)	反势 50 级
229	$a < e$	$a < b$	$b = c$	$c = d$	$d > e$	√	(167)	反势 51 级
230	$a < e$	$a < b$	$b = c$	$c = d$	$d = e$	√	(168)	反势 52 级
231	$a < e$	$a < b$	$b = c$	$c = d$	$d < e$	√	(169)	反势 53 级
232	$a < e$	$a < b$	$b = c$	$c < d$	$d > e$	√	(170)	反势 54 级
233	$a < e$	$a < b$	$b = c$	$c < d$	$d = e$	√	(171)	反势 55 级
234	$a < e$	$a < b$	$b = c$	$c < d$	$d < e$	√	(172)	反势 56 级
235	$a < e$	$a < b$	$b < c$	$c > d$	$d > e$	√	(173)	反势 57 级
236	$a < e$	$a < b$	$b < c$	$c > d$	$d = e$	√	(174)	反势 58 级
237	$a < e$	$a < b$	$b < c$	$c > d$	$d < e$	√	(175)	反势 59 级
238	$a < e$	$a < b$	$b < c$	$c = d$	$d > e$	√	(176)	反势 60 级

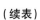

（续表）

编号	联系分量的大小关系					是否成立	态势序号	态势级
239	$a < e$	$a < b$	$b < c$	$c = d$	$d = e$	√	(177)	反势61级
240	$a < e$	$a < b$	$b < c$	$c = d$	$d < e$	√	(178)	反势62级
241	$a < e$	$a < b$	$b < c$	$c < d$	$d > e$	√	(179)	反势63级
242	$a < e$	$a < b$	$b < c$	$c < d$	$d = e$	√	(180)	反势64级
243	$a < e$	$a < b$	$b < c$	$c < d$	$d < e$	√	(181)	反势65级

读者会问,是否可以对表6-43中属于"低频次($1 < f \leqslant 25$)"的148种药也再做一次类似于上面的五层次划分,是否会有新的启示? 具体见表6-44。

表6-44　中医治疗寻常型银屑病的内服方剂低频次类药物的五层次划分

频次 f	药物分类及使用频次	药物种数（使用频次）
低频中的高频 ($20 \leqslant f < 25$)	清热药: 山豆根24,蒲公英24,栀子23 补气药: 甘草20,黄芪20 补阴药: 麦冬23 补血药: 熟地黄23,何首乌20 泻下药: 大黄21	9(198)
低频中的偏高频 ($15 \leqslant f < 20$)	清热药: 石膏19,黄连15 平肝息风药: 蜈蚣18 利水渗湿药: 地肤子17 泻下药: 商陆15 收涩药: 乌梅16	6(100)
低频中的中频 ($10 \leqslant f < 15$)	清热药: 知母14,黄柏13,青黛13,半枝莲11 平肝息风药: 全蝎14,僵蚕10 利水渗湿药: 薏苡仁12 补阴药: 天冬13 杀虫止痒药: 蜂房10	9(110)
低频中的偏低频 ($5 \leqslant f < 10$)	清热药: 地骨皮8,红藤8,北豆根7,天花粉7,忍冬藤7,竹叶5,紫花地丁5,野菊花5 补气药: 白术8,地龙7 祛风湿药: 雷公藤6 利水渗湿药: 虎杖9,车前草8,萆薢7,猪苓5,泽泻5,茵陈5,枸杞子5,南/北沙参5,威灵仙5,三七5 泻下药: 火麻仁6 理气药: 陈皮7 解表药: 桂枝8,麻黄7,牛蒡子7,白芷6,柴胡6	28(179)
低频中的低频 ($1 \leqslant f < 5$)	平肝息风药: 羚羊角4,珍珠母2,牡蛎2,天麻1 清热药: 马齿苋4,贯众3,半边莲3,漏芦2,芦根2,地锦草2,夏枯草1,龙胆草1,椿皮1,鱼腥草1,山慈菇1,白头翁1,肿节风1,银柴胡1 补气药: 党参4,山药3,太子参2,大枣1,人参1 补阳药: 淫羊藿1,仙茅1 利水渗湿药: 葫芦3,滑石2,木通2,通草1 补阴药: 墨旱莲4,女贞子4,龟甲1,石斛1,黄精1,鳖甲1 祛风湿药: 徐长卿3,秦艽2,豨莶草2,两面针1,桑枝1,路路通1,独活1,防己1,木瓜1,蛇蜕1	96(838)

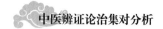

（续表）

频次 f	药物分类及使用频次	药物种数（使用频次）
低频中的低频（$1 \leqslant f < 5$）	活血化瘀药：郁金4，水蛭3，泽兰2，牛膝2，凌霄花2，土鳖虫2，益母草1，穿山甲1，王不留行1 泻下药：芒硝1 收涩药：五味子1，山茱萸1，荷叶1，芡实1 化痰止咳平喘药：杏仁4，桔梗4，桑白皮2，皂角刺2，贝母1，黄药子1，百部1，半夏1 理气药：枳壳3，木香2，香附2，川楝子1，香橼1 杀虫止痒药：蛇床子4，白矾1 消食药：山楂3，麦芽2，神曲1 化湿药：苍术3，藿香2，砂仁1 安神药：合欢皮2，朱砂1，龙骨1 温里药：附子1，干姜1，花椒1 止血药：地榆4，小蓟1 解表药：升麻3，细辛1，羌活2，薄荷2，苍耳子1，葛根1，浮萍1，生姜1	96（838）

类似于前面的思路，这里把"低频中的高频次（$20 \leqslant f < 25$）"用药当作"常规用加减药"，用 A' 表示常规用加减药的种数；把"低频中的偏高频次（$15 \leqslant f < 20$）"用药当作"偏常规用加减药"，用 B' 表示偏常规用药的种数；把"低频中的中频次（$10 \leqslant f < 15$）"用药当作"处在常规和反常规之间的中间状态用加减药"，用 C' 表示中间状态用药的种数；把"低频中的偏低频次（$5 \leqslant f < 10$）"用药当作"低频中的偏反常规用加减药"，用 D' 表示低频中的偏反常规加减用药的种数；把"低频中的低频次（$1 \leqslant f < 5$）"用药当作"低频中的反常规加减用药"，用 E' 表示低频中的反常规加减用药的种数。这样，表6-46中的各档使用频次的用药种数，就可以用一个五元联系数表示如

$$u' = A' + B'i + C'j + D'k + E'l = 9 + 6i + 9j + 28k + 96l \tag{6.12.3}$$

令上式中的 $A' + B' + C' + D' + E' = N' = 148$，则

$$\mu' = \frac{u'}{N'},\ a' = \frac{A'}{N'},\ b' = \frac{B'}{N'},\ c' = \frac{C'}{N'},\ d' = \frac{D'}{N'},\ e' = \frac{E'}{N'}$$

则由式（6.12.3）得

$$\mu' = a' + b'i + c'j + d'k + e'l = 0.060\,8 + 0.040\,5i + 0.060\,8j + 0.189\,2k + 0.648\,6l \tag{6.12.4}$$

显然，式（6.12.4）是一个归一化的五元联系数，其中

$$a' + b' + c' + d' + e' = 1$$

显而易见，式（6.12.4）中有 $a' < e'$，$a' > b'$，$b' < c'$，$c' < d'$，$d' < e'$。

参考表6-43，知其属于反势19级（总态势135级），这个态势与前面对表6-42中的182种药做的五元联系数态势相同，说明表6-42中的"低频次"药中的"用药频次构成"

与182种药的"用药频次构成"属于数学意义上的"同构",也可以把后者看成前者的一个"分形"。有关"同构"和"分形"的理论涉及纯数学理论,超出本书范围,此处从略,有兴趣的读者,可以参考相关文献。

读者也许还会再问,对于表6-44中的96种低频中的低频用药,是否可以再做一次"使用频次为1、2、3、4"的划分和分析? 这当然可以,但由于这时只有1、2、3、4这4个频次,只能用四元联系数刻画各档使用频次组成的系统(表6-45)。

表6-45　中医治疗寻常型银屑病的内服方剂中
频次在5以下类药物的频次次划分

频次 f	药物分类及使用频次	药物种数 (使用频次)
$f = 4$	羚羊角4,马齿苋4,党参4,墨旱莲4,女贞子4,郁金4,杏仁4,桔梗4,蛇床子4,地榆4	10(40)
$f = 3$	贯众3,半边莲3,山药3,葫芦3,徐长卿3,水蛭3,枳壳3,山楂3,苍术3,升麻3,细辛3	11(33)
$f = 2$	珍珠母2,牡蛎2,漏芦2,芦根2,地锦草2,太子参2,滑石2,木通2,秦艽2,豨莶草2,泽兰2,牛膝2,凌霄花2,土鳖虫2,桑白皮2,皂角刺2,木香2,香附2,麦芽2,羌活2,薄荷2,合欢皮2	22(44)
$f = 1$	夏枯草1,龙胆草1,椿皮1,鱼腥草1,山慈菇1,白头翁1,肿节风1,银柴胡1,大枣1,人参1,淫羊藿1,仙茅1,天麻1,通草1,龟甲1,石斛1,黄精1,鳖甲1,两面针1,桑枝1,路路通1,独活1,防己1,木瓜1,蛇蜕1,益母草1,穿山甲1,王不留行1,芒硝1,五味子1,山茱萸1,荷叶1,芡实1,百部1,半夏1,贝母1,黄药子1,川楝子1,香橼1,白矾1,神曲1,藿香1,砂仁1,朱砂1,龙骨1,附子1,干姜1,花椒1,小蓟1,苍耳子1,葛根1,浮萍1,生姜1	53(53)

对表6-47中的分类结果,并参考前面对表6-42和表6-44的思路,可得

$$u = 10 + 11i + 22j + 53k \tag{6.12.5}$$

再对式(6.12.5)做归一化处理,得

$$\mu = 0.104\,2 + 0.114\,6i + 0.229\,2j + 0.552\,1k \tag{6.12.6}$$

至此,可以把式(6.12.6)"嵌入到"上面基于148种低频次使用药物的五元联系数式(6.12.4)中,再"嵌入到"基于182种使用药物的五元联系数式(6.12.2)中,从而得到一个三重五元联系数

$$
\begin{aligned}
\mu &= a + bi + cj + dk + el \\
&= a + bi + cj + dk + (a' + b'i + c'j + d'k + e'l)l \\
&= 0.038\,5 + 0.005\,5i + 0.033\,0j + 0.109\,9k \\
&\quad + [\,0.060\,8 + 0.040\,5i + 0.060\,8j + 0.189\,2k \\
&\quad + (0.104\,2 + 0.114\,6i + 0.229\,2j + 0.552\,1k) \times 0.648\,4l\,]l
\end{aligned} \tag{6.12.7}
$$

式(6.12.7)从多元联系数结构的角度揭示了寻常型银屑病中医治疗时的用药难度,

从理论上看,只有善于"反常规加减用药",才有可能取得较好的临床疗效,这在本质上已涉及寻常型银屑病中医治疗的辨证论治,式(6.12.7)仅作为辨证论治时的一个辅助工具,如何在临床实践中应用式(6.12.7),将在第七章中进一步讨论[41]。

第十三节 基于集对分析成果的寻常型银屑病血热证诊疗方案临床研究

一、概述

银屑病是一种免疫介导的、遗传相关的,主要累及皮肤和关节的疾病。本病给个人、家庭和社会带来沉重的身心双重负担。西医治疗本病手段相对较少,传统的免疫抑制剂、激素和维 A 酸类药物等有较大的副作用,临床使用受到了限制,而新兴的生物制剂的远期疗效不明及其昂贵的费用,又阻碍了其广泛应用。中医药治疗银屑病疗效较确切,副作用较少,广受好评。但银屑病属于 20 世纪以来中医开始大范围诊疗的疾病,其具体的诊疗方案,尚有不同意见。出现不同意见的背后,是评价中医证候和诊疗的复杂性。

传统的一些统计方法,在分析中医临床问题时,会暴露诸多问题。同时,中医辨证论治时的不确定因素多被转换为确定性因素来研究,与临床实际有出入。我国学者赵克勤先生提出的集对分析理论把确定性、不确定性作为一个系统来研究,在一定程度上补充了经典统计方法的不足。我们前期通过集对分析研究,得出寻常型银屑病血热证的相关因子(辨证):鳞屑、红斑积分、年龄≥50 岁、口干、脉滑、苔黄、脉濡、大便干结为银屑病血热证的主要辨证因子;汗出减少、失眠、脉数、任何程度的浸润、皮损发于任何部位、舌红、精神抑郁、病程在 1~360 个月、年龄<50 岁、脉弦、苔薄、苔白、舌紫为银屑病血热证的次要辨证因子。得出寻常型银屑病血热证的相关因子(中药):荆芥、白芍、白鲜皮、蜈蚣、全蝎、苦参、金银花、土茯苓、蛇莓、牡丹皮、生地黄、重楼、赤芍、地肤子、莪术 15 种中药。

现代数学方法分析的结论最终必须落实到临床实践上。本研究通过采用 RCT 临床研究方法,评价前期应用集对分析得出的方案治疗寻常型银屑病血热证的临床疗效,以临床症状改善方面作为主要的评价指标,以期提供在基层推广运用疗效确切的中医诊疗方案。通过集对分析方法,我们实际上从诊断-辨证、治疗-中药两个角度完整地分析了寻常型银屑病血热证。

二、材料与方法

(一)临床资料

本研究观察了 2014 年 5 月至 2018 年 5 月上海中医药大学附属岳阳中西医结合医院皮肤科门诊及病房 180 例寻常型银屑病血热证患者,将其随机分为集对分析组(60 例)、传统组(60 例)和西药组(60 例)。

（二）研究方法

1. 西医诊断标准

寻常型银屑病诊断参考《临床疾病诊断依据治愈好转标准》（第二版）[6]：皮肤损害以红色炎性丘疹、斑丘疹及大小不等的斑片为主，上覆多层银白色鳞屑，刮除鳞屑可见一层光亮的薄膜，薄膜下有点状出血。

2. 中医血热证辨证标准

（1）传统组辨证标准：参考国家中医药管理局颁布的《中医病证诊断疗效标准》，即新皮疹不断出现，以丘疹、斑丘疹为主，疹基底皮肤颜色鲜红，刮去鳞屑见点状出血，可有同形反应。初发或复发，可有不同程度的瘙痒、心烦口渴或口干、便秘尿黄、舌质红、苔黄、脉数。

（2）集对分析组辨证标准：主要辨证因子包括大部分皮损上覆鳞屑，鳞屑呈片状，或鳞屑较厚，红斑颜色为红色、深红，皮损面积占各部位面积 10% 以上，口干，脉滑或濡，苔黄，大便干结；次要辨证因子包括汗出减少，失眠，脉弦或数，任何程度的病变浸润，舌红或紫，精神抑郁，苔薄或白，轻度鳞屑或者无鳞屑。

3. 纳入标准

（1）明确诊断为寻常型银屑病的患者。

（2）符合中医辨证标准。

（3）年龄 16~79 岁；病程 1 个月到 30 年。

（4）1 个月内未接受任何治疗银屑病的药物，6 个月内未使用激素类制剂。

（5）签署知情同意书。

4. 排除标准

（1）妊娠、准备妊娠或哺乳期妇女。

（2）合并心、脑血管，肝、肾和造血系统等严重原发性疾病，精神病患者。

（3）其他类型的银屑病患者。

（4）患者资料不全影响疗效或安全性判断。

5. 随机方法

根据 Excel 中 Rand 函数生成随机数 180 个，按从小到大排列，分前、中、后各 60 个排成传统组、集对分析组和西药组三组，每组 60 例。

6. 治疗方法

（1）传统组：以犀角地黄汤加减为主，主要以水牛角 30 g，生地黄 15 g，牡丹皮 15 g，白鲜皮 15 g，地肤子 15 g，土茯苓 30 g，菝葜 30 g，紫草 9 g，徐长卿 10 g，黄芩 12 g 为基本方。

（2）集对分析组：以荆芥 6 g，白芍 15 g，白鲜皮 15 g，蜈蚣 2 g，全蝎 3 g，苦参 15 g，金银花 15 g，土茯苓 15 g，蛇莓 15 g，牡丹皮 15 g，生地黄 30 g，重楼 15 g，赤芍 15 g，地肤子 15 g，莪术 15 g 为基本方。两组中药均由本院药剂科统一煎煮后发放给患者。

（3）西药组：阿维 A 胶囊，重庆华邦制药有限公司，国药准字 H20010126，10 mg/粒，

30 mg/d,口服。以 1 周为 1 个疗程,观察 4 个疗程。治疗开始时、治疗中和结束时各进行一次评价。

7. 观察内容

患者一般信息;临床皮损 PASI 评分,评分公式:PASI=0.1(EH+IH+DH)AH+0.3(ET+IT+DT)AT+0.2(EU+IU+DU)AU+0.4(EL+IL+DL)AL。公式中 E 为红斑,I 为浸润,D 为脱屑,其程度以 0~4 分表示;H 为头部,T 为躯干,U 为上肢,L 为下肢,A 为面积,以 0~6 级评分。

8. 疗效评价

采用《中药新药临床研究指导原则(试行)》中寻常型银屑病疗效分级判定标准:该标准以总 PASI 评分计算疗效率,分 4 级判定。总有效率=痊愈率+显效率+有效率。尼莫地平评分法计算:$疗效率(\%) = \dfrac{治疗前评分 - 治疗后评分}{治疗前评分} \times 100\%$。痊愈:皮损大多消退,PASI 评分减少≥95%;显效:皮损大部分消退,60%≤PASI 评分减少 95%;有效:皮损部分消退,30%≤PASI 评分减少<60%;无效:皮损消退不明显,未减轻或反见恶化,PASI 评分减少<30%。

9. 统计方法

数理统计方法用 SPSS 24.0 软件对临床资料进行整理。计量资料以 $\bar{X} \pm S$ 表示,计数资料采用率表示。患者年龄、病程和 PASI 评分均采用方差分析,两两比较时采用 Bonferroni 法。患者年龄(分组年龄)比较采用 χ^2 检验,三组率的比较采用 Kruskal-Wallis 检验,两两比较时采用 Bonferroni 法校正。

三、结果

(一) 基本情况

180 例患者中,传统组脱失 2 例,完成 58 例;集对分析组脱失 1 例,完成 59 例;西药组脱失 2 例,完成 58 例。经检验,三组患者的年龄(表 6-46)、病程(表 6-47)、性别(表 6-48)之间的差异均无统计学意义(P>0.05)。

表 6-46 各组患者年龄情况

组　别	例　数	最小值/岁	最大值/岁	平均值($\bar{X} \pm S$)/岁
集对分析组	59	18	63	38.96±14.20
传统组	58	19	64	39.31±11.56
西药组	58	20	65	43.15±14.10

表 6-47 各组患者病程情况

组　别	例　数	最小值/个月	最大值/个月	平均值($\bar{X} \pm S$)/个月
集对分析组	59	3	288	36.56±7.57
传统组	58	4	264	36.42±6.92
西药组	58	4	276	38.44±2.87

表 6-48　各组患者性别情况

组　别	例　数	男　性	女　性
集对分析组	59	43	16
传统组	58	37	21
西药组	58	33	25

（二）三组患者治疗前后 PASI 评分比较

三组在治疗前 PASI 评分经方差分析比较（表 6-49），差异无统计学意义（$P = 0.4778 >$ 0.05）；三组治疗后 PASI 评分比较，差异有统计学意义（$P < 0.01$），两两比较，集对分析组治疗后 PASI 评分与传统组、西药组比较，差异均有统计学意义（Bonferroni 校正，$P < 0.01$），传统组与西药组比较，差异无统计学意义（$P > 0.05$）。以上说明集对分析组在改善 PASI 评分方面优于传统组和西药组。

表 6-49　治疗前后 PASI 评分比较

组　别	例　数	治疗前（$\overline{X} \pm S$）	治疗后（$\overline{X} \pm S$）
集对分析组	59	27.36±3.02	8.10±5.05
传统组	58	26.77±2.69	14.71±2.48
西药组	58	27.82±6.99	14.09±5.00

（三）三组患者治疗前后 PASI 评分差值比较

三组治疗前后 PASI 评分差值比较（表 6-50），差异有统计学意义（$P < 0.01$）。两两比较，集对分析组治疗后 PASI 评分与传统组、西药组比较，差异均有统计学意义（Bonferroni 校正，$P < 0.01$）；传统组与西药组比较，差异无统计学意义（$P > 0.05$）。以上说明集对分析组在改善 PASI 评分方面优于传统组和西药组。

表 6-50　PASI 评分差值比较

组　别	例　数	治疗前后差值（$\overline{X} \pm S$）
集对分析组	59	19.26±5.67
传统组	58	12.83±1.98
西药组	58	13.73±8.14

（四）三组临床疗效比较

三组临床疗效经 Kruskal-Wallis 检验，差异有统计学意义（$P < 0.05$）。三组愈显率经 Kruskal-Wallis 检验，差异有统计学意义（$P < 0.05$）。其中集对分析组和传统组比较，差异无统计学意义（Bonferroni 校正，$P = 0.690$），但与西药组比较，差异均有统计学意义（Bonferroni 校正，$P < 0.01$）（表 6-51）。

表 6－51　疗效比较

组　别	例数 (n)	分　级				愈显率/%	总有效率/%
		痊愈	显效	有效	无效		
集对分析组	59	3	33	16	7	61.02	88.14
传统组	58	2	27	19	10	50.00	82.76
西药组	58	0	10	29	19	17.24	67.24

注：愈显率 $=\dfrac{痊愈例数+显效例数}{总例数}$；总有效率 $=\dfrac{总有效例数}{总例数}$。

（五）安全性和脱落原因分析

西药组发生面部、口唇干燥现象 25 例（发生率 43.1%），胃肠不适 13 例（发生率 22.4%），均未影响生活和本研究的进行，但可能是导致 2 例脱落的原因；传统组发生胃肠不适 8 例（发生率 13.8%），未影响生活和本研究的进行，2 例脱落的原因不可判定；集对分析组发生胃肠不适 6 例（发生率 10.2%），未影响生活和本研究的进行，1 例脱落的原因不可判定。余未见明显不良反应。

四、讨论

现代西医临床研究体系及统计学是"孪生"的，一直有比较密切的配合，然而中医学，特别是其临床体系是一个比西医诊疗系统更为复杂的系统。例如，辨证论治是中医学的诊疗特色，证、法、方、药是辨证论治的核心内容，"法随证立，方从法出，方以药成"集中体现了证、法、方、药之间的密切关系。这些复杂体系使得一些传统的统计方法有时表现为"水土不服"。其统计结果得不到临床认可，形成了"研究归研究，临床归临床"，两者"鸡犬之声相闻，老死不相往来"的尴尬局面。多年以来，我们面对这样的局面，思考在统计方法上有所突破，以改善一些中医临床研究的状况。

我国学者赵克勤先生提出的联系数学集对分析为中医药研究"方证相关""药证相关"提供了有力的工具，其在系统决策、预测、数据融合、不确定推理评价、医院与卫生统计等很多领域都有成功的应用。其核心思想是任何一个系统中的确定性关系和不确定性关系都是一个对立统一体，这个统一体称"确定-不确定系统"。在这个系统中，确定性和不确定性相互联系、相互影响、相互制约，甚至在一定条件下可相互转化，并用一个能充分体现上述思想的数学公式——联系数 $\mu = a + bi + cj$ 来统一地描述随机、模糊等不确定性关系。

前期通过集对分析方法，已经得出了前述的一些成果。实际上，我们已经从诊断—辨证、治疗—中药两个角度完整地分析了寻常型银屑病血热证的临床实践，可以初步形成一个基于集对分析结果的中医诊疗方案。现代数学方法分析的结论最终必须落实到临床实践上。通过本研究，我们发现在改善 PASI 评分方面，集对分析组优于传统组、西药组。在疗效愈显率方面，集对分析组和传统组等疗效且优于西药组。在有效率方面集对分析组优于传统组、西药组。结果说明，经过集对分析得到的成果构成的诊疗方案,在临床实践中优于传统组和西药组,是可以在基层中推广运用、疗效肯定的中医诊疗方案[42]。

下面把表6-50中的数据化为疗效联系数,做进一步分析,再依据联系数提供的系统信息进行进一步的前瞻性研究。

表6-51中的4个疗效数据,可以用疗效四元联系数做整体性的系统表示,并进一步挖掘疗效四元联系数的系统信息,包括整体状态信息、整体态势信息、整体结构的自主演化信息,由于对疗效四元联系数的这些信息挖掘计算步骤已在前几章详述,这里仅把计算结果列在表6-52。

表6-52　疗效四元联系数分析

项　目	疗效四元联系数 $\mu = a + bi + cj + dk$	有效势函数 $=\dfrac{有效率}{无效率}$	态势函数 $(a, b, c, d$ 的大小关系$)$	三阶全偏联系数 $\partial^3\mu$
集对分析组 μ_1	$0.0508 + 0.5593i + 0.2712j + 0.1186k$	7.431 7	$a < d, a < b, b > c, c > d$ 反势 41 级	0.182 9
传统组 μ_2	$0.0345 + 0.4655i + 0.3276j + 0.1724k$	4.797 1	$a < d, a < b, b > c, c > d$ 反势 41 级	0.182 0
西药组 μ_3	$0.0000 + 0.1724i + 0.5000j + 0.3276k$	2.052 5	$a < d, a < b, b < c, c > d$ 反势 47 级	0.000 0

表6-52中的疗效四元联系数是对"治愈""显效""有效""无效"这4个疗效数据做归一化处理而得,其中 a 是痊愈率、b 是显效率、c 是好转率、d 是无效率;有效势函数 $=\dfrac{有效率}{无效率}$;态势函数就是 a、b、c、d 的大小关系;计算三阶全偏联系数时取 $j = 0$。由表6-52看出,集对分析组的有效势函数7.431 7是西药组2.050 5的3.624倍,是传统组4.797 1的1.549 2倍。

态势函数表明,3个组的整体疗效态势都是"反势",也就是痊愈率都小于无效率,提示用现有医疗技术治疗寻常型银屑病血热证在整体上仍不令人满意,提高疗效仍是一项艰巨任务,这一点也从三阶全偏联系数上得到显示,尽管集对分析组的三阶全偏联系数0.182 9大于传统组0.182 0,也大于西药组的0.000 0,但0.182 9也是较小的数值。因此,虽然集对分析的优势应当肯定,但需要我们在治疗寻常型银屑病血热证中更好地应用集对分析的思想、理论和方法,继续提高疗效。

本节内容总结了2015年以来,笔者所在团队从临床角度检验前期集对分析成果的可实现疗效,具有重大意义。在医学中,所有的科学研究和相应的理论成果最终都要落实到临床疗效提高上。集对分析成果方疗效确切,值得进一步推广应用,也在一定程度上说明了该法的科学性。

本 章 小 结

　　本章从不同角度、不同层次、不同维度介绍集对分析及其联系数在皮肤病中药药物筛选与优选及组方中的应用,既有立足于上海中医药大学附属岳阳中西医结合医院临床资料的研究,也有对其他单位学者报道的文献资料的二次研究;既有对银屑病复方药物的研究,也有对治疗银屑病疗效较好的单味中药的研究;既有对一些报道临床疗效较好代表方剂的综合评价研究,也有对中药治疗银屑病的药物组方规律的研究。内容丰富,但为了节约篇幅,利用文献数据展开的分析和研究中,对文献介绍的治疗细节和相应的卫生统计学处理过程和内容,或从简,或省略,目的是清晰地介绍应用集对分析及联系数筛选与优选药物的数学建模思路,这一点请读者谅解;部分内容在后面介绍辨证论治集对分析时还会做进一步深入讨论。有兴趣的读者,也可以查看相应的参考文献做进一步研究。

　　"工欲善其事,必先利其器",正如在本章开头所说的那样,从卫生统计学角度看,集对分析的数学建模与系统分析是一种非经典非参数统计学数学建模,其对样本量的大小没有特定要求,而且有现成的一些表格,如三元联系数、四元联系数、五元联系数态势排序表可以对照应用,这是其优势所在,但需要注意这些态势排序表的应用条件。此外,研究还表明,基于代数形式的联系数态势排序与基于数值形式的联系数态势排序并不完全相同[43],两者关系还在进一步研究中。

参 考 文 献

[1] 赵克勤. 集对分析及其初步应用[M]. 杭州:浙江科学技术出版社, 2000:44 - 64.

[2] 赵克勤. 成对原理及其在集对分析(SPA)中的作用与意义应用[J]. 大自然探索, 1998, 17(66):90.

[3] 李欣, 蒯仂, 许逊哲, 等. 基于集对分析的疗效曲线在银屑病血热证药物选优中的应用[J]. 新中医, 2017, 49(10):107 - 111.

[4] 李欣, 徐蓉, 周敏, 等. 基于集对分析的寻常型银屑病方证相关性研究[J]. 辽宁中医杂志, 2012, 39(6):974 - 978.

[5] 张广中, 王萍, 王莒生, 等. 2 651例寻常型银屑病中医证候分布和演变规律研究[J]. 中医杂志, 2008, 49(10):894 - 896.

[6] 孙传兴. 临床疾病诊断依据治愈好转标准[M]. 2版. 北京:人民军医出版社, 2002:294.

[7] 李欣, 徐蓉, 周敏, 等. 基于集对分析的寻常型银屑病方证相关性研究[J]. 辽宁中医杂志, 2012, 39(6):974 - 978.

[8] 何泽慧, 王冬梅, 卢传坚, 等. 银屑病主要中医证型分布及其与病情分期的对应分析[J]. 中国皮

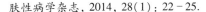

肤性病学杂志, 2014, 28(1): 22-25.

[9] 李天举, 黄玉成, 陈俊杰, 等. 土槐菝葜汤治疗血热型银屑病临床研究[J]. 中医学报, 2017, 32(6): 1094-1097.

[10] 吴康君. 犀角地黄汤加味治疗血热型寻常型银屑病的临床研究[J]. 中国社区医师, 2017, 33(20): 104, 105.

[11] 王晓丽. 乌蛇抗银方治疗进展期寻常型银屑病临床研究[J]. 中医学报, 2014, 29(7): 1049, 1050.

[12] 周萌, 陶林昌. 理血消银汤治疗银屑病临床疗效及对血浆内皮素的影响[J]. 中国中西医结合杂志, 2005, 25(10): 929-931.

[13] 卢彦顺. 清凉解毒汤联合阿维A酯治疗银屑病临床研究[J]. 中医学报, 2011, 26(8): 1001, 1002.

[14] 李珺莹, 李红, 吉彬, 等. 清热解毒汤治疗血热型寻常性银屑病的疗效观察及对血清TNF-α的影响[J]. 中国皮肤性病学杂志, 2017, 31(5): 554-556.

[15] 李福伦, 李斌, 徐蓉, 等. 苓珠凉血合剂治疗血热证银屑病的随机对照临床研究[J]. 中西医结合学报, 2008, 6(6): 586-590.

[16] 张秋玲, 侯素春, 王英, 等. 凉血活血复方治疗寻常性银屑病的临床观察及对血清TNF-α水平的影响[J]. 中国皮肤性病学杂志, 2014, 28(4): 410, 411.

[17] 娄卫海, 张志礼, 邓丙戌, 等. 凉血活血汤治疗进行期银屑病的临床及实验研究[J]. 中华皮肤科杂志, 1999, 32(2): 80.

[18] 罗艳琴, 马云, 宋路瑶, 等. 菝葜有效成分及其药理作用研究概述[J]. 中药材, 2013, 36(3): 502-504.

[19] 张创峰, 杨友亮, 刘普, 等. 白花蛇舌草化学成分和药理作用研究[J]. 西北药学杂志, 2012, 27(4): 379-382.

[20] 樊慧婷, 丁世兰, 林洪生. 中药虎杖的药理研究进展[J]. 中国中药杂志, 2013, 38(15): 2545-2548.

[21] 郭建辉, 郭雯. 化瘀通络方治疗寻常型银屑病的临床观察[J]. 世界中西医结合杂志, 2013, 8(1): 44-46.

[22] 韩静, 刘莉. 论血瘀证与络病的关系[J]. 内蒙古中医药, 2008, 27(3): 62, 63.

[23] 李焕平, 刘慧焕. 雷公藤多苷与皮肤病[J]. 基层医学论坛, 2007, 11(22): 1040, 1041.

[24] 陈武忠, 曹海燕. 中药蜈蚣的研究进展[J]. 中国现代中药, 2011, 13(7): 54-57.

[25] 张龙霏, 胡晶红, 张永清. 羚羊角药理研究概况[J]. 中国医药导报, 2013, 10(28): 23-26, 33.

[26] 傅兴圣, 陈菲, 刘训红, 等. 大黄化学成分与药理作用研究新进展[J]. 中国新药杂志, 2011, 20(16): 1534-1538, 1568.

[27] 肖青青. 基于集对分析研究慢性皮肤溃疡难愈性的不确定性因素[D]. 上海: 上海中医药大学, 2014.

[28] 李斌, 李福伦, 赵克勤. 慢性皮肤溃疡中医辨证论治规律数学建模探析[J]. 中国中西医结合皮肤性病学杂志, 2010, 9(1): 4-7.

[29] 许逊哲, 蒯仂, 茹意, 等. 基于集对分析疗效曲线与偏联系数的银屑病用药优选探讨[J]. 中华中医药学刊, 2018, 36(8): 1822-1825.

[30] 蒯仂, 赵克勤, 李斌. 基于集对分析偏联系数的寻常型银屑病对症用药优选探讨[J]. 上海医药, 2018, 39(23): 9-14, 67.

[31] 李斌，华亮，徐蓉，等.基于银屑病疗效联系数几何特性的临床用药优选探讨[J].辽宁中医杂志，2018，45(2)：237-241.

[32] 魏冬慧，吕英，蒯仂，等.基于同异反分析的寻常型银屑病用药优选[J].中华中医药学刊，2018，36(10)：2445-2447.

[33] 林漪清，陈文娟.千里光的临床使用情况分析[J].中国处方药，2016，14(8)：42，43.

[34] 孔庆山.清热散结胶囊联合氨肽素片治疗银屑病疗效观察[J].陕西中医，2014，35(11)：1523，1524.

[35] 杨静，陈仁康.清热散结胶囊联合异维A酸软胶囊治疗中、重度痤疮的疗效观察[J].现代药物与临床，2016，31(1)：75-78.

[36] 孙晓红.糖尿病性皮肤瘙痒症的治疗方案分析与效果初步评定[J].糖尿病新世界，2015，35(21)：108-110.

[37] 张贺.NKT和NK细胞与银屑病血热证发病的相关性及千里光治疗的疗效观察[D].北京：北京中医药大学，2017.

[38] 陈绍堂.单味中药在临床皮肤病治疗中的应用[J].中医药信息，1993(3)：36-38.

[39] 许逊哲，茹意，蒯仂，等.四元联系数在土槐菝葜汤治疗血热型银屑病疗效研究中的应用[J].中国中西医结合皮肤性病学杂志，2018，17(6)：489-492.

[40] 徐张杰，覃永健.中医内服方剂治疗寻常型银屑病的组方规律研究[J].大众科技，2014，16(5)：89-91.

[41] 蒯仂，许逊哲，茹意，等.五元联系数在寻常型银屑病组方规律研究中的应用[J].时珍国医国药，2018，29(7)：1780-1782.

[42] 迮侃，陈曦，赵淮波，等.基于集对分析成果的寻常型银屑病血热证诊疗方案的临床研究[J].中医杂志，2019，60(10)：849-852.

[43] 王霞.联系范数为4与6的四元联系数系统态势数值排序及应用[J].数学的实践与认识，2004，34(7)：107-112.

第七章
集对分析在中西医结合治疗
皮肤病中的应用

    中西医结合是我国医疗卫生事业的一项基本国策,是国家在卫生资源配置中的指导方针,中西医结合的宗旨是把传统的中医中药知识和方法与西医西药的知识和方法结合,在提高临床疗效的基础上阐明机制,进而获得新的医学认识,因而是医务人员在医疗实践中的指导思想。至今,中医临床实践对西医检查治疗方法的依赖日益加深,西医对中医辨证论治、理法方药临床意义的认识也在日益提高。中国学者屠呦呦因发现中药提取物青蒿素治疗疟疾的新疗法获得 2015 年度诺贝尔生理学或医学奖,突出说明了国际医学界对中西医结合的高度认同。

    从集对分析角度来看,中医和西医是一个集对,中医和西医之间的各种关系可以抽象地归纳为集对分析中阐述的确定与不确定关系,据此可以把集对分析与联系数用于中西医结合研究。本章首先介绍集对分析在中西医结合治疗皮肤病中的若干应用,再基于集对分析提出有一般意义的中西医结合数学模型。

第一节　问题和思路

一、问题

    在中西医结合治疗某些皮肤病的过程中,经常会遇到两个问题:一个是如何在疾病的诊断阶段进行中西医结合;另一个是如何在疾病的治疗阶段进行中西医结合,这是皮肤病在临床治疗的两个基本问题。这两个基本问题又可以分解成一些具体的问题,如中医的"望闻问切"如何与西医的"生化检验数据"结合,中医中药和西医西药在联合用药中的各自作用及其相互作用机制如何阐述,以及各自用药比例如何估算、疗效如何评价等。基于这两个基本问题的中西医理论融合和学术体系融合乃至临床用药融合,则有相当难度,其意义超出中西医结合治疗皮肤病的范畴。相对来说,前一个问题较为容易,但在致病机制上的融会贯通是一个难题,原因在于中医与西医具有不同的学术理论体系;后一个问题既涉及中药与西药的药理,也涉及疗效的评定原理和评定方法,这个问题在经典卫生统计学中主要靠方差分析解决,但经典卫生统计理论要求样本容量 n 越大越好,至少 n 不得小于 30,这在临床上往往难以实现,特别是针对一些疑难杂症,样本量极小,在这种情况下估算中医中药和西医西药在联合用药中的各自作用及其在相互作用中各占多少比例,具有极大困难。如果不做估算,就只能停留在临床医生"难以定量表述"的所谓"经验"之中,这显然不利于中医中药的现代化发展。因此,探索样本量较小乃至极小条件下的中西医结合联合用药过程中各自所起作用及在相互作用中所占的比例,具有重要学术意义和临床意义。本节基于前两个基本问题介绍了笔者的初步工作,对后一个问题仅提出一个基于集对分析的中西医结合数学模型作为引玉之砖。

二、思路

1. 仅利用集对分析联系数处理中西医结合临床或实验数据

由于历史的原因和时代的局限,中医自身没有可用的临床数据处理系统,而集对分析及其联系数理论依据"成对原理"和"不确定性系统原理",虽然数据越多越稳定、越准确[1-3],但事实上集对分析没有对于样本量的限制。即使只有一个数据,也可以展开分析和讨论;有两个数据,可以建立联系数;有三个数据,可以做系统分析。由此形成基于集对分析的中西医结合临床或实验数据处理知识体系,这方面的部分内容在第五章和第十章中介绍,在此不再赘述。

2. 采用卫生统计学与集对分析联系数处理临床或实验数据

正如阴阳互根主宰着人的生命,同时采用卫生统计学与集对分析联系数处理临床或实验数据能获得更接近真实世界的医学信息,具体见本章第二至五节。

3. 集对分析的同异反系统理论结合中西医理论

不论是中医中药理论还是西医西药理论,在面对同一种疾病时,都以治病为目标,这是中医中药理论和西医西药理论的"同";但中医中药理论与西医西药理论各自形成的历史和科学文化背景相"异",甚至在某些理念上相"反"。这些"同""异""反"及其相互关系恰好是集对分析的同异反系统理论所包含和阐述的内容。因而可以以皮肤病临床实践为例,运用集对分析的同异反系统理论,在一定程度上结合中医中药理论和西医西药理论,进而借助多元联系数建立一般意义上的中西医结合数学模型,这方面的探索见本章第六节和第七节。

第二节 联系数在中医"血分论治"对寻常型银屑病患者外周血单核细胞 INF-γ/IL-4 表达影响研究中的应用

一、资料与方法

(一) 资料

1. 病例来源

32 例寻常型银屑病患者,均来自上海中医药大学附属岳阳中西医结合医院皮肤科及上海交通大学医学院附属瑞金医院皮肤科病房,其中男 17 例、女 15 例,年龄 23~72 岁,平均 52 岁。病程 2 个月到 35 年,根据《中医病证诊断疗效标准》辨证为血热组(17 例)和血瘀组(15 例),患者纳入标准及排除标准详见整体研究部分;另设正常对照组(10 例),来自两院体检健康人员。

2. 主要试剂及仪器

主要试剂:RPMI‑1640(上海医药工业研究院提供);含 10% 胎牛血清的 1640 细胞培养液(上海医药工业研究院提供);人淋巴细胞分离液(购自美国 Sigma 公司);人 IL‑4、INF‑γ 定量 ELISA 试剂盒(购自上海森雄科技实业有限公司)。

主要仪器:水平离心机(上海医用分析仪器厂 LXY‑Ⅱ型);酶标仪(上海中医药大学附属岳阳中西医结合医院中心实验室提供,450 型,BIO‑RED)。

(二)方法

1. 药物血清制作

(1)中药制剂工艺:原药材水煎二次滤液浓缩为 10 g 的 1 mL 药液加乙醇至 70%,放置 24 h,回收乙醇适量水稀释合剂(由上海中医药大学附属岳阳中西医结合医院中药制剂室配制)。

(2)生药含量:清热凉血方(235 g×10 剂＝2 350 g)→乙醇沉淀→500 mL(4.7 g/mL);益气活血方(150 g×10 剂＝1 500 g)→乙醇沉淀→400 mL(3.75 g/mL)。

(3)用量:分组药物根据大鼠体重[普通级雄性 Wistar 大鼠,体重(220±20)g]给药,相当于 60 kg 体重成人的 5、10、30 倍量。

1)清热凉血方:

$$\frac{235\ \text{g(药)}}{60\ 000\ \text{g(人)}}×220\ \text{g(鼠)}÷4.7\ \text{g/mL}×5=0.9\ \text{mL}$$

$$\frac{235\ \text{g(药)}}{60\ 000\ \text{g(人)}}×220\ \text{g(鼠)}÷4.7\ \text{g/mL}×10=1.8\ \text{mL}$$

$$\frac{235\ \text{g(药)}}{60\ 000\ \text{g(人)}}×220\ \text{g(鼠)}÷4.7\ \text{g/mL}×30=5.5\ \text{mL}$$

2)益气活血方:

$$\frac{150\ \text{g(药)}}{60\ 000\ \text{g(人)}}×220\ \text{g(鼠)}÷3.75\ \text{g/mL}×5=0.7\ \text{mL}$$

$$\frac{150\ \text{g(药)}}{60\ 000\ \text{g(人)}}×220\ \text{g(鼠)}÷3.75\ \text{g/mL}×10=1.5\ \text{mL}$$

$$\frac{150\ \text{g(药)}}{60\ 000\ \text{g(人)}}×220\ \text{g(鼠)}÷3.75\ \text{g/mL}×30=4.4\ \text{mL}$$

(4)制备

1)分组:普通级雄性 Wistar 大鼠,体重(220±20)g 共 42 只,其中清热凉血方 17 只,益气活血方 15 只,另外 10 只给予矿泉水(动物由上海中医药大学附属岳阳中西医结合医院动物中心提供);每日按以上剂量药物灌胃 2 次,共 3 日;第 4 天,药物灌胃 2 h 后行下腔静脉采血,离心分离血清(2 000 r/min,5 min);灭活后(56 ℃,30 min),0.22 μm 微孔滤器过滤灭菌,EP 管分装,−20℃保存备用。

2) 外周血单个核细胞(peripheral blood mononuclear cell, PBMC)培养上清液制备: ①取肝素抗凝静脉血(进行期/静止期/正常对照组)5 mL+3 mL RPMI − 1640 细胞培养液+3 mL 淋巴细胞分离液,水平离心 2 000 r/min×20 min;② 用吸管吸取单一核细胞至另一试管中+5 倍以上体积的 RPMI − 1640 细胞培养液,4 000 r/min×10 min,洗涤细胞 2 次,去除淋巴细胞分离液;③ 用含 10%胎牛血清的 1640 细胞培养液将细胞配成每毫升外周血 $1×10^6$ PBMS 并计算细胞个数。设正常对照组及培养前对照组,在对证药物血清干预下于 37 ℃、5% CO_2 条件下在 24 孔细胞培养板内培养 48 h,收集培养上清,−20℃冷冻,待检(余下的细胞团块预做 FQ − PCR)。

(5) 细胞因子检测(双抗体夹心 ELISA 法): ELISA 法检测样品 INF − γ、IL − 4 含量,用双抗体夹心 ELISA 法测定,严格按照试剂盒说明书进行操作。

2. 数据处理和统计法分析

用 SPSS 12.0 软件进行数据统计。计量资料以 $\bar{X}±S$ 表示,两组计量资料如果符合正态分布且方差齐,组间比较用两样本 t 检验,组内比较用配对 t 检验;三组资料之间的比较用方差分析。不符合正态分布,组间比较采用非参数检验,$P<0.05$ 表示差异有统计学意义。

二、结果

(一) 培养前后三组 INF − γ 比较

培养前血热组 INF − γ 比正常组高($P<0.05$),血瘀组 INF − γ 与正常组比较无统计学意义($P>0.05$),提示 INF − γ 在银屑病进行期(血热组)的 PBMC 中表达活跃,在静止期(血瘀组)表达水平与正常组无显著性差异;培养后血热组 INF − γ 比培养前低($P<0.05$),提示清热凉血方的药物血清能抑制银屑病进行期的 PBMC 分泌 INF − γ;培养后正常组 INF − γ 与培养前比较无统计学意义($P>0.05$),培养后血瘀组 INF − γ 与培养前比较无统计学意义($P>0.05$),提示培养本身对细胞因子无影响(表 7 − 1)。

表 7 − 1 培养前后三组 INF − γ 比较

分 组	n	培养前 $[(\bar{X}±S)/(\text{pg/mL})]$	培养后* $[(\bar{X}±S)/(\text{pg/mL})]$
血热组	17	40.93±11.57	27.34±9.56
血瘀组	15	18.02±3.99	17.98±3.03
正常组	10	14.83±3.05	14.59±2.34

*5 倍药物血清干预的样本。

(二) 培养前后三组 IL − 4 比较

培养前血瘀组 IL − 4 比正常组高($P<0.05$),血热组 IL − 4 与正常组比较无统计学意义($P>0.05$),提示 IL − 4 在银屑病静止期的 PBMC 中表达活跃,在进行期表达水平与正常组无显著性差异;培养后血瘀组 IL－4 比培养前低($P<0.05$),提示益气活血方的药物血清能抑制银屑病静止期的 PBMC 分泌 IL－4;培养后正常组 IL－4 与培养前比较无统计学意义($P>0.05$),培养后血热组 IL－4 与培养前比较无统计学意义($P>0.05$),提示培养本身对细胞因子无影响(表 7－2)。

表 7－2　培养前后三组 IL－4 比较

分　组	n	培养前 $[(\bar{X}\pm S)/(pg/mL)]$	培养后[*] $[(\bar{X}\pm S)/(pg/mL)]$
血热组	17	17.97±3.43	19.10±4.21
血瘀组	15	35.62±4.67	21.89±5.21
正常组	10	18.09±3.15	18.32±3.53

* 5 倍药物血清干预的样本。

（三）不同药物血清浓度对血热组细胞因子影响

血热组中,5 倍药物血清组 INF－γ 与 10 倍、30 倍药物血清组比较无统计学意义($P>0.05$);5 倍药物血清组 IL－4 与 10 倍、30 倍药物血清组比较无统计学意义($P>0.05$)。以上提示不同药物血清浓度对细胞因子分泌影响无统计学意义。故从经济学角度出发,选择5 倍药物血清组进行培养前后比较研究(表 7－3)。

表 7－3　培养后血热组比较

指　标	n	5 倍 $[(\bar{X}\pm S)/(pg/mL)]$	10 倍 $[(\bar{X}\pm S)/(pg/mL)]$	30 倍 $[(\bar{X}\pm S)/(pg/mL)]$
INF－γ	17	27.34±9.56	28.72±10.59	28.37±9.81
IL－4	17	19.10±4.21	20.31±5.69	22.21±6.27

（四）不同药物血清浓度对血瘀组细胞因子影响

血瘀组中,5 倍药物血清组 INF－γ 与 10 倍、30 倍药物血清组比较无统计学意义($P>0.05$);5 倍药物血清组 IL－4 与 10 倍、30 倍药物血清组比较无统计学意义($P>0.05$)。以上提示不同药物血清浓度对细胞因子分泌影响无统计学意义。故从经济学角度出发,选择5 倍药物血清组进行培养前后比较研究(表 7－4)。

表 7－4　培养后血瘀组比较

指　标	n	5 倍 $[(\bar{X}\pm S)/(pg/mL)]$	10 倍 $[(\bar{X}\pm S)/(pg/mL)]$	30 倍 $[(\bar{X}\pm S)/(pg/mL)]$
INF－γ	15	17.98±3.03	18.56±5.21	19.14±4.23
IL－4	15	21.89±5.21	16.24±4.27	19.56±3.35

（五）联系数的应用

第一步,把表 7－1~表 7－4 中的"$\bar{X}\pm S$"数据化为"$A+Bi$"形式的二元联系数,得到表 7－5~表 7－8。

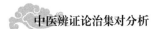

表 7-5 培养前后三组 INF-γ 比较(二元联系数表达式)

分　组	n	培养前	培养后
血热组	17	40.93±11.57i	27.34±9.56i
血瘀组	15	18.02±3.99i	17.98±3.03i
正常组	10	14.83±3.05i	14.59±2.34i

表 7-6 培养前后三组 IL-4 比较(二元联系数表达式)

分　组	n	培养前	培养后
血热组	17	17.97±3.43i	19.10±4.21i
血瘀组	15	35.62±4.67i	21.89±5.21i
正常组	10	18.09±3.15i	18.32±3.53i

表 7-7 培养后血热组比较(二元联系数表达式)

指　标	n	5 倍	10 倍	30 倍
INF-γ	17	27.34±9.56i	28.72±10.59i	28.37±9.81i
IL-4	17	19.10±4.21i	20.31±5.69i	22.21±6.27i

表 7-8 培养后血瘀组比较(二元联系数表达式)

指　标	n	5 倍	10 倍	30 倍
INF-γ	15	17.98±3.03i	18.56±5.21i	19.14±4.23i
IL-4	15	21.89±5.21i	16.24±4.27i	19.56±3.35i

第二步,计算表 7-5~表 7-8 中各个"$A+Bi$"形式二元联系数的模 $R = \sqrt{A^2 + B^2}$,得到表 7-9~表 7-12。

表 7-9 培养前后三组 INF-γ 比较(二元联系数的模与同一度及差异显著性判别)

分　组	n	培养前	培养后	同一度	差异显著性判别
血热组	17	42.533 9	28.963 2	0.680 9	有明显差异(弱偏同)
血瘀组	15	18.456 4	18.233 5	0.988 0	无显著性差异(强偏同)
正常组	10	15.140 4	14.776 5	0.976 0	无显著性差异(强偏同)

表 7-10 培养前后三组 IL-4 比较(二元联系数的模与同一度及差异显著性判别)

分　组	n	培养前	培养后	同一度	差异显著性判别
血热组	17	18.294 4	19.558 5	0.935 4	无显著性差异(强偏同)
血瘀组	15	35.924 8	22.501 5	0.626 4	有明显差异(弱偏同)
正常组	10	18.362 2	18.657 0	0.984 2	无显著性差异(强偏同)

表 7-11 培养后血热组比较(二元联系数的模)

指　标	n	5 倍	10 倍	30 倍
INF-γ	17	28.963 2	30.610 2	30.018 2
IL-4	17	19.558 5	21.092 0	23.078 1

表 7 - 12　培养后血瘀组比较(二元联系数的模)

指　标	n	5 倍	10 倍	30 倍
INF - γ	15	18.233 5	19.277 4	19.601 8
IL - 4	15	22.501 5	16.792 0	19.844 8

第三步,计算表 7 - 9 和表 7 - 10 中的正常组(INF - γ、IL - 4)在培养前与培养后的同一度 a,即培养前与培养后的较小值与较大值之比,分别是

$$a(\text{INF} - \gamma) = \frac{14.776\ 5}{15.140\ 4} = 0.976\ 0$$

$$a(\text{IL} - 4) = \frac{18.362\ 2}{18.657\ 0} = 0.984\ 2$$

同理,计算得到表 7 - 9 和表 7 - 10 中血热组和血瘀组的模在培养前与培养后的同一度,为节约篇幅,记入表 7 - 9 和表 7 - 10 中。

第四步,设置两个实数存在差异的标准。

设有 2 个正实数 x_1、x_2,且 $x_1 < x_2$,则有同一度 $a = \dfrac{x_1}{x_2}$。令 $a = 1$ 时,x_1 与 x_2 无差异(同);$a = [0.8, 1)$ 时,x_1 与 x_2 稍有差异(强偏同);$a = [0.6, 0.8)$ 时,x_1 与 x_2 有明显差异(弱偏同);$a = [0.4, 0.6)$ 时,x_1 与 x_2 有显著差异(弱偏反);$a = [0.2, 0.4)$ 时,x_1 与 x_2 有极显著差异(强偏反);$a = [0, 0.2)$ 时,x_1 与 x_2 有极大显著差异(反)。

第五步,根据第四步给定的差异等级判定标准,可知血热组的 INF - γ 在培养前后的同一度是 0.680 9,有明显差异,但还不到显著差异的程度;血瘀组的 IL - 4 在培养前后的同一度是 0.626 4,有明显差异,但还不到显著差异的程度。

第六步,利用第三步给出的同一度计算公式,计算表 7 - 11 和表 7 - 12 培养后血热组和血瘀组的 5 倍药物血清与 10 倍药物血清和 30 倍药物血清的同一度,根据同一度大小和第四步给定的差异等级判定标准做出差异程度的判定,结果见表 7 - 13 和表 7 - 14。

表 7 - 13　培养后血热组 5 倍与 10 倍、30 倍药物血清之同一度及差异显著性判别

指　标	n	a(5 倍与 10 倍)(差异显著性判别)	a(5 倍与 30 倍)(差异显著性判别)
INF - γ	17	0.946 2(稍有差异,强偏同)	0.964 9(稍有差异,强偏同)
IL - 4	17	0.927 3(稍有差异,强偏同)	0.847 5(稍有差异,强偏同)

表 7 - 14　培养后血瘀组 5 倍与 10 倍、30 倍药物血清之同一度

指　标	n	a(5 倍与 10 倍)(差异显著性判别)	a(5 倍与 30 倍)(差异显著性判别)
INF - γ	15	0.945 8(稍有差异,强偏同)	0.930 2(稍有差异,强偏同)
IL - 4	15	0.746 3(明显差异,弱偏同)	0.881 9(稍有差异,强偏同)

从表 7 - 13 和表 7 - 14 可知,从经济性角度看,血热组采用 5 倍药物血清治疗效果好,血瘀组采用 5 倍药物血清相对疗效较弱。

三、讨论

借助实验观察中药的生化效应是当前中西医结合的一条常用途径,但由于样本容量的限制,对实验结果数据的处理必然要用到卫生统计学中的显著性检验,虽然已有成熟的理论和现成的软件可用,只要按程序提示输入相应的数据,就可以得到试验组与对照组数据在某个显著性检验水平下的显著性检验结果,但存在以下不足:一是结论过于笼统;二是没有直观意义;三是无法利用实验数据提供的数据结构信息。因此需要探讨小样本试验组与对照组数据差异显著性检验的新方法。本例中的样本容量 $n = 17$,远小于卫生统计学对样本容量不得小于 $n = 30$ 的要求,因而探索新的显著性检验方法是完全有必要的。

本节第四步中给出两个实数的差异性判定标准,是一种基于把 $[0, 1]$ 区间均分的假定,其区间分划数可以根据实际数据处理精度需要设定,本例中分为"无差异(同)""稍有差异(强偏同)""明显差异(弱偏同)""显著差异(弱偏反)""极显著差异(强偏反)"和"极大显著差异(反)"6 级,也可以依据实际情况进一步分为 7 级、8 级、9 级、10 级、11 级、12 级,或更多级别,以提高数据处理的精确度,找出试验组与对照组的细微差异,有利于发现规律,提高实验的科学价值。

集对分析在方法论上提倡同一个问题用两种不同方法去研究的思想,建议读者在需要用到显著性检验有关数据时,同时采用经典的卫生统计学的显著性检验标准和基于集对分析的显著性检验方法,综合两种方法所得之结果,再给出结论,有助于提高结论的科学性和做出经济高效的医疗决策。

第三节 联系数在联苯苄唑乳膏联合中药复方透骨草溶液治疗角化过度型足癣临床疗效分析中的应用

一、概述

足癣是皮肤科领域的常见病和多发病,夏季高发,且多发于我国南方地区。临床上一般分为水疱型、丘疹鳞屑型、浸渍糜烂型、角化过度型、混合型五型。角化过度型足癣是最常见的皮肤病,主要临床表现为皮肤角化过度、粗糙无汗、每届寒冬季节皮肤皲裂疼痛、行走困难。因患处皮肤角化增厚,一般外用抗真菌药物难以渗透吸收,故临床上治疗较棘手。本节对联苯苄唑乳膏(拜耳)外用联合中药复方透骨草溶液(上海中医药大学附属岳阳中西医结合医院自制制剂)浸泡患足治疗角化过度型足癣的疗效,采用联系数做再分

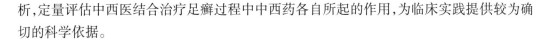

析,定量评估中西医结合治疗足癣过程中中西药各自所起的作用,为临床实践提供较为确切的科学依据。

二、资料与方法

（一）病例来源与分组

1. 病例来源

2010~2011 年于上海中医药大学附属岳阳中西医结合医院皮肤科门诊就诊的角化过度型足癣患者共 90 例。

2. 分组

应用 SPSS 18.0 软件生成的随机数字表,按就诊顺序将 90 例患者随机分为中药溻渍组、联苯苄唑组、联合组。其中,中药溻渍组 30 例,联苯苄唑组 30 例,联合组 30 例。

（二）诊断标准

参考《中国临床皮肤病学》(赵辨,2010);《中药新药临床研究指导原则》第二辑(中华人民共和国卫生部,1995);《上海市中医病症诊疗常规》(上海市卫生局,2003)制订。

西医诊断标准:好发于足底、足跟部;临床表现为慢性非炎症性鳞屑性斑片,可扩展到足的两侧,皮损为鳞屑和角化,伴皮肤增厚、皲裂,亦伴瘙痒,可有烧灼、刺痛感;真菌培养和镜检为阳性,足癣常伴甲癣,表现为甲板变厚、变脆和颜色改变。

中医诊断标准:足癣是发生在足部的皮肤病,角化过度型足癣表现为足跟、足缘,甚至整个足跖皮肤增厚、干燥、皲裂,自觉剧痒,夏季尤甚。

（三）病例选择标准

纳入标准:① 结合病史、体征及实验室检查,临床明确诊断的足癣,真菌镜检阳性;② 年龄 18~80 岁,男女不限;③ 知情同意;④ 育龄女性妊娠试验阴性并在试验期间采取有效避孕措施。

排除标准:有下列情形之一者不予入选。① 局部合并有严重细菌感染或合并可能干扰诊治的其他皮肤病者;② 对试验所用药物成分有接触过敏者;③ 糖尿病及精神病患者;④ 长期应用糖皮质激素或免疫抑制剂者;⑤ 4 周内应用过系统性抗真菌药物,2 周内局部外用过抗真菌药物者;⑥ 3 个月内曾参加过其他临床试验者;⑦ 孕妇及哺乳期和近期有生育计划的妇女;⑧ 酗酒者。

（四）一般资料

年龄及真菌镜检:中药溻渍组 30 例,年龄最小者 26 岁,最大者 71 岁,平均 49.43 岁;真菌镜检阳性率 100%,真菌培养阳性率 80%,分离出红色毛癣菌 24 株,石膏样毛癣菌 2 株。联苯苄唑组 30 例,年龄最小者 18 岁,最大者 80 岁,平均 47.73 岁;真菌镜检阳性率 100%,真菌培养阳性率 80%,分离出红色毛癣菌 23 株,石膏样毛癣菌 1 株,犬小孢子菌 1 株。联合组 30 例,年龄最小者 30 岁,最大者 78 岁,平均 53.17 岁;真菌镜检阳性率 100%,真菌培养阳性率 83%,分离出红色毛癣菌 23 株,石膏样毛癣菌 2 株。经单因素方差分析,三组年龄比较,无显著性差异($P>0.05$),具有可比性。

性别：中药渍组 30 例，男 15 例，女 15 例；联苯苄唑组 30 例，男 21 例，女 9 例；联合组 30 例，男 20 例，女 10 例。经 χ^2 检验，三组性别比较，无显著性差异（$P>0.05$），具有可比性。

病程：中药渍组 30 例，病程最短 3 年，最长 37 年，平均 15.27 年；联苯苄唑组 30 例，病程最短 2 年，最长 40 年，平均 13.50 年；联合组 30 例，病程最短 2 年，最长 52 年，平均 17.03 年。经单因素方差分析，三组病程比较，无显著性差异（$P>0.05$），具有可比性。

（五）治疗方法

中药渍组：使用复方透骨草溶液（上海中医药大学附属岳阳中西医结合医院院内制剂，主要由透骨草、花椒、皂荚、黄精等组成）1 500 mL 浸泡患足，每日 3~4 h，连续 7 天，共计 24 h。联苯苄唑组：使用联苯苄唑乳膏（拜耳），每日 2 次，连续 14 天。联合组：使用复方透骨草溶液 1 500 mL 浸泡患足，每日 3~4 h，连续 7 天，共计 24 h，同时使用联苯苄唑乳膏，每日 2 次，连续 14 天。

（六）疗程

治疗 2 周为 1 个疗程，患者 2 周复诊一次，观察病情变化，用药后 4 个月随访一次。

（七）观察指标

1. 皮损情况

选择损害最重的部位，即靶部位，记录红斑、丘疹、水疱、糜烂、渗出、苔藓化、结痂、脱屑、瘙痒、疼痛的程度。按 0~3 级评分法评分：0 = 无，1 = 轻，2 = 中，3 = 重[1]。在治疗前、用药 2 周后分别对靶部位进行临床症状及体征评分。

2. 真菌学观察

在上述复诊期间分别对靶部位进行真菌镜检，治疗前和用药 2 周后分别进行真菌培养。

（八）疗效评定

1. 临床疗效

临床疗效分为痊愈、显效、进步和无效四级标准。痊愈：症状和体征完全消失，疗效指数为 100%；显效：症状和体征明显好转，60% ≤ 疗效指数 < 100%；进步：症状和体征有好转，20% ≤ 疗效指数 < 60%；无效：症状和体征无明显变化，疗效指数 < 20%。

$$疗效指数 = \frac{治疗前总积分 - 治疗后总积分}{治疗前总积分} \times 100\%。$$

2. 真菌学疗效

真菌镜检和培养阴性为消除；镜检和（或）培养阳性为未消除。

$$真菌清除率 = \frac{真菌消除病例数}{病例总数} \times 100\%。$$

（九）统计方法

使用 SPSS 18.0 软件进行数据处理，计量资料采用 t 检验、方差分析，计数资料采用 χ^2 检验。

三、结果

(一) 临床疗效

各组用药 2 周后临床疗效,见表 7-15。用药 2 周后,联合组与中药溻渍组相比,联苯苄唑组的显效率明显高于中药溻渍组($P<0.05$);联合组的显效率略高于联苯苄唑组,但两者相比无明显差异($P>0.05$)。

表 7-15 用药 2 周后各组的临床疗效观察

	痊愈	显效	进步	无效	显效率/%
联合组	2	21	7	0	70.67
联苯苄唑组	0	18	10	2	60.00
中药溻渍组	0	9	17	4	30.00

(二) 真菌学疗效

各组用药 2 周后真菌学疗效,见表 7-16。用药 2 周后联合组的真菌清除率显著高于中药溻渍组($P<0.05$);联苯苄唑组的真菌清除率与中药溻渍组相比无明显差异($P>0.05$)[4]。

表 7-16 用药 2 周后各组的真菌学疗效观察

	真菌镜检阴性		真菌培养阴性		真菌清除率/%
	治疗前	治疗后	治疗前	治疗后	
联合组	0	30	5	22	73
联苯苄唑组	0	30	5	17	57
中药溻渍组	0	30	4	15	50

(三) 联系数的应用

根据表 7-15 中的数据写出联合组、联苯苄唑组、中药溻渍组各自的四元疗效联系数,见表 7-17。

表 7-17 用药 2 周后各组的临床疗效四元联系数及其态势

	四元疗效联系数 $\mu = a + bi + cj + dk$	态势不等式	态 势
联合组	$0.066\,7 + 0.700\,0i + 0.233\,3j + 0.000\,0k$	$a>d, a<b, b>c, c>d$	同势 15 级
联苯苄唑组	$0.000\,0 + 0.600\,0i + 0.333\,3j + 0.066\,7k$	$a<d, a<b, b>c, c>d$	反势 11 级
中药溻渍组	$0.000\,0 + 0.300\,0i + 0.566\,7j + 0.133\,3k$	$a<d, a<b, b<c, c>d$	反势 17 级

由表 7-17 可知,联合组的疗效四元联系数态势是同势 15 级(总第 15 级),联苯苄唑组和中药溻渍组的疗效四元联系数态势都是反势 17 级(总第 47 级),前后相差 26 个同异反系统态势级,从疗效系统态势的角度说明中西药联合治疗足癣的疗效比单一用中药溻渍或者单一用西药联苯苄唑的疗效都有极明显的优势。

四、讨论

足癣俗称"脚湿气"，中医称为"田螺疱"，《医宗金鉴·外科心法》记载："此证由胃经湿热下注而生，脚丫破烂，其患甚小，其痒搓之不能解，必搓至皮烂，津腥臭水觉疼时，其痒方止，次日仍痒，经年不愈，极其缠绵。"认为本病的形成多由脾胃两经湿热下注而成，或久居湿地、水中工作、水浆浸渍、感染湿毒所致。病久湿热化燥，伤血则肌肤失养致皮肤粗糙、干裂，经久不愈。西医认为手足癣由皮肤真菌引起，其中红色毛癣菌最常见，本研究亦证实此点。

目前治疗足癣的药物种类很多，剂型也很多，主要的剂型有乳膏、喷雾剂、凝胶、散剂、霜剂，但因患处皮肤角化增厚，一般外用抗真菌药物难以渗透吸收，故临床上外用治疗角化过度型足癣的疗效都不是十分理想[2]，而口服药物存在着一定的局限性，如起效慢、价格较高，以及对肝的影响等，部分患者难以接受。

联苯苄唑属于咪唑类广谱抗真菌药物，低浓度时可抑制真菌细胞膜麦角固醇的合成，使膜结构破坏从而抑制真菌细胞的生长。咪唑类药物作用于羊毛类固醇的 C-14 去甲基化酶，抑制羊毛类固醇向 14-去甲基羊毛类固醇转化，从而抑制麦角固醇的合成。高浓度时可使细胞结构及功能发生障碍而显示抗真菌作用[2]。

中药复方(主要成分为透骨草、花椒、皂荚、黄精、大黄、大枫子、百部、苦楝皮、白及、红花、防风、乌梅等，置于白醋 1 500 mL 中浸 24 h)在我院皮肤科长期作为夏季治疗足癣的特效药物，在临床上有悠久的应用历史。此方采用"凡病从外入，故医有外治法"的中药辨证论治原理，应用多种中药，相互配伍，发挥其特有功效。方中主药透骨草味甘、辛，性温，入肺、肝经，外用之可引药透入经络、血脉，以达祛湿、活血、止痛之目的；花椒、皂荚、苦楝皮皆辛热有毒，可燥湿祛风杀虫解毒；大黄清热泻火解毒；百部灭虱杀虫，并能抑制皮肤真菌的生长；红花专入血分，为活血散瘀要药，防风宣发散结，助活血之力，使血活气行郁毒散，两者皆辛温寓"辛以润之"之意；大枫子、黄精养血润肤，现代药理研究黄精含糖类、脂类、蛋白质及苹果酸、赖氨酸等，有营养和软化角质、抗风湿、清热解毒、抑制真菌等功效；醋可"散瘀解毒"，《名医别录》云，"酢酒为用无所不入"，方中白醋主要成分是醋酸[3]，具有杀菌、止痒、溶解角质作用，又可引药入肌腠深处，且酸从木化又可祛风止痒。诸药合用，共奏清热养血润燥，解毒杀虫止痒，溶解角质之功效，且溻渍法可利用药液荡涤之力，促进局部腠理疏通、气血流畅，使药效易达病所。

本研究不仅将上述两种中西药物合用，显效率达 70%，且无内服之弊，耐受性好；而且同时用基于经典卫生统计学的显著性检验法和基于集对分析的联系数态势判别法处理中西医结合治疗的结果，加深了中西药联合治疗足癣比单一用中药溻渍或者单一用西药联苯苄唑都要明显有效的可信性认识，也为同一批临床数据同时用基于经典卫生统计学的显著性检验法和基于集对分析的联系数态势判别法提供了范例。

第四节　偏联系数在中西医结合治疗带状疱疹临床观察中的应用

一、概述

带状疱疹属于自限性疾病,病程通常为 2~4 周,对于一般患者,其治疗目的是控制急性及慢性疼痛的程度和持续时间,加速皮疹的消退及神经损伤的恢复,减少并发症及后遗症的发生。但是部分患者,特别是年老体弱患者,其临床症状尤其是疼痛往往难以控制,后遗神经痛(postherpetic neuralgia, PHN)的发生仍然难以避免。我们采用中药芩珠凉血合剂联合伐昔洛韦治疗中老年带状疱疹取得了较好的临床疗效,对临床疗效数据采用偏联系数计算,结果显示中药芩珠凉血合剂联合伐昔洛韦治疗中老年带状疱疹,其临床疗效比临床中单一用中药或单一用伐昔洛韦治疗有更好的疗效趋势。

二、资料与方法

（一）诊断标准及纳入、排除标准

诊断标准: ① 起病常先以局部神经痛开始;② 基本损害为绿豆大小疱疹,有红晕,成群疱疹常沿外周神经呈带状分布,重症患者可有大疱、血疱、坏死,其分布可呈泛发型;③ 好发于一侧胸部肋间神经或头面部三叉神经分布区,其次为上支臂丛神经及下肢坐骨神经支配区;④ 局部疼痛,尤以老年患者为甚;⑤ 皮损邻近的淋巴结常肿大、有压痛,有时伴发热、头痛等全身症状;⑥ 病程 2~3 周,极少复发,神经痛持续 1~2 个月或更久;⑦ 病变累及三叉神经眼支者可伴角膜、结膜炎甚至全眼球炎以至失明。

纳入标准: 符合上述诊断标准;病程在 3 天(72 h)以内;发病后未曾使用抗病毒药物或者类固醇皮质激素;年龄在 40~75 岁。

排除标准: 妊娠、拟妊娠或哺乳期妇女;患有严重的心脑血管疾病者;恶性肿瘤患者;患有其他严重疾病,又导致免疫功能紊乱者;泛发型或坏疽型带状疱疹患者。

（二）临床资料

病例均来自上海中医药大学附属岳阳中西医结合医院皮肤科门诊 2005 年 6 月到 2006 年 9 月的带状疱疹患者。入组病例共 97 例,采用完全随机设计方案,应用随机数字表法,按患者就诊的先后顺序将其分为 3 组。中药组(A 组)32 例,男 15 例,女 17 例,年龄 42~75 岁,平均(56.80±10.36)岁;西药组(B 组)30 例,男 16 例,女 14 例,年龄 41~71 岁,平均(55.57±9.27)岁;中药加西药组(C 组)35 例,男 17 例,女 18 例,年龄 41~75 岁,平均(56.63±9.43)岁。三组患者年龄、性别构成、治疗前病情程度(症状、体征评分)方面经比较差异均无统计学意义(P>0.05)。

（三）方法与疗效评定

1. 治疗方法

A 组：芩珠凉血合剂(黄芩、板蓝根、丹参、当归、莪术、珍珠母、牡蛎等,由上海中医药大学附属岳阳中西医结合医院药剂科制剂室提供,批号 050523,每毫升含生药 2.4 g) 30 mL,每日 2 次,口服。

B 组：盐酸伐昔洛韦片(丽珠集团丽珠制药厂出品)0.3 g,每日 2 次,口服。

C 组：合用上述两种药物治疗。

三组疗程均为 9 天,视具体皮损情况均外用炉甘石洗剂(皮疹为红斑、丘疹、水疱时)或金霉素软膏(皮疹为厚痂时)。若 9 天后仍未痊愈,则视具体情况调整治疗方案,继续随访治疗,直至痊愈。

2. 疗效评定

观察与随访分别在治疗开始后的第 4、7、10、15 天进行随访,记录用药后止疱、结痂、止痛、痊愈所需时间、带状疱疹 PHN 发生率、治疗前后症状和体征评分(表 7-18)及不良反应。若仍未痊愈则继续随访治疗,直至痊愈。

表 7-18　带状疱疹症状和体征评分表

分值	自觉症状	红斑(皮损)面积	水疱数/个	水疱数/簇	水疱变化
0	无痛痒自觉症状	基本无红斑	0	0	少量干燥结痂,或色素沉着斑,或色素减退斑
1	微痛或轻度瘙痒不影响工作休息	<10 cm²	1~10	1~2	水疱干涸,结痂干燥
2	疼痛能忍受,可入睡和正常工作	10~30 cm²	11~25	3~4	水疱破溃,结痂
3	明显疼痛,难以忍受,夜晚需适当用镇静剂,影响工作	31~50 cm²	26~50	5~6	疱液混浊或破溃,轻度渗出
4	剧痛,伴明显全身症状,坐卧不安,不能入睡,需镇静药物	>50 cm²	>50	>6	血疱、脓疱,或形成坏死溃疡,分泌物较多

总疗效评定：痊愈,疗效指数 = 1；显效,疗效指数范围为 [0.6, 1)；有效,疗效指数范围为 [0.3, 6)；无效,疗效指数范围为 [0, 0.3)。

3. 统计学方法

采用 SPSS 19.0 软件,计量资料采用 $(\bar{X} \pm S)$ 表示,符合正态分布和方差齐的计量资料采用独立样本 t 检验,不符合者采用非参数检验,计数资料的比较采用 χ^2 检验。$P < 0.05$ 为差异有统计学意义。

三、结果

（一）各组止疱、结痂、止痛及痊愈时间的比较

1. 止疱时间

A 组止疱时间为(3.10±1.18)天,B 组为(2.27±0.98)天,C 组为(2.23±0.82)天,B、C 两组

的止疱时间均短于 A 组(*P*<0.01),但 B、C 两组之间比较,差异无统计学意义(*P*>0.05)。

2. 结痂时间

A 组结痂时间为(7.07±2.10)天,B 组为(5.10±1.97)天,C 组为(4.93±1.41)天,B、C 两组的结痂时间均短于 A 组(*P*<0.01),但 B、C 两组之间比较,差异无统计学意义(*P*>0.05)。

3. 止痛时间

A 组止痛时间为(13.97±10.47)天,B 组为(14.67±19.00)天,C 组为(7.97±4.78)天,A、B 组的止痛时间均长于 C 组(*P*<0.05),而在 A 组和 B 组之间比较差异无统计学意义(*P*>0.05)。

4. 痊愈时间

A 组痊愈时间为(16.37±9.76)天,B 组为(17.77±17.65)天,C 组为(10.70±3.90)天,A、B 组的痊愈时间均长于 C 组(*P*<0.05),而 A 组和 B 组之间比较差异无统计学意义(*P*>0.05)。

(二)各组治疗前后症状、体征评分比较

治疗前各组症状、体征评分差异无统计学意义(*P*>0.05)。治疗后,各组症状、体征评分较治疗前均降低(*P*<0.01),表明经过治疗各组病情有显著改善;治疗后比较,C 组低于 A 组(*P*<0.01),A 组和 B 组之间、B 组和 C 组之间比较差异无统计学意义(*P*>0.05);C 组症状、体征评分差值亦大于 A 组、B 组(*P*<0.01,*P*<0.05),A 组、B 组之间比较差异无统计学意义(*P*>0.05),表明治疗后 C 组病情改善程度较 A 组、B 组明显(表 7 - 19)。

表 7 - 19 各组治疗前后症状、体征评分比较

组别	例数	治疗前 [$(\overline{X}±S)$/分]	治疗后 [$(\overline{X}±S)$/分]	差值 [$(\overline{X}±S)$/分]
A 组	32	11.53±3.34	3.87±2.11	7.67±2.25
B 组	30	11.33±3.68	2.9±2.47	8.43±2.87
C 组	35	11.63±1.93	1.93±2.07	9.7±1.97

(三)各组总疗效比较

A 组平均疗效指数为 0.68±0.14,B 组为 0.75±0.18,C 组为 0.85±0.14,C 组疗效指数高于 A 组和 B 组(*P*<0.01,*P*<0.05),而 A、B 两组间比较差异无统计学意义(*P*>0.05)。各组痊愈率比较,B 组、C 组均高于 A 组(*P*<0.05,*P*<0.01),B、C 两组间差异无统计学意义(*P*>0.05)。同时,各组总有效率比较差异无统计学意义(*P*>0.05),见表 7 - 20。

表 7 - 20 各组总疗效比较

组成	例数	痊愈 (痊愈率/%)	显效 (显效率/%)	有效 (有效率/%)	无效 (无效率/%)
A 组	32	3(9.4)	22(68.8)	7(21.9)	0(0.0)
B 组	30	8(26.7)	15(50.0)	7(23.3)	0(0.0)
C 组	35	14(40.0)	18(51.4)	3(8.6)	0(0.0)

（四）各组 PHN 发生率的比较

A、B 两组分别有 1 例和 5 例患者发生 PHN，发生率分别为 3.1% 和 16.7%；而 C 组则无患者发生 PHN。采用四格表确切概率法两两比较表明，B 组 PHN 发生率高于 C 组（$P < 0.05$），而 A 组和 B 组之间、A 组和 C 组之间差异无统计学意义（$P > 0.05$）。

（五）不良反应的比较

在治疗过程中，A 组和 C 组分别有 2 例和 1 例患者出现轻度的恶心、食欲缺乏及腹部不适，但均未影响继续治疗，未予处理。

（六）偏联系数的应用

表 7-20 中的数据用偏联系数处理。由于 3 种方法的无效数都是零，所以取痊愈率、显效率、有效率 3 个指标得 3 种治疗方案的疗效联系数：

$$\mu(A 组) = 0.094 + 0.688i + 0.219j$$

$$\mu(B 组) = 0.267 + 0.500i + 0.233j$$

$$\mu(C 组) = 0.400 + 0.514i + 0.086j$$

这 3 个联系数的一阶、二阶偏正联系数、偏负联系数与二阶全偏联系数的计算结果，见表 7-21。

表 7-21　一阶、二阶偏正联系数、偏负联系数与二阶全偏联系数

疗效联系数	一阶偏正联系数	二阶偏正联系数	一阶偏负联系数	二阶偏负联系数	二阶全偏联系数
μ（A 组）	$0.120\,2 + 0.758\,5i$	$0.136\,8$	$0.879\,8i + 0.241\,5j$	$-0.215\,3$	$-0.078\,6$
μ（B 组）	$0.348\,1 + 0.682\,1i$	$0.337\,9$	$0.651\,9i + 0.317\,9j$	$-0.327\,8$	$0.010\,1$
μ（C 组）	$0.437\,6 + 0.856\,7i$	$0.338\,1$	$0.562\,4i + 0.143\,3j$	$-0.203\,1$	$0.135\,0$

由表可知，中西医结合用药的疗效联系数的二阶全偏联系数 0.135 0 要比单一用西药的疗效联系数的二阶全偏联系数 0.010 1 大一个数量级，前者 0.135 0 约是后者 0.010 1 的 13.37 倍，比单一用中药的疗效联系数的二阶全偏联系数 -0.078 6 大两个数量级，0.135 0 约是 -0.078 6 绝对值的 1.718 倍，可见中西医结合用药的疗效优势极为明显。

四、讨论

年龄的增长是带状疱疹发生的主要危险性因素，同时也是病情严重程度的主要危险性因素[5]；带状疱疹在老年人群中其患病率可达 0.36% ~ 1.42%[6]。40 岁以下的患者几乎不会发生 PHN，而在 50 岁以上的患者人群中，其患病率则可高达 50%。因此，能否有效地干预 PHN 的发生已成为目前考察带状疱疹治疗方法及药物所重点关注的一个热点。

夏涵教授在基于前人认识的基础上，提出以"血分毒热，经络阻隔"为本病主要病机的观点，以"清热凉血解毒、重镇活血止痛"的治疗原则组方，采用黄芩、板蓝根、丹参、当

归、莪术、珍珠母、牡蛎等中药制成苓珠凉血合剂。方中以黄芩、板蓝根为君药,其味苦能降能泄,性寒能清解热毒,为解瘟疫之毒、清心胃肺经实火之要药,本方重用此二味以清热凉血解其毒;丹参、当归、莪术为臣药,以活血祛瘀通其络,使得通则不痛;更针对本病疼痛的特点,佐以牡蛎、珍珠母,利用其质重降逆的特性,起到镇静、安神、止痛之效。全方紧扣疾病毒热、络阻之本,又兼顾疼痛之标,诸药配合,相须相使,共奏清热凉血解毒、重镇活血止痛之效。经多年的临床实践观察,早期及时运用苓珠凉血合剂,对于控制其急性期疼痛程度及持续时间、预防带状疱疹 PHN 的发生具有一定的效果。

结果显示,伐昔洛韦起效较快,止疱及结痂的效果优于苓珠凉血合剂,两药合用未发现明显的叠加作用,且两药合用在止痛及痊愈时间上优于单用苓珠凉血合剂,而伐昔洛韦与苓珠凉血合剂之间、伐昔洛韦与两药合用之间差异无统计学意义,可能是样本容量太小,样本均数的代表性不强,从而使检验效能过低所致。苓珠凉血合剂与伐昔洛韦联用对于减少带状疱疹 PHN 的发生确有疗效,而单用伐昔洛韦则未见其减少带状疱疹 PHN 的发生,这一结果与国外报道是一致的。伐昔洛韦治疗带状疱疹起效较快,能迅速控制皮疹发展;而苓珠凉血合剂则能有效缓解疼痛,与伐昔洛韦联合应用能有效减少带状疱疹 PHN 的发生[7]。

第五节　偏联系数在中西医治疗银屑病疗效稳定性分析中的应用

一、概述

银屑病是以表皮细胞过度增殖为特点的一种反复发作的慢性皮肤病,其病因、病理至今仍不是十分清楚,一般认为与遗传、感染、免疫、代谢及内分泌等因素有关。临床表现可分为进行期、静止期、消退期。皮损除累及皮肤外,还可侵犯关节,即关节病型银屑病;少数患者在红斑基础上还可出现脓疱,即脓疱型银屑病;病情严重时,皮损可累及整个皮肤,即红皮病型银屑病等。本病有明显的季节性,多数患者于夏季病情自然缓解,秋冬季加重。西医一般措施以全身治疗和局部治疗为原则,但停药后极易复发,口服药物(如乙双吗啉)1 个月后需化验血液(包括肝功能)。中医主要从血热、血燥立论予以辨证论治,临床提示中医和西医治疗银屑病中各有优势[8-11]。本节主要应用偏联系数对某文献资料[11]中的数据再分析,从中可以看出基于偏联系数的中西医治疗银屑病的疗效稳定性分析的辨证观,要在不同的疗效层次上提高疗效的整体稳定性。

二、资料与方法

(一)病例来源与分组

144 例银屑病患者均为门诊患者,其中男性 82 例,女性 62 例,年龄最小 17 岁,最大

71 岁,病程最短 10 天,最长 30 年,其中 10 年以上者 57 例。根据临床表现,采用中西医结合辨证分型共 122 例,包括血热型相当于急性期银屑病 84 例和血燥型相当于静止期银屑病 38 例;采用西医诊断共 22 例(此组患者为既往的老患者,一直在服乙双吗啉)。

1. 中药血热组

此组临床典型皮损为红色斑丘疹,表面覆银白色鳞屑,轻轻刮去表面鳞屑可见淡红色发亮的薄膜及血露现象,可累及皮肤的任何部位,但以头皮及躯干、四肢伸侧为主,皮肤损害呈点滴状,边界清楚,中医辨证为内有蕴热,郁于气分,治宜清热凉血活血,方用"大小蓟方"。方剂:金银花 15 g、蒲公英 15 g、大蓟 15 g、小蓟 15 g、紫花地丁 10 g、滑石 15 g、地肤子 15 g、苍术 15 g、黄芩 10 g、黄柏 10 g、苦参 10 g、蝉衣 6 g、紫草 10 g、当归 10 g。

2. 中药血燥组

此组临床皮损特点为皮损逐渐扩大,相互融合成片状,不规则皮损,表面鳞屑厚,基底浸润肥厚,鳞屑附着较紧,皮损剥离基底出血不明显,新生皮疹较少,病程日久,夏季病情缓解,秋冬季加重,中医辨证多为病程日久,风热化燥,燥伤阴血,脉络瘀阻,肌肤失养所致,治宜养血润肤、活血散风,配合外用药膏。方剂:生地黄 30 g、丹参 5 g、牡丹皮 10 g、赤芍 10 g、当归 10 g、苦参 10 g、金银花 10 g、大青叶 15 g、三棱 5 g、莪术 5 g、牛蒡子 15 g。

3. 西药组

口服乙双吗啉,每次 0.2 g,每日 3 次,1 个月为 1 个疗程,并查血常规及肝功能。

（二）疗效标准

临床痊愈:症状与皮损全部消失,仅残留色素沉着斑或色素减退斑,无新生皮疹发生。

基本痊愈:症状与皮损基本消失,或残留个别顽固皮损。

显效:治疗满 2 个月,皮损消退在 80%以上。

无效:治疗满 2 个月,皮损消退不足 50%者。

三、结果

根据上述疗效评定标准,对中医组及单纯西药组的治疗情况整理分别如下:中药血热组共治疗 84 例,男性 51 例,女性 33 例,年龄最小 16 岁,最大 63 岁,病程最短 3 个月,最长 12 年;服药后痊愈者 40 例(47.6%),显效 26 例(31.0%),好转 4 例(4.8%),无效 14 例(16.7%),总有效率为 83.3%,平均治愈天数为 59.5 天。中药血燥组共治疗 38 例,男性 29 例,女性 9 例,年龄最小 23 岁,最大 71 岁,病程最短 3 年,最长 20 年以上;痊愈 10 例(26.3%),显效 8 例(21.1%),好转 13 例(34.2%),无效 7 例(18.4%),总有效率为 81.6%,平均治愈天数为 61 天。西药组共治疗 22 例,男性 16 例,女性 6 例,最小年龄 29 岁,最大年龄 57 岁;痊愈 14 例(63.6%),显效 5 例(22.7%),好转 1 例(4.5%),无效 2 例(9.1%),总有效率为 90.9%,平均治愈天数为 40 天。

对临床治愈的 64 例患者进行了 3～12 个月的随访,发现有 12 例在 3 个月复发者中均为西药组患者,半年内复发者 21 例,其中西药组 7 例,中药血燥组 5 例,中药血热组 9 例。总之,中医辨证论治,近期疗效好,远期疗效亦比西医满意,复发率较单纯西药治疗低。不良反应：在 122 例中医辨证论治的银屑病患者中，未发现 1 例不良反应；而在 22 例西药治疗的患者中有 2 例服药 4 周后出现白细胞数降低至 $5×10^9/L$ 以下，停药 2 周后复查白细胞数回升至正常范围。

中药与西药疗效经统计学处理差别不大，$\chi^2=1.65$，$P>0.05$。其治疗复发率经统计学处理差异非常显著，$\chi^2=21.14$，$P<0.001$[11]。

以下用偏联系数分析不同类型、不同治法所得不同疗效的整体稳定性。

第一步，把文献资料[11]中给出的治疗结果数据整理于表 7 - 22 中。

表 7 - 22　治疗结果数据

分　组	痊愈人数 （百分比/%）	显效人数 （百分比/%）	好转人数 （百分比/%）	无效人数 （百分比/%）	总有效人数 （百分比/%）
中药血热组（u_1）	40（47.60）	26（31.00）	4（4.80）	14（16.70）	70（83.30）
中药血燥组（u_2）	10（26.30）	8（21.10）	13（34.20）	7（18.40）	31（81.60）
中药合计（u_3）	50（41.00）	34（27.90）	17（13.90）	21（17.20）	101（82.80）
西药组（u_4）	14（63.60）	5（22.70）	1（4.50）	2（9.10）	20（90.90）

第二步，根据表 7 - 22 中的数据得到以下 4 个疗效四元联系数：

$$\mu(u_1) = 0.476 + 0.310i + 0.048j + 0.167k$$

$$\mu(u_2) = 0.263 + 0.211i + 0.342j + 0.184k$$

$$\mu(u_3) = 0.410 + 0.279i + 0.139j + 0.172k$$

$$\mu(u_4) = 0.636 + 0.227i + 0.045j + 0.091k$$

第三步，计算 4 个疗效四元联系数的各阶偏正联系数和各阶偏负联系数及三阶全偏联系数。

一阶偏正联系数：

$$\partial^+\mu(u_1) = 0.605\,6 + 0.865\,9i + 0.223\,3j$$

$$\partial^+\mu(u_2) = 0.554\,9 + 0.381\,6i + 0.650\,2j$$

$$\partial^+\mu(u_3) = 0.595\,1 + 0.667\,5i + 0.446\,9j$$

$$\partial^+\mu(u_4) = 0.737\,0 + 0.834\,6i + 0.330\,9j$$

一阶偏负联系数：

$$\partial^-\mu(u_1) = 0.394\,4i + 0.134\,1j + 0.776\,7k$$

$$\partial^-\mu(u_2) = 0.445\,1i + 0.618\,4j + 0.349\,8k$$

$$\partial^-\mu(u_3) = 0.404\,9i + 0.332\,5j + 0.553\,1k$$

$$\partial^-\mu(u_4) = 0.263\,0i + 0.165\,4j + 0.669\,1k$$

二阶偏正联系数：

$$\partial^{2^+}\mu(u_1) = 0.411\ 6 + 0.795\ 0i$$

$$\partial^{2^+}\mu(u_2) = 0.592\ 5 + 0.369\ 9i$$

$$\partial^{2^+}\mu(u_3) = 0.471\ 7 + 0.599\ 0i$$

$$\partial^{2^+}\mu(u_4) = 0.469\ 2 + 0.716\ 1i$$

二阶偏负联系数：

$$\partial^{2^-}\mu(u_1) = 0.253\ 7j + 0.852\ 8k$$

$$\partial^{2^-}\mu(u_2) = 0.581\ 4j + 0.361\ 3k$$

$$\partial^{2^-}\mu(u_3) = 0.450\ 8j + 0.624\ 5k$$

$$\partial^{2^-}\mu(u_4) = 0.360\ 0j + 0.801\ 7k$$

由此得 $\mu_n(n = 1, 2, 3, 4)$ 的三阶全偏联系数（三阶偏正联系数与三阶偏负联系数的代数和）：

$$\partial^3\mu(u_1) = \partial[\partial^{2^+}\mu(u_1)] + \partial[\partial^{2^-}\mu(u_1)] = 0.341\ 1 - 0.770\ 7 = -0.429\ 6$$

$$\partial^3\mu(u_2) = \partial[\partial^{2^+}\mu(u_2)] + \partial[\partial^{2^-}\mu(u_2)] = 0.615\ 7 - 0.383\ 3 = 0.232\ 4$$

$$\partial^3\mu(u_3) = \partial[\partial^{2^+}\mu(u_3)] + \partial[\partial^{2^-}\mu(u_3)] = 0.440\ 4 - 0.580\ 8 = -0.140\ 4$$

$$\partial^3\mu(u_4) = \partial[\partial^{2^+}\mu(u_4)] + \partial[\partial^{2^-}\mu(u_4)] = 0.395\ 7 - 0.675\ 0 = -0.279\ 3$$

由于 0.232 4 为四组中的最大值，因此我们认为中药血燥组的疗效稳定性要好于西药组，要好于中药合计，要好于中药血热组。这一结论看上去与当前疗效的直觉相悖，也与关于中药血热组疗效最稳定的结论[11]相悖，原因在哪里？

问题在于上述偏联系数计算是基于疗效四元联系数 $\mu(u_n) = a_n + b_n i + c_n j + d_n k(n = 1, 2, 3, 4)$ 的计算，由于已经在当前临床上判定是无效的疗效不存在近邻时刻的逆转，因此，要判定当前的临床疗效是否稳定，应当仅仅针对由"痊愈""显效""好转"组成的三元联系数的偏联系数进行计算（这一认识与第四节同），基于这一考虑的偏联系计算如下：

$$\mu'(u_1) = 0.476 + 0.310i + 0.048j$$

$$\mu'(u_2) = 0.263 + 0.211i + 0.342j$$

$$\mu'(u_3) = 0.410 + 0.279i + 0.139j$$

$$\mu'(u_4) = 0.636 + 0.227i + 0.045j$$

上述 $\mu'(u_n) = a_n + b_n i + c_n j(n = 1, 2, 3, 4)$ 的一阶偏正联系数和一阶偏负联系数，见表 7 - 23。

表 7-23 疗效三元联系数 $\mu'(u_n) = a_n + b_n i + c_n j (n = 1, 2, 3, 4)$ 的一阶偏联系数

一阶偏正联系数 $\partial^+ \mu'(u_n)(n = 1, 2, 3, 4)$	一阶偏负联系数 $\partial^- \mu'(u_n)(n = 1, 2, 3, 4)$
$\partial^+ \mu'(u_1) = 0.605\,6 + 0.865\,9i$	$\partial^- \mu'(u_1) = 0.394\,4i + 0.134\,1j$
$\partial^+ \mu'(u_2) = 0.554\,9 + 0.381\,6i$	$\partial^- \mu'(u_2) = 0.445\,1i + 0.618\,4j$
$\partial^+ \mu'(u_3) = 0.595\,1 + 0.667\,5i$	$\partial^- \mu'(u_3) = 0.404\,9i + 0.332\,5j$
$\partial^+ \mu'(u_4) = 0.737\,0 + 0.834\,6i$	$\partial^- \mu'(u_4) = 0.263\,0i + 0.165\,4j$

进而算得疗效三元联系数 $\mu'(u_n) = a_n + b_n i + c_n j (n = 1, 2, 3, 4)$ 的二阶偏联系数,见表 7-24。

表 7-24 疗效三元联系数 $\mu'(u_n) = a_n + b_n i + c_n j (n = 1, 2, 3, 4)$ 的二阶偏联系数

二阶偏正联系数 $\partial^{2+} \mu'(u_n)(n = 1, 2, 3, 4)$	二阶偏负联系数 $\partial^{2-} \mu'(u_n)(n = 1, 2, 3, 4)$	二阶全偏联系数 $\partial^2 \mu'(u_n)(n = 1, 2, 3, 4)$
$\partial^{2+} \mu'(u_1) = 0.411\,6$	$\partial^{2-} \mu'(u_1) = 0.253\,7$	$\partial^2 \mu'(u_1) = 0.157\,9$
$\partial^{2+} \mu'(u_2) = 0.592\,5$	$\partial^{2-} \mu'(u_2) = 0.581\,5$	$\partial^2 \mu'(u_2) = 0.011\,0$
$\partial^{2+} \mu'(u_3) = 0.471\,3$	$\partial^{2-} \mu'(u_3) = 0.450\,9$	$\partial^2 \mu'(u_3) = 0.020\,4$
$\partial^{2+} \mu'(u_4) = 0.468\,9$	$\partial^{2-} \mu'(u_4) = 0.386\,1$	$\partial^2 \mu'(u_4) = 0.082\,8$

由于 $0.157\,9(u_1) > 0.082\,8(u_4) > 0.020\,4(u_3) > 0.011\,0(u_2)$,所以认为中药血热组 (u_1) 的疗效稳定性要好于西药组,要好于中药合计要好于中药血燥组。这一结论与关于中药血热组疗效最稳定的结论[11]相符。

四、讨论

从以上计算可以看出,利用偏联系数法估算当前临床疗效的近期稳定性是可行的,但不能用于远期疗效的预估,如"3~12 个月"的随访期,"近期"与"远期"的分界线如何划分,还需要进一步研究。

本例提示,在利用偏联系数法估算当前临床疗效的近期稳定性时只需要用到"痊愈""显效""好转"3 个联系分量,不需要计算"无效"联系分量,原因可能在于已在本次临床中属于"无效",逻辑上就没有必要再计算"无效"的"疗效稳定性",对此还可以参考本章第四节。

根据集对分析的思想,比较同一种疾病两种治疗方案的优劣,最好同时采用两种比较法。目前临床上多采用卫生统计学中的显著性检验法,但传统的显著性检验法要求样本容量不小于 30 例,偏联系数法则没有这个要求。偏联系数法是否可以作为显著性检验法的一种补充,甚至在样本容量不满足显著性检验时用偏联系数法代替显著性检验,还有待进一步研究。由于文献资料[11]中未做中药和西药疗效的显著性检验,所以这里也不做对比研究。

从表 7-24 中还看到一个需要重视的现象,就是中药血热组疗效的二阶全偏联系数 $\partial^2 \mu'(u_1) = 0.157\,9$,中药血燥组疗效的二阶全偏联系数 $\partial^2 \mu'(u_2) = 0.011\,0$,而中药组[疗效 $\mu'(u_3)$]在逻辑上是中药血热组[疗效 $\partial^2 \mu'(u_1)$]与中药血燥组[疗效

$\partial^2 \mu'(u_2)$] 的算术和,但这 3 个疗效联系系数的二阶全偏联系数在数值上却不存在这样的算术关系, $\partial^2 \mu'(u_3) = 0.020\,4$, $\partial^2 \mu'(u_1) + \partial^2 \mu'(u_2) = 0.157\,9 + 0.011\,0$, 而且从数值上看, $\partial^2 \mu'(u_3) = 0.020\,4$ 还小于 $\partial^2 \mu'(u_1) = 0.157\,9$, 仔细检验偏联系数计算过程并没有出错环节, 考虑原因可能是 2 个不同的全偏联系数之和与这 2 个全偏联系数的原联系数之和没有简单的对应关系, 其中的原因之一在于这 2 个原联系数在结构上"不同态", 对于 $\mu'(u_1) = 0.476 + 0.310i + 0.048j$, 有 $a > b > c$, 联系数的系统态势是同势 1 级, 对于 $\mu'(u_2) = 0.263 + 0.211i + 0.342j$, 有 $a < c$, $a > b$, $b < c$, 联系数的系统态势是反势 1 级, 由于 $\mu'(u_1)$ 的势函数 $\mathrm{shi}[\mu'(u_1)] = \dfrac{0.476}{0.048} = 9.916\,7$, $\mu'(u_2)$ 的势函数 $\mathrm{shi}[\mu'(u_1)] = \dfrac{0.263}{0.342} = 0.769\,0$, $\dfrac{\mathrm{shi}[\mu'(u_1)]}{\mathrm{shi}[\mu'(u_2)]} = \dfrac{9.916\,7}{0.769\,0} = 12.895\,6$。 即 $\mu'(u_1)$ 要与 $\mu'(u_2)$ 强势得多, $\mu'(u_1)$ 与 $\mu'(u_2)$ "相加"时, 其算术和中的联系分量将保持 $\mu'(u_1)$ 的强势, 也就是仍将保持 $a > b > c$ 的态势, 事实也是如此, 在 $\mu'(u_3) = 0.410 + 0.279i + 0.139j$ 中, $0.410 > 0.279 > 0.139$。 从这里看出, $\mu'(u_1)$ 与 $\mu'(u_2)$ 的"相加", 并不是简单地做对应联系分量的相加, 如何计算, 在第八章中再做介绍。

本例还提供中西医治疗患者出院 3~6 个月随访结果, 由于出现"复发", 如何考虑用"复发"部分来修订出院时评定的疗效, 也留待下一章中讨论。

读者可能已注意到, 表 7 - 23 中被计算的偏联系数的 4 个疗效联系系数 $\mu'(u_1)$、$\mu'(u_2)$、$\mu'(u_3)$、$\mu'(u_4)$ 都是 3 个联系分量不满足归一化要求的三元联系数。 前面不做归一化变换就直接计算他们的势函数和偏联系数, 是因为归一化变换前后的势函数和偏联系数保持不变, 为节省篇幅, 所以没有做归一化处理, 读者可以自行验证。

第六节　中西医结合治疗痛风性关节炎的同异反分析研究

一、概述

随着现代社会环境和饮食结构的不断改变, 痛风性关节炎的发病率逐年递增, 发病年龄日趋年轻化, 高尿酸逐渐成为继"三高"之后威胁人体健康的"第四高"。现代医学对此病的治疗日趋成熟, 但治疗痛风性关节炎的西药多具一定不良反应, 长期服用不能耐受。中医药辨证论治痛风性关节炎不仅能够在急性发作期有效控制病情, 并且具有副作用小、价格低廉的特点, 可有效地延缓痛风性关节炎向肾病的终末期发展, 中西医结合治疗痛风性关节炎受到广泛重视。痛风性关节炎属于中医学"痹证"的范畴, 是一种由嘌呤代谢紊乱或尿酸排泄减少引起, 与高尿酸血症有直接关系的疾病, 属于临床常见病。美国痛风性关节炎的患病率超过 3.9% [1]。随着生活水平的提高, 我国痛风性关节炎患病率亦逐渐上

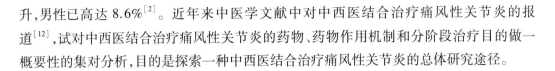

升,男性已高达 8.6%[2]。近年来中医学文献中对中西医结合治疗痛风性关节炎的报道[12],试对中西医结合治疗痛风性关节炎的药物、药物作用机制和分阶段治疗目的做一概要性的集对分析,目的是探索一种中西医结合治疗痛风性关节炎的总体研究途径。

二、分析内容

为简明起见,这里以表格形式给出中西医结合治疗痛风性关节炎在药物、药物作用机制和分阶段治疗目的相同点、相异点和相反点(表 7-25)。

表 7-25　中西医结合治疗痛风性关节炎的同异反分析

阶段	西 药 治 疗			中 药 治 疗			同异反
	治疗目的	药物及作用机制	副作用	治疗目的	药物及作用机制	副作用	
急性发作期	迅速终止急性关节炎发作症状	①秋水仙碱;②非甾体抗炎药;③糖皮质激素	对肝、肾、胃、肠、心脏都有一定的毒副作用	终止急性关节炎发作症状	①当归拈痛汤与西药秋水仙碱、塞来昔布的疗效相近,其机制可能与降低炎症因子IL-1、IL-8、TNF-α 的水平有关;②桂枝芍药知母汤	不良反应少,几乎没有毒副作用	用药异,但作用机制同,治疗目的同
慢性期	纠正高尿酸血症、防止急性关节炎复发、预防尿酸结石和肾功能损害	①促尿酸排泄药,如苯溴马隆、丙磺舒等;②抑制尿酸生成药,如别嘌醇、非布司他;③促进尿酸溶解,如碳酸氢钠片	长期合用易使血压和血糖升高		①单味药:豨莶草、茶树根、中药葛根提取物、中药穿山龙洗脱液、虎杖提取物;②汤剂:当归拈痛汤、桂枝芍药知母汤、四妙合草薢渗湿汤等;③成药:三妙丸、加味活络效灵丹;④针灸:火针、电针	辨证用药得当,没有毒副作用	用药异,治疗目的同,但作用机制不完全同(异)。针灸法与用药法存在"有无药物"意义上的"反"
痛风石期	手术剔除痛风石、提高生活质量	手术剔除痛风石后饮食调节、理疗康复		中药调理同上面的慢性发作期			用药异,治疗目的同,但作用机制不完全同(异)

根据表 7-25 的最右一列可知,在痛风性关节炎急性发作期、慢性期和痛风石期 3 个阶段上,中医和西医在"用药""作用机制""治疗目的"3 个方面有 4 个"同"2 个"异"(作用机制异)3 个"异"(用药异)1 个"反"。据此得到当前中西医结合治疗痛风性关节炎研究的联系数如

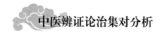

$$u(\text{中西医结合治疗痛风性关节炎}) = 4 + 3i_1 + 2i_2 + 1j \qquad (7.6.1)$$

归一化后得到

$$\mu(\text{中西医结合治疗痛风性关节炎}) = 0.4 + 0.3i_1 + 0.2i_2 + 0.1j \qquad (7.6.2)$$

式(7.6.1)和式(7.6.2)中的 i_1 代表"药物的不确定性", i_2 代表"药物作用机制的不确定性与模糊性", j 代表与"药物作用机制"相反的"非药物作用机制"。

第七节　中西医结合治疗皮肤病的双集对模型

一、双集对模型

双集对模型是赵克勤先生在集对论中给出的一种数学模型,主要用于两个集对的关系计算与分析,其定义如下:

定义 7.7.1　设有集对 $M = (m, \bar{m})$ 和 $N = (n, \bar{n})$,其中 m、$\bar{m}$ 和 n、$\bar{n}$ 都是集合,且满足 $m \cup \bar{m} = \Omega m$、$n \cup \bar{n} = \Omega n$($\Omega$ 表示全集),则由 M、N 组成的集对称为集对对,也称双集对;其 M、N 的关系是 4 个子集对 (m, n)、$(m, \bar{n})$、(n, m)、$(n, \bar{m})$ 关系的和,用矩阵表示见表 7 - 26。

表 7 - 26　双集对矩阵

$\mu(M, N)$		N $\mu(N, \bar{N})$	
		n	$\bar{n}$
M $\mu(M, \bar{M})$	m	(m, n) $\mu(m, n)$	$(m, \bar{n})$ $\mu(m, \bar{n})$
	$\bar{m}$	$(\bar{m}, n)$ $\mu(\bar{m}, n)$	$(\bar{m}, \bar{n})$ $\mu(\bar{m}, \bar{n})$

按集对分析理论可知,上述矩阵中的联系数一般应当是同异反多元联系数,例如,$\mu(m, n)$ 的一般形式为

$$\mu(m, n) = a_1, mn + a_2, mn + a_3, mn + \cdots + b_1, mni_1, mn$$
$$+ b_2, mni_2, mn + b_3, mni_3, mn + \cdots + c_1, mnj_1, mn$$
$$+ c_2, mnj_2, mn + c_3, mnj_3, mn + \cdots \qquad (7.7.1)$$

二、中西医结合的双集对模型

从中西医结合的角度看,由式(7.7.1)可以立即引出中西医结合的双集对模型。这是

由于通常所言的中西医结合,实质是一个省略指称,其真实内涵指中医中药与西医西药的结合,也就是平时在说的"中医",实质是"中医中药"的省略指称;同理,平时在说的"西医",实质是"西医西药"的省略指称。换言之,所谓"中医",其实是"中医学"与"中药"组成的 1 个集对,所谓"西医",其实是"西医学"与"西药"组成的 1 个集对,从这个意义上就不难理解,通常在说的"中西医结合",其真实内涵是 2 个集对的"结合",对"中西医结合"的研究,就是在医学意义上研究 2 个集对的关系,基于这样的理解,就可以把上一节中介绍的集对模型转换成基于中西医结合的双集对模型(表 7 - 27)。

表 7 - 27　中西医结合的双集对模型示意

中西医结合 $\mu(M, N)$		中医 N $\mu(N, N^*)$	
		n 中医学理论	n^* 中药
西医 M $\mu(M, M^*)$	m 西医学理论	(m, n) 现代医学理论与中医学理论融合 $\mu(m, n)$	(m, n^*) 在现代医学理论指导下研究和应用中药 $\mu(m, n^*)$
	m^* 西药	(m^*, n) 在中医学理论指导下研究和应用西药 $\mu(m^*, n)$	(m^*, n^*) 西药与中药的联合应用 $\mu(m^*, n^*)$

三、中西医结合双集对模型的扩展

读者也许已经看出,上面把"中医"当作"中医学"与"中药"的"集对",把"西医"当作"西医学"与"西药"的"集对"仍然显得笼统和刻板。因为在临床中,"中医"有不用药治病的"针灸"等医疗手段,西医有不用药治病的"激光放射"等医疗手段;显而易见,无论是临床实践,还是医学科学研究,都不能把这些不用药治病的医疗手段归入"药物"集中。从学科分类意义上说,纯粹的药物治疗,本质上可以归属于生物和化学类治疗;"针灸"与"激光放射"类属于非生物、非化学的"物理类"治疗手段。因此,无论从临床实践看,还是从理论研究角度看,在中医中药集对中再定义一个非药物集 $\overline{n}^*$,但又把这个非药物集放在中医中药集对 (N, N^*) 中是有必要的,也就是把中医中药 (N, N^*) 扩展成 $(N, N^*, \overline{N}^*)$。同理,在西医西药集对中再定义一个非药物集 $\overline{m}^*$,并把这个非药物集放在西医西药集对 (M, M^*) 中是有必要的,也就是把西医西药 (M, M^*) 扩展成 $(M, M^*, \overline{M}^*)$。从而把本章第二节的中西医结合双集对模型在形式上做了扩展,扩展后的模型见表 7 - 28。

表 7 - 28 中的联系数 μ 取多元联系数的形式如 $\mu(\overline{m}^*, \overline{n}^*)$ 的形式如

$$\mu(\overline{m}^*, \overline{n}^*) = a(\overline{m}^*, \overline{n}^*) + b_1(\overline{m}^*, \overline{n}^*)i_1(\overline{m}^*, \overline{n}^*) + b_2(\overline{m}^*, \overline{n}^*)i_2(\overline{m}^*, \overline{n}^*)$$
$$+ b_3(\overline{m}^*, \overline{n}^*)i_3(\overline{m}^*, \overline{n}^*) + \cdots + c(\overline{m}^*, \overline{n}^*)j(\overline{m}^*, \overline{n}^*) \qquad (7.7.2)$$

表 7‒28　中西医结合的双集对扩展模型示意

中西医结合 $\mu(M, N)$		中医 N $\mu(N, N^*, \overline{N^*})$		
		n 中医学理论	n^* 中药	中医中非中医 治疗手段 $\overline{N^*}$
西医 M $\mu(M, M^*)$	m 现代医学理论	(m, n) 现代医学理论与中医学理论融合 $\mu(m, n)$	(m, n^*) 在现代医学理论指导下研究和应用中药 $\mu(m, n^*)$	$(m, n^*, \overline{n^*})$ 在现代医学理论指导下研究和应用中药与非中药治疗手段 $\mu(m, n^*, \overline{n^*})$
	m^* 西药	(m^*, n) 在中医学理论指导下研究和应用西药 $\mu(m^*, n)$	(m^*, n^*) 西药与中药的联合应用 $\mu(m^*, n^*)$	$(m^*, n^*, \overline{n^*})$ 西药与中药以及非中药手段的联合应用 $\mu(m^*, n^*, \overline{n^*})$
	西医中非西药治疗手段 $\overline{m^*}$	$(\overline{m^*}, n)$ 在中医学理论指导下研究和应用西医中非西药治疗手段 $\mu(\overline{m^*}, n)$	$(\overline{m^*}, n^*)$ 西医中非西药治疗手段与中药的联合应用 $\mu(\overline{m^*}, n^*)$	$(\overline{m^*}, \overline{n^*})$ 西医中非西药治疗手段与中医中非中药治疗手段的联合应用 $\mu(\overline{m^*}, \overline{n^*})$

其中的 $a(\overline{m^*}, \overline{n^*})$ 表示西医中非西药治疗手段(如激光放射)与中医中非中药治疗手段(如针灸)联合应用时产生协同疗效的程度,简称同一度; $b_1(\overline{m^*}, \overline{n^*})\, i_1(\overline{m^*}, \overline{n^*})$ 表示这2种治疗手段联合应用时产生协同疗效的差异度来自随机因素的部分, $b_2(\overline{m^*}, \overline{n^*}) \cdot i_2(\overline{m^*}, \overline{n^*})$ 表示这2种治疗手段联合应用时产生协同疗效的差异度来自临床观察模糊的部分, $b_3(\overline{m^*}, \overline{n^*})\, i_3(\overline{m^*}, \overline{n^*})$ 表示这2种治疗手段联合应用时产生协同疗效的差异度来自其他因素(如记录不全、资料缺少、设备老化等)的部分等, $c(\overline{m^*}, \overline{n^*})\, j(\overline{m^*}, \overline{n^*})$ 表示这2种治疗手段联合应用时产生反协同疗效的程度,其中的 $i_1 \in [-1, 1]$、$i_2 \in [1, 1]$、$i_3 \in [i, 1]$、$j \in [-1, 0]$,这些系数在给定区间视不同情况取值,以便与临床实践相符。

其他联系数的展开式类似于 $\mu(\overline{m^*}, \overline{n^*})$ 的展开和解释,读者可以结合自己的专业和积累的临床数据写出相应的联系数,方法步骤可以参考本章第六节,得到联系数后,再根据问题的要求计算联系数的有关伴随函数,如联系数的态势函数与势函数、邻联系数和偏联系数,建立有关联系数及其伴随函数的相关方程,解这些方程,解释和检验方程的解与临床对应关系,为进一步的中西医结合临床实践提供决策支持,这方面的思路与步骤参考本章第四节。

四、模型的应用

本章第六节最后一段已讲述了扩展的中西医结合双集对模型的应用思路,并指出该节就是模型应用的举例,但该节中仅给出了中西医结合治疗痛风性关节炎现状的四元联系数 $\mu = 0.4 + 0.3i_1 + 0.2i_2 + 0.1j$,下面结合该四元联系数伴随函数的计算做进一步的系统分析。

（一）态势分析

由于 $a(=0.4)>b(=0.3)>c(=0.2)>d(=0.1)$，所以呈现"同势"，也就是说，中西医结合在总体上的共同目标值超过了中西医的差异值与相反值。且其势函数 $\text{shi}(\mu)=\dfrac{\mu(\text{首项})}{\mu(\text{末项})}=\dfrac{0.4}{0.1}=4$，虽然如此，但由于 μ 中的 i_1 与 i_2 都带有一定程度的不确定性，需要做不确定性分析，包括两个方面的不确定性：一是面向临床的不确定性分析[12]，二是面向多元联系数自身的不确定性分析。这里又有两个方面的内容：一是状态不确定性分析，二是偏联系数计算与分析，分述如下。

状态不确定性分析：四元联系数 $\mu=0.4+0.3i_1+0.2i_2+0.1j$ 在客观上刻画出当前中西医结合治疗痛风性关节炎现状，这个现状带有不确定性，这种不确定性有客观的一面，但主要来自刻画过程本身，理论上难以消除这种不确定性，但可以在此基础上做不确定性分析。例如，根据联系数的定义，令联系数中作为联系分量不确定性示性系数的不确定系数 i_1 与 i_2 各自取定义区间 $[-1, 1]$ 的极值，得到表 7-29。

表 7-29　正负型不确定性取极端情况时的中西医结合
治疗痛风性关节炎状态联系数值的测算

情况序号	i_1	i_2	j	μ	结　果
1	1	1	-1	0.8	最乐观
2	1	-1	-1	0.4	仅对 $0.3i_1$ 乐观
3	-1	1	-1	0.2	仅对 $0.2i_2$ 乐观
4	-1	-1	-1	-0.2	最悲观

从表 7-29 中看出，当取 $j=-1$，也就是当"反"取"-1"（负效应）时，中西医结合治疗痛风性关节炎在最乐观情况下的协同值为 0.8，最悲观情况下的协同值为 -0.2，也就是相互冲突。按集对分析理论，也存在 $j=0$ 的"反"（表 7-30）。

表 7-30　有无型不确定性取极端情况时的中西医结合
治疗痛风性关节炎状态联系数值的测算

情况序号	i_1	i_2	$j=0$	μ	结　果
1	1	1	0	0.9	最乐观
2	1	-1	0	0.5	仅对 $0.3i_1$ 乐观
3	-1	1	0	0.3	仅对 $0.2i_2$ 乐观
4	-1	-1	0	-0.1	最悲观

从表 7-30 中看出，当取 $j=0$，也就是当"反"取"0"（对其他联系分量无干涉效应）时，中西医结合治疗痛风性关节炎在最乐观情况下的协同值为 0.9，最悲观情况下的协同值为 -0.1，意味着在某些情况下两者仍有可能产生冲突。

综合表 7-29 与表 7-30 可知，中西医结合治疗痛风性关节炎的协同度最高为 0.9，最低为 -0.2，-0.2 表示最不好的情况下，中西医结合治疗痛风性关节炎仍有可能产生两种医学体系的冲突。

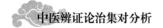

（二）偏联系数分析

为清晰可见，下面把计算和分析中西医结合治疗痛风性关节炎同异反协同关系联系系数 $\mu = 0.4 + 0.3i_1 + 0.2i_2 + 0.1j$ 的各个步骤与结果一一写出：

第一步，计算 μ 的一阶偏正联系数 $\partial^+\mu$ 和一阶偏负联系数 $\partial^-\mu$。

$$\partial^+\mu = 0.571\,4 + 0.600\,0i_1 + 0.666\,7i_2 \tag{7.7.3}$$

$$\partial^-\mu = 0.428\,6i_1 + 0.400\,0i_2 + 0.333\,3j \tag{7.7.4}$$

第二步，计算 μ 的二阶偏正联系数 $\partial^{2+}\mu$ 和二阶偏负联系数 $\partial^{2-}\mu$。

$$\partial^{2+}\mu = \partial^+(\partial^+\mu) = \partial^+(0.571\,4 + 0.600\,0i_1 + 0.666\,7i_2) = 0.487\,8 + 0.473\,7i_1 \tag{7.7.5}$$

$$\partial^{2-}\mu = \partial^-(\partial^-\mu) = \partial^-(0.428\,6i_1 + 0.400\,0i_2 + 0.333\,3j) = 0.482\,7i_2 + 0.454\,5j \tag{7.7.6}$$

第三步，计算 μ 的三阶偏正联系数 $\partial^{3+}\mu$ 和三阶偏负联系数 $\partial^{3-}\mu$。

$$\partial^{3+}\mu = \partial^+(\partial^{2+}\mu) = \partial^+(0.487\,8 + 0.473\,7i_1) = 0.507\,3 \tag{7.7.7}$$

$$\partial^{3-}\mu = \partial^-(\partial^{2-}\mu) = \partial^-(0.482\,7i_2 + 0.454\,5j) = 0.485\,0j \tag{7.7.8}$$

第四步，计算 μ 的三阶全偏正联系数 $\partial^3\mu$。

$$\partial^3\mu = \partial^{3+}\mu + \partial^{3-}\mu = 0.507\,3 + 0.484\,9j = 0.507\,3 - 0.485\,0 = 0.022\,3 \tag{7.7.9}$$

第五步，结果分析。

由于 $\partial^3\mu = 0.022\,3 > 0$，提示当前中西医结合治疗痛风性关节炎的同异反协同状况存在进一步提高的趋势（正向趋势），但这种趋势较为微弱；这也与 $\mu = 0.4 + 0.3i_1 + 0.2i_2 + 0.1j$ 所刻画的协同结构态势一致，结构态势显示 $a(=0.4) > b(=0.3) > c(=0.2) > d(=0.1)$，属于同势1级，但同一度 $a = 0.4$，对于后面的 $b(=0.3) > c(=0.2) > d(=0.1)$ 在整体上只有微弱的同化作用，要不是 i_1 与 i_2 中还有一定程度的偏同作用，"0.4"在总体上拉不动"0.6"，如何让 i_1 与 i_2 在定义域 $[-1, 1]$ 中取正值，且取最大正值1，需要从事中西医结合治疗痛风性关节炎的医学专家和临床医生做深入研究。

注意到式（7.7.3）中的 0.571\,4 是 $\mu = 0.4 + 0.3i_1 + 0.2i_2 + 0.1j$ 中 $\dfrac{0.4}{0.4 + 0.3}$ 的商，据此不妨令 $0.4 + 0.3i_1 = 0.571\,4$，解此方程得 $i_1 = 0.571\,3$。同理知式（7.7.4）中的 0.333\,3 是 $\dfrac{0.1}{0.2 + 0.1}$ 的商，为此不妨令 $0.2i_2 + 0.1j = 0.333\,3j$，由于 $j = -1$，解此方程得 $i_2 = -1.166\,5$，超过 i_2 的定义区间 $[-1, 0]$，考察式（7.7.6）中的 0.454\,5j 与式（7.7.4）中 $0.400\,0i_2 + 0.333\,3j$ 的关系，建立方程 $0.400\,0i_2 + 0.333\,3j = 0.454\,5j$，由于 $j = -1$，解此方程得 $i_2 = -0.303\,0$，由于 $-0.303\,0$ 在 i_2 的定义区间 $[-1, 0]$ 内，所以可取。至此，把 $i_1 = 0.571\,3$ 与

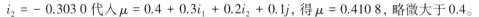

$i_2 = -0.303\ 0$ 代入 $\mu = 0.4 + 0.3i_1 + 0.2i_2 + 0.1j$，得 $\mu = 0.410\ 8$，略微大于 0.4。

须注意 $\mu = 0.4 + 0.3i_1 + 0.2i_2 + 0.1j$ 本身的合理性。上面关于 $\mu = 0.4 + 0.3i_1 + 0.2i_2 + 0.1j$ 的一系列计算与分析是假定 $\mu = 0.4 + 0.3i_1 + 0.2i_2 + 0.1j$ 客观合理基础上进行的，如果 $\mu = 0.4 + 0.3i_1 + 0.2i_2 + 0.1j$ 本身不合理，上述计算结果的可信性会大打折扣。而要保证 $\mu = 0.4 + 0.3i_1 + 0.2i_2 + 0.1j$ 的客观性和合理性，一是分析要客观和充分，二是从计算结果中得到反馈信息，也就是从计算结果与临床的符合与否去检验中西医结合治疗某疾病的同异反协同联系数的合理与否，这也是一种辨证的思路和临床中可行的思路。

本 章 小 结

皮肤病的中西医结合治疗，目前仍在探索之中。在一般意义上的中西医结合是一个大课题，也是一个有众多难点的课题。本章虽然介绍笔者在这方面已做的工作，但仅仅是说明集对分析及其联系数在中西医结合治疗皮肤病中的某些应用，但也给出了一般意义上的基于集对分析的中西医结合数学模型；这虽然是一个探讨性的模型，但提示我们无论是哪一种类型的中西医结合，共同的难点是对结合中遇到的各种不确定性的认识、评估和处理。对此，一方面固然要借助集对分析理论的进一步发展，如对不同的 3 个集合和更多个集合组成的集对进行数学处理，更为重要的是需要医学科学家和广大医务工作者从现代医学和临床实践出发，加以各个击破式的研究，为模型中各个多元联系数的确定和处理提供坚实的物理化学与生命科学基础，为更好地实现中西医结合提供一种决策支持。为此需要有足够规模的数据库和更多、更好的数据处理手段，笔者愿与同行共同努力。

参 考 文 献

[1] 赵克勤. 集对分析及其初步应用[M]. 杭州：浙江科学技术出版社，2000：1-88.

[2] 赵克勤. 集对分析的不确定性系统理论在 AI 中的应用[J]. 智能系统学报，2006，1(2)：16-25.

[3] 赵克勤. 二元联系数 A+Bi 的理论基础与基本算法及在人工智能中的应用[J]. 智能系统学报，2008，3(6)：476-486.

[4] 迮侃，李峰，李欣，等. 联苯苄唑乳膏联合中药复方透骨草溶液治疗角化过度型足癣临床疗效观察[J]. 辽宁中医药大学学报，2012，14(9)：177-179.

[5] 杨东生，吕新翔. 带状疱疹后神经痛危险因子分析[J]. 中国当代医药，2008，15(24)：101.

[6] Thomas S L, Wheeler J G, Hall A T. Micronutrient intake and the risk of herpes zoster: a case-control study[J]. International Journal of Epidemiology, 2006, 35(2): 307-314.

[7] 王一飞，张明，耿琳. 中西医结合治疗中老年带状疱疹的临床观察[J]. 中国中西医结合杂志，

2008, 28(5): 451-453.

[8] 李福伦, 李斌, 徐蓉, 等. 芩珠凉血合剂治疗血热证银屑病的随机对照临床研究[J]. 中西医结合学报, 2008, 6(6): 586-590.

[9] 李欣, 徐蓉, 周敏, 等. 基于集对分析的寻常型银屑病方证相关性研究[J]. 辽宁中医杂志, 2012, 39(6): 974-978.

[10] 李斌, 华亮, 徐蓉, 等. 基于银屑病疗效联系数几何特性的临床用药优选探讨[J]. 辽宁中医杂志, 2018, 45(2): 237-241.

[11] 徐桂兰. 144例银屑病中西医结合治疗的体会[J]. 中国乡村医药, 1998, 5(10): 10-12.

[12] 茹意, 郑洪, 蒯仂, 等. 中医药治疗痛风性关节炎的机制研究近况[J]. 时珍国医国药, 2018, 29(6): 1428-1430.

第八章
集对分析在皮肤病
预防中的应用

皮肤病是一类难以彻底治愈的疾病,尤其是中医和现代医学对不少皮肤病的病因病机还未完全掌握,使得皮肤病的复发成为一种常见现象,因此,全面、系统、深入地研究皮肤病复发原因、复发机制和复发规律是皮肤病研究的重点内容之一。本章主要对已有文献的皮肤病复发研究做基于集对分析的再研究,以进一步探索皮肤病的复发规律,包括复发因子识别和主因子、不确定因子的筛选,得出有价值的新结论。

第一节　集对分析在影响寻常型银屑病
复发多因素分析中的应用

一、资料来源

采用回顾性病例对照的方法,选取 268 例寻常型银屑病患者,随访 1 年以上依据是否发生复发分为复发组($n = 167$)和未复发组($n = 101$),收集可能影响银屑病复发的相关危险因素,采用单因素比较分析进行筛选(表 8 - 1)[1]。

表 8 - 1　影响寻常型银屑病复发的单因素分析结果

因　素	分组	复发组（百分比/%）	致复发的作用	未复发（百分比/%）	致不复发的作用	P	χ^2
年龄	<45 岁	90(53.9)	中因(中危)	69(68.3)	主因(低危)	<0.05	5.427
	≥45 岁	77(46.1)	中因(中危)	32(31.7)	次因(高危)		
性别	男	103(61.7)	次因(高危)	47(46.5)	中因(中危)	<0.05	5.856
	女	64(38.3)	主因(低危)	54(53.5)	中因(中危)		
发作次数	首次	48(28.7)	主因(低危)	65(64.4)	主因(低危)	<0.01	32.734
	≥2 次	119(71.3)	次因(高危)	36(35.6)	次因(高危)		
家族银屑病史	无	121(72.5)	次因(高危)	89(88.1)	主因(低危)	<0.01	9.106
	有	46(27.5)	主因(低危)	12(11.9)	次因(高危)		

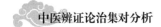

因　素	分组	复发组 （百分比/%）	致复发的 作用	未复发 （百分比/%）	致不复发的 作用	P	χ^2
合并基础疾病	无	69（41.3）	中因（中危）	75（74.3）	主因（低危）	<0.01	27.469
	有	98（58.7）	中因（中危）	26（25.7）	次因（高危）		
吸烟	无	109（65.3）	次因（高危）	81（80.2）	主因（低危）	<0.01	6.798
	有	58（34.7）	主因（低危）	20（19.8）	次因（高危）		
饮酒	无	102（61.1）	次因（高危）	86（85.1）	主因（低危）	<0.01	17.414
	有	65（38.9）	主因（低危）	15（14.9）	次因（高危）		
受潮	无	120（71.9）	次因（高危）	91（90.1）	主因（低危）	<0.01	12.508
	有	47（28.1）	主因（低危）	10（9.9）	次因（高危）		
感染	无	106（63.5）	次因（高危）	89（88.1）	主因（低危）	<0.01	19.289
	有	61（36.5）	主因（低危）	12（11.9）	次因（高危）		
外伤/手术	无	138（82.6）	次因（高危）	90（89.1）	主因（低危）	>0.05	2.078
	有	29（17.4）	主因（低危）	11（10.9）	次因（高危）		
食鱼虾	无	94（56.3）	中因（中危）	79（78.2）	主因（低危）	<0.01	13.228
	有	73（43.7）	中因（中危）	22（21.8）	次因（高危）		
食辛辣	无	112（67.1）	次因（高危）	71（70.3）	主因（低危）	>0.05	0.303
	有	55（32.9）	主因（低危）	30（29.7）	次因（高危）		
不规范用药	否	82（49.1）	中因（中危）	79（78.2）	主因（低危）	<0.01	22.245
	是	85（50.9）	中因（中危）	22（21.8）	次因（高危）		
精神紧张	无	126（75.4）	次因（高危）	94（93.1）	主因（低危）	<0.01	13.29
	有	41（24.6）	主因（低危）	7（6.9）	次因（高危）		

二、基于集对分析的复发因素聚类

第一步，在复发组内找最容易导致复发的因素、最不容易导致复发的因素，以及介于这两者之间的中间因素。

为此把表8－1复发组内全部因素的百分比区间[17.4，82.6]均分成低、中、高3个子区间：[17.4，39.13]（将应最不容易导致复发的因素，即复发的低危因素，记入集合C），[39.14，60.86]（对应介于最不容易导致复发的因素与最容易导致复发的因素之间的因素，即高危与低危之间的一般因素，记入集合B），[60.87，82.6]（将应最容易导致复发的因素，即致复发的高危因素，记入集合A），并做聚类（表8－2）。

表8－2　影响寻常型银屑病复发的3类因素

集合 A（百分比）	集合 B（百分比）	集合 C（百分比）
男性（61.7%）	年龄<45 岁（53.9%）	女性（38.3%）
发作次数≥2 次（71.3%）	年龄≥45 岁（46.1%）	首次发作（28.7%）

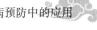

（续表）

集合 A（百分比）	集合 B（百分比）	集合 C（百分比）
无家族银屑病史（72.5%）	无合并基础疾病（41.3%）	有家族银屑病史（27.5%）
不吸烟（65.3%）	有合并基础疾病（58.7%）	有吸烟（34.7%）
不饮酒（61.1%）	无食鱼虾（56.3%）	有饮酒（38.9%）
无受潮（71.9%）	有食鱼虾（43.7%）	有受潮（28.1%）
无感染（63.5%）	规范用药（49.1%）	有感染（36.5%）
无外伤/手术（82.6%）	不规范用药（50.9%）	有外伤/手术（17.4%）
无食辛辣（67.1%）		有食辛辣（32.9%）
无精神紧张（75.4%）		有精神紧张（24.6%）
共 10 个子因素	共 8 个子因素	共 10 个子因素

若取影响寻常型银屑病复发的高危因素为参考集合 A，则致复发的低危因素（集合 C）是与集合 A 的对立集，高危因素与低危因素之间的一般因素（集合 B）是介于集合 A 和集合 C 之间的不确定集，由此得寻常型银屑病复发的高危因素为参考集合 A 的同异反联系数

$$u(复发) = 10 + 8i + 10j \tag{8.1.1}$$

对式（8.1.1）做归一化处理，得

$$\mu(复发) = \frac{10}{28} + \frac{8}{28}i + \frac{10}{28}j = 0.357\ 1 + 0.285\ 7i + 0.357\ 1j \tag{8.1.2}$$

取式（8.1.1）中的 $j = 0.1$，所以式（8.1.2）的二阶全偏联系数 $\partial^2\mu(复发) = 0.500\ 0$。

由此可知这 28 个子因素中有诱导复发的 10 个高危因素、8 个中危因素和 10 个低危因素，在把这些因素对于寻常型银屑病未复发的作用当作同等强度（其实强度不等）时，就因素个数而言，其相互作用趋势存在诱导复发，因为 $\partial^2\mu(复发) = 0.500\ 0$。

从表 8-2 中看出，无外伤/手术（82.6%）、无家族银屑病史（72.5%）、发作次数≥2 次（71.3%）、男性（61.7%）是诱导寻常型银屑病复发的 4 个高危因素，但前 2 个因素在客观上不能被列为高危因素。因此，只有"男性"和"发作次数≥2 次"才能作为高危因素，这与相关研究[1]认为家族银屑病史、饮酒、受潮、感染、不规范用药、精神紧张是诱导寻常型银屑病复发的 6 个高危因素的研究结论相异，相异原因待后讨论。

第二步，从未复发组的 28 个子因素的调查数据研究诱导寻常型银屑病未复发的主要因素（未复发组中的高百分比因素）、一般因素（未复发组中处于高百分比与低百分比之间的因素）和次要因素（未复发组的低百分比因素），以便与复发组数据的集对分析结论进行对照。

为此，把表 8-1 未复发组内全部因素的百分比区间 [6.9, 93.1] 均分成低、中、高 3 个子区间：[6.9, 35.63]（将应未复发中的低百分比因素，即未复发的次要因素，记入集合 C）；[35.64, 64.37]（将应介于未复发的主要因素与未复发的次要因素之间的因素，即未复发的一般因素,记入集合 B);[64.38,93.11](将应未复发组中的高百分比因素,即未复发的主要因素,记入集合 A),并做聚类(表 8-3)。

表 8-3 影响寻常型银屑病未复发的 3 类因素

集合 A(百分比)	集合 B(百分比)	集合 C(百分比)
年龄<45 岁(68.3%)	男性(46.5%)	年龄≥45 岁(31.7%)
首次发作(64.4%)	女性(53.5%)	发作次数≥2 次(35.6%)
无家族银屑病史(88.1%)		有家族银屑病史(11.9%)
无合并基础疾病(74.3%)		有合并基础疾病(25.7%)
不吸烟(80.2%)		有吸烟(19.8%)
不饮酒(85.1%)		有饮酒(14.9%)
无受潮(90.1%)		有受潮(9.9%)
无感染(88.1%)		有感染(11.9%)
无外伤/手术(89.1%)		外伤/手术(10.9%)
无食鱼虾(78.2%)		有食鱼虾(21.8%)
无食辛辣(70.3%)		有食辛辣(29.7%)
规范用药(78.2%)		不规范用药(21.8%)
无精神紧张(93.1%)		有精神紧张(6.9%)
共 13 个子因素	共 2 个子因素	共 13 个子因素

对于表 8-3,若取定影响寻常型银屑病未复发的主因素为参考集合 A,则致未复发的次因素(集合 C)是与集合 A 的对立集,主要因素与次要因素之间的一般因素(集合 B)是介于集合 A 和集合 C 之间的不确定集,由此得寻常型银屑病未复发的主要因素为参考集合 A 的同异反联系数

$$u(未复发) = 13 + 2i + 13j \tag{8.1.3}$$

对式(8.1.3)做归一化处理,得

$$\mu(未复发) = \frac{13}{28} + \frac{2}{28}i + \frac{13}{28}j = 0.464\ 3 + 0.071\ 4i + 0.464\ 3j \tag{8.1.4}$$

取式(8.1.3)中的 $j = 0.1$,所以式(8.1.4)的二阶全偏联系数 $\partial^2\mu(未复发) = 0.780\ 0$。

由此可知,28 个子因素中有诱导未复发的 13 个主要因素与 2 个中间因素和 13 个次要因素,在把这些因素对于寻常型银屑病未复发的作用当作同等强度(其实强度不等)时,就因素个数而言,其相互作用趋势较强,因为 $\partial^2\mu(未复发) = 0.780\ 0$。

第三步,综合复发组复发高危因素和未复发组未复发主要因素的分析得出影响寻常型银屑病复发的主要因素。

从表 8-3 中看出,无精神紧张(93.1%)、无受潮(90.1%)、无外伤/手术(89.1%)、无家族银屑病史(88.1%)、无感染(88.1%)、不饮酒(85.1%)、不吸烟(80.2%)是诱导寻常型银屑病未复发的 6 个主要因素,这与临床实践相符,但与相关研究[1]认为家族银屑病史、饮酒、受潮、感染、不规范用药、精神紧张是诱导寻常型银屑病复发的 6 个高危因素的研究结论仅在"不规范用药"上稍有差异,因为在表 8-3 中,"规范用药"者的百分比已达78.2%,但不食鱼虾者的百分比也是 78.2%,因此,"不食鱼虾"与"规范用药"有同样大小

的数据支持被列为影响寻常型银屑病复发的主要因素。

综合以上分析,研究结果指示影响寻常型银屑病复发的主要因素有9个,按调查样本中出现的频率百分数大小依次是精神紧张(93.1%)、受潮(90.1%)、外伤/手术(89.1%)、家族银屑病史(88.1%)、感染(88.1%)、饮酒(85.1%)、吸烟(80.2%)、不规范用药(78.2%)、食鱼虾(78.2%),而不仅仅是研究[1]中给出的家族银屑病史、饮酒、受潮、感染、不规范用药、精神紧张这6个因素,前者包含后者,但增加了3个因素,根据经验"九因素说"更符合临床。

三、基于联系数势函数的寻常型银屑病复发高危因素识别

上一部分利用表8-1给出的影响寻常型银屑病复发的单因素调查数据,做一种基于集对分析同异反分类的寻常型银屑病复发因素聚类分析(复发因素的高危、中危、低危聚类;未复发因素的主要、一般、次要聚类),且对聚类结果数据做同异反统计,并在各因素对寻常型银屑病复发与不复发有同等作用强度假设下,做这些因素相互作用趋势的偏联系数计算。计算结果显示,这些因素在作用于复发与不复发时,因素间的相互作用趋势相对平衡,但实际是各因素对寻常型银屑病复发与不复发的作用强度不同,为此,本部分先对表8-1给出的影响寻常型银屑病复发的各单因素调查结果用联系数表示,再用联系数的势函数识别寻常型银屑病复发的高危因素、中危因素与低危因素(表8-4)。

表8-4　影响寻常型银屑病复发的各单因素调查结果的联系数表示

因　素	分组	复发人数占总人数的比例 a	未复发组人数占总人数的比例 c	势函数 $\frac{a}{c}$	按势函数 $\frac{a}{c}$ 均分的高危、中危、低危定性
年龄	<45	0.335 8	0.257 5	1.304 1	低危
	≥45	0.287 3	0.119 4	2.406 2	低危
性别	男	0.384 3	0.175 4	2.191 0	低危
	女	0.238 8	0.201 5	1.185 1	低危
发作次数	首次	0.179 1	0.242 5	0.738 6	低危
	≥2次	0.444 0	0.134 3	3.306 0	中危
家族银屑病史	无	0.451 5	0.332 1	1.359 5	低危
	有	0.171 6	0.044 8	3.830 4	中危
合并基础疾病	无	0.257 5	0.279 9	0.920 0	低危
	有	0.365 7	0.097 0	3.770 1	中危
吸烟	无	0.406 7	0.302 2	1.345 8	低危
	有	0.216 4	0.074 6	2.900 8	中危
饮酒	无	0.380 6	0.320 9	1.186 0	低危
	有	0.242 5	0.056 0	4.330 4	高危
受潮	无	0.447 8	0.339 6	1.318 6	低危
	有	0.175 4	0.037 3	4.702 4	高危

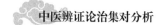

（续表）

因　素	分组	复发人数占总人数的比例 a	未复发组人数占总人数的比例 c	势函数 $\dfrac{a}{c}$	按势函数 $\dfrac{a}{c}$ 均分的高危、中危、低危定性
感染	无	0.395 5	0.332 1	1.190 9	低危
	有	0.227 6	0.044 8	5.080 4	高危
外伤/手术	无	0.514 9	0.335 8	1.533 4	低危
	有	0.108 2	0.041 0	2.639 0	中危
食鱼虾	无	0.350 7	0.294 8	1.189 6	低危
	有	0.272 4	0.082 1	3.317 9	中危
食辛辣	无	0.417 9	0.264 9	1.577 6	低危
	有	0.205 2	0.111 9	1.833 8	低危
不规范用药	否	0.306 0	0.294 8	1.038 0	低危
	是	0.317 2	0.082 1	3.863 6	中危
精神紧张	无	0.466 4	0.350 7	1.329 9	低危
	有	0.153 0	0.026 1	5.862 1	高危

从表 8－4 看出，在 28 个势函数中，最大值是 5.862 1，最小值是 0.738 6，为此把区间 [0.738 6, 5.862 1] 均分成低危因素 [0.738 6, 2.444 6]、中危因素 [2.444 7, 4.154 3]、高危因素 [4.154 4, 5.862 1] 3 个子区间，由此得到影响寻常型银屑病复发的第 1 位高危因素是"精神紧张"（5.862 1），第 2 位高危因素是"感染"（5.080 4），第 3 位高危因素是"受潮"（4.702 4），第 4 位高危因素是"饮酒"（4.330 4）；第 5 位"不规范用药"（3.863 6），第 6 位"家族银屑病史"（3.830 4），第 7 位"合并基础疾病"（3.770 1），第 8 位"食鱼虾"（3.317 9），第 9 位"发作次数"（3.306 0），第 10 位"吸烟"（2.900 8），第 11 位"外伤/手术"（2.639 0）都属于中危因素；其他 17 个子因素都是低危因素，由此得按"高危""中危""低危"因素分类的联系数为

$$u(复发因素) = 4 + 7i + 17j \tag{8.1.5}$$

对式（8.1.5）做归一化处理，得

$$\mu(复发因素) = \frac{4}{28} + \frac{7}{28}i + \frac{17}{28}j = 0.142\ 9 + 0.250\ 0i + 0.607\ 1j \tag{8.1.6}$$

取式（8.1.6）中的 $j = 0.1$，所以式（8.1.6）的二阶全偏联系数 $\partial^2\mu(复发因素) = 0.607\ 7$。

这个 0.607 7 表明，所论的 28 个子因素内在的相互作用不可忽视，这一结果与上一部分的同类型结果 $\partial^2\mu(复发因素) = 0.607\ 7$ 接近，说明 28 个影响寻常型银屑病复发的子因素在同异反均分结构中存在不可忽视的相互协同作用。

四、基于全偏联系数的寻常型银屑病复发高危因素识别

不难看出，表 8－1 中的 28 个子因素构成的 14 个因素集对，把每个因素集对中 2 个

子集的内在联系放到调查人数总体中看,则还存在"有"与"无"之间的不确定性过渡性质的"亦无亦有"的中介人群,如"饮酒"的"无"与"有","潮湿"的"无"与"有","食鱼虾"的"无"与"有",在这些"无"与"有"之间的"交集"在现实生活中"非空"。例如,"饮酒""无"的人中,有可能偶然喝过;"潮湿""无"的人中,可能有过短暂在"潮湿"环境中工作过的情况;同样,"食鱼虾""无"的人中也会偶尔食一点,对这些可能存在"亦无亦有"的分组因素,不妨在"复发率"与"未复发率"中间按"归一化"约束条件,插入"亦复发亦不复发率",从而得到以"复发率"为参考的归一化同异反联系数,进而对这些同异反联系数计算二阶全偏联系数,根据二阶全偏联系数判断因素内部从"有"到"亦无亦有"到"无",以及从"无"到"亦无亦有"到"有"的内在运动趋势方向和运动趋势强度,见表 8-5。

表 8-5　影响寻常型银屑病复发的各单因素调查结果的偏联系数

因　素	分组	联 系 数	二阶全偏联系数的值	按势函数 $\frac{a}{c}$ 均分的高危、中危、低危定性
年龄	<45	$0.335\,8 + 0.406\,7i + 0.257\,5j$	0.010 4	低危
	≥45	$0.289\,3 + 0.573\,3i + 0.119\,4j$	0.082 4	高危
性别	男	$0.384\,3 + 0.440\,3i + 0.175\,4j$	0.046 7	中危
	女	$0.238\,8 + 0.559\,7i + 0.201\,5j$	0.015 0	低危
发作次数	首次	$0.179\,1 + 0.578\,4i + 0.242\,5j$	− 0.027 7	低危
	≥2 次	$0.444\,0 + 0.421\,6i + 0.134\,3j$	0.071 9	中危
家族银屑病史	无	$0.451\,5 + 0.216\,4i + 0.332\,1j$	− 0.019 9	低危
	有	$0.171\,6 + 0.783\,6i + 0.044\,8j$	0.097 8	高危
合并基础疾病	无	$0.257\,5 + 0.462\,7i + 0.279\,9j$	− 0.005 1	低危
	有	$0.365\,7 + 0.537\,3i + 0.097\,0j$	0.119 0	高危
吸烟	无	$0.406\,7 + 0.291\,0i + 0.302\,2j$	− 0.006 8	低危
	有	$0.216\,4 + 0.709\,0i + 0.074\,6j$	0.094 8	高危
饮酒	无	$0.380\,6 + 0.298\,5i + 0.320\,9j$	− 0.003 3	低危
	有	$0.242\,5 + 0.701\,5i + 0.056\,0j$	0.126 7	高危
受潮	无	$0.447\,8 + 0.212\,7i + 0.339\,6j$	− 0.018 6	低危
	有	$0.175\,4 + 0.787\,3i + 0.037\,3j$	0.107 8	高危
感染	无	$0.395\,5 + 0.272\,4i + 0.332\,1j$	− 0.006 1	低危
	有	$0.227\,6 + 0.727\,6i + 0.044\,8j$	0.131 2	高危
外伤 / 手术	无	$0.514\,9 + 0.149\,3i + 0.335\,8j$	− 0.039 1	低危
	有	$0.108\,2 + 0.850\,7i + 0.041\,0j$	0.056 5	中危
食鱼虾	无	$0.350\,7 + 0.354\,5i + 0.294\,8j$	0.002 1	低危
	有	$0.272\,4 + 0.645\,5i + 0.082\,1j$	0.112 4	高危
食辛辣	无	$0.417\,9 + 0.317\,2i + 0.264\,9j$	− 0.002 7	低危
	有	$0.205\,2 + 0.682\,8i + 0.111\,9j$	0.057 1	中危

（续表）

因　素	分组	联　系　数	二阶全偏联系数的值	按势函数 $\frac{a}{c}$ 均分的高危、中危、低危定性
不规范用药	否	$0.306\,0 + 0.399\,3i + 0.294\,8j$	0.001 3	低危
	是	$0.317\,2 + 0.600\,7i + 0.082\,1j$	0.126 8	高危
精神紧张	无	$0.466\,4 + 0.182\,8i + 0.350\,7j$	− 0.023 0	低危
	有	$0.153\,0 + 0.820\,9i + 0.026\,1j$	0.104 2	高危

从表 8-5 看出,在 28 个二阶全偏联系数中,最大值是 0.131 2,最小值是 −0.039 1,为此把区间 [−0.039 1, 0.131 2] 均分成低危因素 [−0.039 1, 0.017 6]、中危因素 [0.017 7, 0.074 4]、高危因素 [0.074 5, 0.131 2] 3 个子区间,由此得到影响寻常型银屑病复发的第 1 位高危因素是"感染"(0.131 2),第 2 位高危因素是"不规范用药"(0.126 8),第 3 位高危因素是"饮酒"(0.126 7),第 4 位高危因素是"合并基础疾病"(0.119 0),第 5 位高危因素是"食鱼虾"(0.112 4),第 6 位高危因素是"受潮"(0.107 8),第 7 位高危因素是"精神紧张"(0.104 2),第 8 位高危因素是"家族银屑病史"(0.097 8),第 9 位高危因素是"吸烟"(0.094 8),第 10 位高危因素是"年龄≥45"(0.082 4);第 11 位"发作次数"(0.071 9)、第 12 位"食辛辣"(0.057 1)、第 13 位"外伤/手术"(0.056 5)、第 14 位"性别男"(0.046 7)属于中危因素;其他 14 个子因素都是低危因素。由此得按"高危""中危""低危"因素分类的联系数为

$$u(高中低复发因素数) = 10 + 4i + 14j \qquad (8.1.7)$$

对式(8.1.7)做归一化处理,得

$$\mu(高中低复发因素数) = \frac{10}{28} + \frac{4}{28}i + \frac{14}{28}j = 0.357\,1 + 0.142\,9i + 0.500\,0j$$

$$(8.1.8)$$

取式(8.1.8)中的 $j = -0.1$,所以式(8.1.8)的二阶全偏联系数 $\partial^2\mu$(高中低复发因素数) = 0.689 5。

这个 0.689 5 表明,所论的 28 个子因素内在的相互作用不可忽视,这一结果与前面的同类型结果 $\partial^2\mu$(高中低复发因素) = 0.700 0 极为接近,说明 28 个影响寻常型银屑病复发的子因素在调查总体范围内的同异反均分结构存在较强的相互作用趋势。

五、用不同方法识别寻常型银屑病复发高危因素的结果汇总

（一）用不同方法得到的寻常型银屑病复发高危因素识别结果

不同方法识别寻常型银屑病复发高危因素的结果有所不同,但至少有"精神紧张""感染""受潮""饮酒"4 个因素是 4 种方法公认的结果,可以简称四大高危因素。其余的"不规范用药""饮酒""合并基础疾病""食鱼虾""家族银屑病史""吸烟""年龄≥45"7 项高危因素也需要重视(表 8-6)[1]。

表 8-6　不同方法识别寻常型银屑病复发高危因素结果

	结果（合计）	基于分组的集对分析识别结果（合计）	基于联系数势函数的识别结果（合计）	基于全偏联系数的识别结果（合计）
高危因素	家族银屑病史，饮酒，受潮，感染，不规范用药，精神紧张（共6项）	精神紧张，受潮，外伤/手术，家族银屑病史，感染，饮酒，吸烟，不规范用药，食鱼虾（共9项）	精神紧张，感染，受潮，饮酒（共4项）	感染，不规范用药，饮酒，合并基础疾病，食鱼虾，受潮，精神紧张，家族银屑病史，吸烟，年龄≥45（共10项）

（二）讨论

本节中的原始数据来自文献[1]，为节约篇幅，对这些数据的前期处理过程和采用非条件 Logistic 回归法没有做介绍，但要指出的是，非条件 Logistic 回归法与其他回归法一样，并不看重原始数据自身存在的系统结构，对原始数据直接做数值回归计算，以回归计算分析为主。集对分析法则通过对原始数据或其特征函数（势函数）做结构划分，在确定数据结构的基础上再识别寻常型银屑病复发高危因素，因而以系统分析为其主要特征，两种方法在处理同一批数据时的侧重面不同，得到的结果也不同。根据集对分析提倡"同一批数据用两种及两种以上方法处理会提高结论的科学性与可信性"的思想，我们认为本节的研究思路是可取的，所得到的结论既有影响寻常型银屑病复发重中之重的"精神紧张""感染""受潮""饮酒"四大高危因素，还有7项一般的高危因素："不规范用药""饮酒""合并基础疾病""食鱼虾""家族银屑病史""吸烟""年龄≥45"。这比仅用一种方法识别寻常型银屑病复发高危因素要全面得多。

本节还对利用集对分析方法识别寻常型银屑病复发高危因素、中危因素和低危因素的结果，从高危因素、中危因素和低危因素的个数角度建立同异反三元联系数，计算这些三元联系数的二阶全偏联系数，根据计算结果检验28个子因素的相互作用。计算和检验结果表明，这28个子因素的相互作用不可忽视，从一个侧面证实了这28个子因素的同异反结构存在一定强度的相互作用。

本节还说明，把集对分析及其联系数用于一个多因素回归分析的补充和支持有其明显的优越性。例如，可以利用同异反三元联系数的伴随函数（势函数和偏联系数）识别高危因素、中危因素和低危因素，也可以用四元联系数刻画特高危险因素（如"四大高危因素"）、一般高危因素、中危因素、低危因素，甚至还可以用五元联系数把危险因素分成更多等级，因篇幅有限，本节选用同异反三元联系数作为识别寻常型银屑病复发高危因素、中危因素和低危因素的工具，其结果和精度已能满足临床需要。

在不少基于卫生统计学的调查研究中，人们已习惯对调查研究对象做简单的"是"与"非"划分，"有"与"无"划分。但事实上，大量的客观事物存在"是"与"非"之间的"亦是亦非"，"有"与"无"之间的"亦无亦有"；承认这种"亦是亦非"与"亦无亦有"，虽然会增加研究的难度和数据处理的工作量，但得到的研究结论会更加符合客观实际，正如临床上把疗效分为"痊愈""显效""好转""无效"四级，才能较好地反映治疗效果。正是在这个意义上，我们推荐在有关疗效统计与评价、致病因素识别等问题的研究中应用集对分析的理论与方法,以弥补现有方法的某些不足。

从集对论的角度看,本节的工作涉及集对与集对之间某种关系的研究与分析,因此尚可在本节工作的基础上抽象出更为一般的计算程序和分析步骤,对此将进一步研究。

第二节 基于集对分析的银屑病复发趋势计算与分析

一、资料来源

资料来源于相关文献[2],其中的部分内容在第七章第五节中已有初步讨论,但对于中西医治疗这144例银屑病患者3个月和6个月之后的复发现象没有展开研究。① 文献中仅给出西药组3个月后随访有12例复发,并没有复发程度的描述,根据临床经验,把复发的12例平均分摊到显效和好转;同样,文献中仅给出6个月后有7例复发,没有这7例复发程度的描述,把这7例分摊到显效4例,分摊到好转3例。② 类似地,文献仅给出中药组6个月后有7例复发,也没有对这复发的7例做出复发程度的描述,把这7例分摊到显效4例,分摊到好转3例。为清晰起见,把需要讨论的内容列成表8-7。

表8-7 中西医治疗144例银屑病患者3个月和6个月之后的随访数据

分　组	随　访	痊愈	显效	好转	无效	合计
中药组	出院时	50	34	17	21	122
	3个月随访	—	—	—	—	—
	6个月随访	43	38	20	21	122
西药组	出院时	14	5	1	2	22
	3个月随访	2	11	7	2	22
	6个月随访	7	9	4	2	22

注:"—"表示无数据。

二、银屑病复发趋势的偏联系数计算

首先说明,为保证计算结果的准确和有效,出院时已判定无效的病例数可以不进入以疗效向痊愈方向发展的偏联系数计算,因为一般情况下不存在经过治疗判定为无效的病例在没有再治疗条件下的自发性逆转而进入到好转状态,这样就只需计算以下5个联系数的全偏联系数

$$u_1(中药组出院时) = 50 + 34i + 17j \tag{8.2.1}$$

$$u_2(中药组6个月随访) = 43 + 38i + 20j \tag{8.2.2}$$

$$u_3(西药组出院时) = 14 + 5i + 1j \tag{8.2.3}$$

$$u_4(西药组 3 个月随访) = 2 + 11i + 7j \quad (8.2.4)$$

$$u_5(西药组 6 个月随访) = 7 + 9i + 4j \quad (8.2.5)$$

对以上 5 个联系数分别做归一化处理,得

$$\mu_1(中药组出院时) = 0.495\,0 + 0.336\,6i + 0.168\,3j \quad (8.2.6)$$

$$\mu_2(中药组 6 个月随访) = 0.425\,7 + 0.376\,2i + 0.198\,0j \quad (8.2.7)$$

$$\mu_3(西药组出院时) = 0.700\,0 + 0.250\,0i + 0.050\,0j \quad (8.2.8)$$

$$\mu_4(西药组 3 个月随访) = 0.100\,0 + 0.550\,0i + 0.350\,0j \quad (8.2.9)$$

$$\mu_5(西药组 6 个月随访) = 0.350\,0 + 0.450\,0i + 0.200\,0j \quad (8.2.10)$$

计算式(8.2.6)~式(8.2.10)的二阶全偏联系数,其中取 $j = -1$,得

$$\partial^2 \mu_1(中药组出院时) = 0.020\,1$$

$$\partial^2 \mu_2(中药组 6 个月随访) = 0.024\,3$$

$$\partial^2 \mu_3(西药组出院时) = 0.081\,5$$

$$\partial^2 \mu_4(西药组 3 个月随访) = -0.113\,8$$

$$\partial^2 \mu_5(西药组 6 个月随访) = 0.033\,6$$

以上计算结果的见图 8-1。

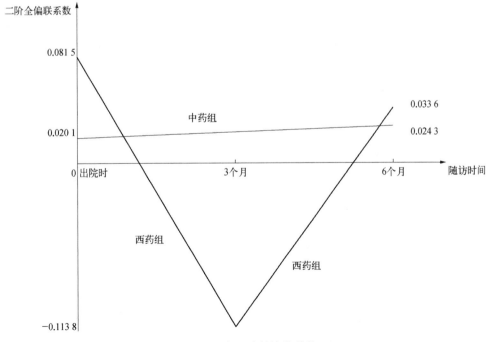

图 8-1　各组疗效演化趋势

图中中药组的疗效演化趋势是一条微微向上的斜线,说明中药组6个月内疗效与出院时的疗效相比是稳中有升;西药组的疗效演化趋势从出院时的0.081 5,在3个月中一路下降到-0.113 8,之后又上升,出院6个月时上升到0.033 6,说明疗效演化趋势不稳定,但起始和终结时的疗效趋势值(0.081 5和0.033 6)都比中药组的疗效趋势值(0.020 1和0.024 3)要高,这一结果从一个侧面提示银屑病的治疗可取两者之长,在提高疗效同时稳定疗效。

本 章 小 结

皮肤病复发是一种常见现象,涉及的因素众多。现代医学认为,银屑病药物无法根治,治疗目的在于控制病情、防止复发,甚至达到长期痊愈,从而使患者获得身心健康[3],如何识别其中的主要因素并加以预防,是患者和医务人员十分关心的问题。疾病的病因病机是疾病预防的根本,反映疾病的本质与演变的规律,是预防和治疗疾病的根本途径[4]。体质学说在指导疾病瘥后防复方面也具有重要意义,王琦在九种体质基础之上提出的"体质三级预防"广泛应用于临床[5],中医不治已病治未病的思想,也对疾病防复具有指导意义[6]。就临床常见之银屑病,有文献指出,采取穴位敷贴的方法可以调补肾气,缓解冬季型银屑病患者临床病情,降低复发[7]。鉴于寻常型银屑病有极高的复发率,有研究通过白芍总苷长疗程方案进行治疗,能够迅速控制症状,缩短治疗时间,且提高治疗效果的同时,防止病情再次复发[8]。而在常规治疗的基础上,加用复方甘草酸苷,可以有效治疗复发型银屑病患者,更能有效地改善患者临床症状和主观感受[9]。临床上凉血解毒汤配合心理干预在改善银屑病患者的焦虑、抑郁、敌对等不良精神心理状态方面,疗效可观,能够降低银屑病的复发率,提高患者生活质量[10]。影响银屑病复发的原因极为复杂,发病次数、病情严重程度、精神因素、既往接受的治疗等与银屑病的预后缓解期长短都有密切联系,因此对于临床易复发的银屑病患者,应及时采取相应策略,控制病情的进展及复发[11]。

本章利用有关文献资料做了基于集对分析的探讨,得到两个结果:一是从多角度识别银屑病复发的高危因素,其中"精神紧张""感染""受潮""饮酒"是诱导银屑病复发的四大高危因素,还有"不规范用药""饮酒""合并基础疾病""食鱼虾""家族银屑病史""吸烟""年龄≥45"7项一般的高危因素,统称"高危10因素",这一结论比仅用一种方法识别寻常型银屑病复发高危因素要全面得多,特别是发现这些高危因素存在自相关现象时,提示当2项或2项以上高危因素存在时,更容易致银屑病复发,但还需进一步研究哪些高危因素的组合有更强的致复发作用。二是对文献报道用中西医方法治疗的144例银屑病患者做3个月和6个月随访资料的联系数描述和偏联系数计算,发现中医治疗的疗效自发演化趋势相对平稳,但演化趋势势值较西医疗效低,西医治疗的疗效自发演化趋势波动幅度大,提示中西医结合可以提高疗效和稳定疗效。本章的不足是仅利用文献资料,且文献不多,尤其是对银屑病复发机制还需要做更多的临床实证研究。

参 考 文 献

[1] 符文好,刘军麟,肖传柳,等.影响寻常型银屑病预后复发的危险因素调查分析[J].中国卫生统计,2016,33(5):806-808.

[2] 徐桂兰.144例银屑病中西医结合治疗的体会[J].中国乡村医药,1998(10):10-12.

[3] 中华医学会皮肤性病学分会银屑病学组.中国银屑病治疗指南(2008版)[J].中华皮肤科杂志,2009,42(3):213,214.

[4] 张华,刘平.中医病因病机理论研究的问题与思考[J].中医杂志,2012,53(8):631-634.

[5] 陈为,严石林.中医体质学说与治未病"理论探析"[J].亚太传统医药,2009,5(8):161,162.

[6] 姜良铎.健康、亚健康、未病与治未病相关概念初探[J].中华中医药杂志,2010,25(2):167-170.

[7] 彭淑芳,张春亭.穴位贴敷法预防冬季型银屑病复发的临床刍议[J].中外医疗,2017,36(8):178-180.

[8] 尹玉清.白芍总苷长疗程治疗寻常型银屑病的效果及对复发的影响[J].中国医药指南,2019,17(17):185,186.

[9] 温娟,丘晓秋.复方甘草酸苷治疗复发型银屑病的临床效果分析[J].海峡药学,2016,28(1):146,147.

[10] 刘焕强,赵云夕,刘娜.凉血解毒汤联合心理干预预防银屑病复发的临床研究[J].河北中医,2014,36(6):817-819.

[11] 吴卫志,单晓峰,王娜,等.影响寻常型银屑病患者愈后缓解期长短因素[J].中国麻风皮肤病杂志,2016,32(12):721-723.

第九章
集对分析在银屑病医学教育和护理中的应用

皮肤病是一类难以彻底治愈的常见病,并且发病率呈逐年上升趋势。以皮肤病中较为严重的银屑病为例,其病程长,易复发,迁延不愈,临床分型复杂,皮损多样,严重者累及全身,影响生活质量和精神面貌。在国内,随着社会进步和医疗条件改善,银屑病患者对延续护理和心理护理等已有不同程度需求,但在城市和农村、退休和在职、军队和地方,不同职业、不同年龄的银屑病患者对其护理有不同程度的认识,而认识的高低又不同程度地影响到护理质量与护理效果。本章仅对有关文献在这方面的调查数据做集对分析,以便提高医务工作者和各类皮肤病患者皮肤病护理的知识,也为有关部门做好皮肤病护理工作提供决策支持。

第一节 集对分析在银屑病延续护理服务认知调查中的应用

一、资料

资料来自安徽医科大学空军临床学院与中国人民解放军空军总医院团队在科研课题(18WKS07)资助下的一个调查报告[1],具体如下。

（一）调查对象

选取 2017 年 6 月至 2018 年 6 月在中国人民解放军空军总医院皮肤科就诊的 1 019 例银屑病患者为研究对象。纳入标准：① 确诊为银屑病;② 同意参加本研究并签订知情同意书;③ 认知行为能力正常,能够进行正常交流沟通。排除标准：① 认知交流障碍者;② 中途因故无法全程参与研究者;③ 合并其他严重疾病者;④ 调查表缺失值大于30%的患者。纳入 1 019 例患者,其中男性 514 例,女性 505 例,年龄（25.29 ± 16.47）岁,寻常型银屑病占 59.5%,关节病型银屑病占 9.8%,红皮病型银屑病占 17.2%,脓疱型银屑病占 13.5%。

（二）调查结果

对银屑病延续护理服务认知部分的调查项目结果见表 9 - 1,其中 p_4 延续护理对银屑病维持治疗的重要,该项目原始数据之和为 1 018 例,推测有 1 例废弃。

表 9 - 1　1 019 例患者对延续护理服务的认知情况

项　　目	了解 (百分比/%)	一般了解 (百分比/%)	不了解 (百分比/%)
p_1 什么是延续护理	330(32.4)	197(19.4)	492(48.3)
p_2 银屑病患者为什么需要延续护理	275(27.0)	213(20.9)	531(52.1)
p_3 银屑病患者需要哪些延续护理服务	270(26.5)	305(29.9)	444(43.6)
p_4 延续护理对银屑病维持治疗的重要作用	154(15.1)	259(25.4)	605(59.4)

二、分析

(一)基于联系数的延续护理认知状态分析

1 019 例银屑病患者对延续护理服务的当前认知状态分析方法。

第一步,把表 9 - 1 中的百分比化为联系数,见表 9 - 2。

表 9 - 2　基于集对分析的 1 019 例银屑病患者对延续护理服务认知状态联系数

项目	了解+一般了解(i)+不了解(j) 同异反三元联系数 $\mu(p_k) = a_k + b_k i + c_k j$ (k = 1, 2, 3, 4)	同异反态势	势函数 $\text{shi}(p_k) = \dfrac{a_k}{c_k}$	几何稳定性 $a_k + b_k > c_k$ $a_k + c_k > b_k$ $b_k + c_k > a_k$
p_1	$\mu(p_1)$ = 0.324 + 0.194i + 0.483j	$a_1 < c_1$, $a_1 > b_1$, $b_1 < c_1$,反势	0.670 8	满足
p_2	$\mu(p_2)$ = 0.270 + 0.209i + 0.521j	$a_2 < c_2$, $a_2 > b_2$, $b_2 < c_2$,反势	0.518 2	满足
p_3	$\mu(p_3)$ = 0.265 + 0.299i + 0.436j	$a_3 < b_3 < c_3$,反势	0.607 8	满足
p_4	$\mu(p_4)$ = 0.151 + 0.254i + 0.594j	$a_4 < b_4 < c_4$,反势	0.254 2	不满足

第二步,比较各联系数中联系分量的大小,确定每个项目的态势(表 9 - 2)。1 019 例银屑病患者对 4 个项目的认知状况都较差,特别是 p_1、p_2、p_3 满足几何稳定性,表明这 3 个项目的"了解""一般了解""不了解"3 个百分比组成的结构相对稳定,即银屑病患者对"什么是延续护理""为什么需要延续护理""需要哪些延续护理服务"了解不多或仅是以一般性了解为主的现状暂时无法改变。尤其对"p_4 = 延续护理对银屑病维持治疗的重要作用","了解"者的百分比(15.1%)与"一般了解"的百分比(25.4%)之和(40.5%)小于 50%,但该项目联系数 $\mu(p_4)$ = 0.151 + 0.254i + 0.594j 中 3 个联系分量之结构不满足几何稳定性,提示应着重于讲解"延续护理对银屑病维持治疗的重要作用"。

(二)趋势分析

1 019 例银屑病患者对延续护理服务认知状态的自动演化趋势分析,对表 9 - 2 中的联系数计算二阶全偏联系数,取 $j = 0$(不了解),见表 9 - 3。

表 9 - 3　银屑病患者对延续护理服务认知状态的一阶和二阶全偏联系数

联系数 p_k	一阶全偏联系数 $\partial\mu(p_k)$	二阶全偏联系数 $\partial^2\mu(p_k)$
$\mu(p_1)$	$0.626\,7 + 0.285\,5i^+ + 0.373\,3i^- + 0.714\,5j$	0.687 0
$\mu(p_2)$	$0.563\,7 + 0.286\,3i^+ + 0.436\,3i^- + 0.713\,7j$	0.663 2
$\mu(p_3)$	$0.469\,9 + 0.406\,8i^+ + 0.530\,1i^- + 0.593\,2j$	0.536 0
$\mu(p_4)$	$0.372\,8 + 0.288\,2i^+ + 0.627\,2i^- + 0.700\,8j$	0.554 8

由表看出,银屑病患者对延续护理服务认知状态的一阶全偏联系数(第一微观层次)中包含着 i^+ 和 i^-,也就是既有认识提高的不确定性,又同时具有认识降低的不确定性,但这种认知上的矛盾到二阶全偏联系数(第二微观层次)时,形式上就不再伴有不确定性,而是呈现确定的提高趋势,按提高的强度大小排序依次是 $p_1(0.687\,0) > p_2(0.663\,2) > p_4(0.554\,8) > p_3(0.536\,0)$,即表明对"什么是延续护理"的认识提高趋势最强,对"银屑病患者需要哪些延续护理服务"的认识提高趋势最弱。显然,这一结论符合实际,也为针对性改进银屑病延续护理服务提供了依据。

第二节　集对分析在银屑病延续护理
次数与时间研究中的应用

一、资料及方法

(一)临床资料

本部分内容同本章第一节中的调查对象。

(二)方法

1. 调查内容

采用课题组自行编制的延续护理服务认知与需求调查表进行调查,内容包括患者基本信息、延续护理服务的认知、需求及延续护理服务内容、延续护理服务方式。

2. 调查方法

成立延续护理小组,包括 1 名主任护师,1 名皮肤科副主任医师,1 名皮肤科副主任护师,2 名皮肤科主管护师,2 名护理硕士研究生。小组成员需经过课题组标准化培训。现场向患者发放调查表并向患者解释此次调查的目的及说明填写要求;患者现场填写后,课题组成员现场回收调查表并进行现场核验。

3. 质量控制

遵循知情同意原则,统一对相关人员进行研究内容的讲解与培训,确保研究者参与整个研究过程;最后由双人核对、录入数据,确保所得资料的准确性和一致性。

4. 数据处理

采用 Excel 2010 录入数据。采用 SPSS 22.0 软件对数据进行统计。

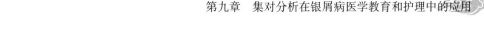

（三）结果

银屑病延续护理次数与持续时间的调查结果，见表9-4。

表9-4　银屑病延续护理次数与持续时间的调查结果

项　目	频　次	人数(n)	百分比/%	四元联系数
延续护理次数(f)	1~2次	253	24.8	$\mu(f) = 0.248 + 0.311i$
	3~4次	317	31.1	$\quad + 0.415j + 0.026k$
	5~6次	423	41.5	
	其他	26	2.6	
延续护理持续时间(t)	1个月	127	12.5	$\mu(t) = 0.125 + 0.197i$
	3个月	201	19.7	$\quad + 0.572j + 0.106k$
	6个月	583	57.2	
	12个月	108	10.6	

二、分析

首先把表9-4中的调研数据写成联系数的形式。

由于每个调研项目的数据恰好分成4组，因此选用四元联系数 $\mu = a + bi + cj + dk$ 表示，但每个四元联系数中作为示性系数的 i、j、k 含义与通常规定不同。例如，在 $\mu(f) = 0.248 + 0.311i + 0.415j + 0.026k$ 中的 i 代表"3~4次"，j 代表"5~6次"，k 代表"其他"；在 $\mu(t) = 0.125 + 0.197i + 0.572j + 0.106k$ 中的 i 代表"3个月"，j 代表"6个月"，k 代表"12个月"。虽然如此，我们还是能从四元联系数的某些结构特征中找出有利于做出正确决策的信息。

例1

$\text{shi}[\mu(f)] = \dfrac{0.248}{0.026} = 9.538 > 1$，$\text{shi}[\mu(t)] = \dfrac{0.125}{0.106} = 1.179 > 1$，说明"延续护理次数($f$)"与"延续护理持续时间($t$)"的"同一度"（起点值）都远大于"对立度"（终端值），虽然延续护理次数(f)中的最后一个联系分量是"其他"，这说明"延续护理1~2次"与"延续护理持续1个月"有着相同的"势"。

例2

在 $\mu(f)$ 中，$0.248 + 0.311 = 0.559 > 0.415$，$0.415 + 0.311 = 0.726 > 0.248$，$0.248 + 0.415 = 0.663 > 0.311$，因此，0.248、0.311、0.415 三个联系分量能构成一个三角形，具有几何稳定性，也就是调查中反映出来的"延续护理次数"中"1~2次""3~4次""5~6次"的人数比例结构具有相对稳定性，认识到这一点有助于延续护理所需的资源配置。类似地可以看出"延续护理持续时间"中，"1个月""3个月""6个月"的人数比例不存在"三角形关系"；"3个月""6个月""12个月"的人数比例也不存在"三角形关系"，提示"延续护理持续时间"的多与少存在较大的不确定性。

第三节　基于集对分析的银屑病患者对疾病相关知识认知的研究

一、资料及来源

资料来自西南医科大学附属医院皮肤科夏登梅、黎昌强、熊霞的《银屑病患者疾病相关知识认知及健康需求调查研究》[2]，具体如下。

（一）调查对象

选取 2017 年 1 月至 2018 年 6 月西南医科大学皮肤科住院的银屑病患者,年龄>14岁,对采用随机抽样入选的 179 例银屑病患者进行调查,同时以不记名方式完成问卷。排除标准：① 精神障碍、意识障碍者;② 有阅读、言语表达障碍与调查人员沟通障碍者;③ 依从性差的患者。回收问卷 158 份,其中男 75 例,女 83 例,年龄 14~67 岁,平均（36.2±21.6）岁;男性患者中吸烟 58 例,饮酒 62 例;文化程度本科及以上 25 人（15.8%）,高中 58 人（36.7%）,初中 44 人（27.8%）,小学 31 人（19.6%）。

（二）调查项目

银屑病患者对疾病相关知识认知的调查结果见表 9-5。

表 9-5　银屑病患者对疾病相关知识认知的调查结果（$n=158$）

分　类	相关知识	认为相关 （百分比/%）	高中低	不确定性的 相关数补数	二元联系数 $a+bi$
危险因素	遗传	96(60.8)	中	39.2i	0.608+0.392i
	免疫力	118(74.7)	高	25.3i	0.747+0.253i
	饮食	111(70.3)	高	29.7i	0.703+0.297i
	吸烟	65(41.1)	中	58.9i	0.411+0.589i
	饮酒	64(40.5)	中	59.5i	0.405+0.595i
	睡眠	76(48.1)	中	51.9i	0.481+0.519i
	过度劳累	71(44.9)	中	55.1i	0.449+0.551i
	精神压力	72(45.6)	中	54.4i	0.456+0.544i
临床特点	无传染性	80(50.6)	中	49.4i	0.506+0.494i
	反复性	77(48.7)	中	51.3i	0.487+0.513i
临床类型	寻常型	95(60.1)	中	39.9i	0.601+0.399i
	脓疱型	52(32.9)	中	67.1i	0.329+0.671i
	红皮病型	50(31.6)	低	68.4i	0.316+0.684i
	关节病型	44(27.8)	低	72.2i	0.278+0.722i
	反转型	32(20.3)	低	79.7i	0.203+0.797i
累及部位	躯干、四肢	142(89.9)	高	10.1i	0.899+0.101i
	头皮	74(46.8)	中	53.2i	0.468+0.532i
	指（趾）甲	20(12.7)	低	87.3i	0.127+0.873i
	外生殖器	17(10.8)	低	89.2i	0.108+0.892i
	褶皱部位	25(15.8)	低	84.2i	0.158+0.842i

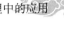

（续表）

分　类	相关知识	认为相关 （百分比/%）	高中低	不确定性的 相关数补数	二元联系数 $a+bi$
共患病	动脉粥样硬化	15(9.5)	低	90.5i	0.095+0.905i
	高血压	17(10.8)	低	89.2i	0.108+0.892i
	糖尿病	13(8.2)	低	91.8i	0.082+0.918i
	高脂血症	19(12.0)	低	88.0i	0.120+0.880i
	腹型肥胖	26(16.5)	低	83.5i	0.165+0.835i
治疗方法	外用药	129(81.6)	高	18.4i	0.816+0.184i
	光疗	124(78.5)	高	21.5i	0.785+0.215i
	自我皮肤护理	48(30.4)	低	69.6i	0.304+0.696i
	心理疏导	115(72.8)	高	27.2i	0.728+0.272i

二、分析

（一）认知状态的联系数刻画与状态的趋势分析

第一步,把相关百分比 1%～100% 均分成 3 个子区间:[1%,33%]为低,(34%,67%]为中,(67%,100%]为高。据此对各项目的调查结果判定高、中、低(为节约篇幅,已填入表9－5)。

第二步,统计高中低项目个数,得到以"高"为参考集的同异反三元联系数如

$$u = 6 + 11i + 12j \tag{9.3.1}$$

对式(9.3.1)进行归一化处理,得

$$\mu = \frac{6}{29} + \frac{11}{29}i + \frac{12}{29}j = 0.207 + 0.379i + 0.414j \tag{9.3.2}$$

由式(9.3.2)得

$$shi(\mu) = \frac{0.207}{0.414} = 0.5 \text{（反势）}$$

$$\partial^2\mu = 0.425\,0 + 0.446\,7j = 0.350\,4 \tag{9.3.3}$$

式(9.3.3)中取 $j = -0.167$,可见现有认知状态有一定的自发提高趋势。

（二）认知状态的特征矩阵刻画

由于调查项目分成 6 类,因此可以用一个 $6×2$ 矩阵刻画各类项目中的相关认知状态

$$\begin{bmatrix} 危险因素:2+6i+0j \\ 临床特点:0+2i+0j \\ 临床类型:0+2i+3j \\ 累及部位:1+1i+3j \\ 共\;患\;病:0+0i+5j \\ 治疗方法:3+0i+1j \end{bmatrix} \tag{9.3.4}$$

由式(9.3.4)看出:患者对"治疗方法"的认知相关联系数中的"高"测度比其他5类项目都高,对于"共患病"的认知相关联系数中的"低"测度比其他5类项目都低,平均每个项目的认知相关联系数为

$$\bar{u} = \frac{1}{6}\big[(2 + 6i + 0j) + (0 + 2i + 0j) + (0 + 2i + 3j) + (1 + 1i + 3j)$$

$$+ (0 + 0i + 5j) + (3 + 0i + 1j)\big] = 1 + 1.83i + 2j \tag{9.3.5}$$

归一化后得

$$\bar{\mu} = 0.207\,0 + 0.378\,9i + 0.414\,1j$$

由此看出,从平均意义上说,被调查的158例银屑病患者对疾病相关知识的认知以"低"为特征,认知"高"与认知"低"的比[势函数 shi(μ)]为0.5,且此0.5还要受到较大程度的不确定性($b = 0.378\,9$)影响,因此,大力提高银屑病患者对疾病相关知识的认知任务极其重要。

（三）认知状态的不确定性分析

根据集对分析关于系统的确定性与不确定性共存的思想,表9-5中关于"认为相关"的百分比带有不确定性;这种不确定性集中体现在百分比的不归一,如银屑病与遗传的关系,有96人认为两者相关,百分比是60.8%,这个百分比计算本身没有问题,是96除158的商。问题在于还有62人是否也有认为银屑病与遗传有相关的思考。当然,我们无法确定这62人没有表态的内心想法,也许其中有一部分人认为银屑病与遗传有某种相关,或某些相关,或有点相关等,当然也会有一部分人认为银屑病与遗传不相关。总而言之,没有表态的62人没有做出银屑病与遗传不相关的表态(这在客观上与问卷设计的问项有关)。因此,这62人相当于在银屑病与遗传相关还是不相关这个问题上持"弃权"态度,应当归属于同异反联系数 $u = A + Bi + Cj$ 中的 B（或 $\mu = a + bi + cj$ 中的 b）,且由于62+96=158,所以应当选用二元联系数 $u = A + Bi$ 表示这里的96人与62人在银屑病与遗传是否相关认知上的联系,或用归一化的二元联系数 $\mu = a + bi$ 表示这两部分人的占总人数的百分比关系,也就是用 $\mu = 0.608 + 0.392i$ 表示全体受调查人在回答银屑病与遗传是否相关的结果,其中的0.608是回答"相关"人数占全体受调查人的比值,0.392是0.608的补数,即 $0.392 = 1 - 0.608$。根据这样的分析,把表9-5中第3列的百分数补上一个带有不确定系数 i 的百分数,让原来的百分数与补上的百分数之和刚好为100%,至于原来的百分数与补上的显示不确定性的百分数之相互作用,就用二元联系数表示(为简明,用小数式表示),这两个结果都列在表9-5中,其直观意义是让人们的注意力从原先仅关注确定的相关百分比大小转化为关注带有不确定性的百分比大小及两者之间的相互作用,这是其重要意义所在。

至于具体的相互作用如何进行分析,建议读者参考有关章节介绍的思路自行开展分析。

第四节　不同类型银屑病患者对心理
疏导需求的集对分析

一、资料

根据不同类型银屑病患者对心理疏导的需求做了调查和统计,5 种不同结果见表 9 - 6[2]。

表 9 - 6　不同类型银屑病患者对心理疏导的需求调查

类 型	很需要	需 要	不需要	χ^2	P
寻常型	2(10.0)	9(45.0)	9(45.0)	17.95	<0.01
脓疱型	3(15.0)	10(50.0)	7(35.0)		
关节病型	3(15.0)	8(40.0)	9(45.0)		
红皮病型	9(45.0)	10(50.0)	1(5.0)		
反转型	9(45.0)	8(40.0)	3(15.0)		
合　计	26	45	29		

注:该表中各类型的卡方检验值均是 17.95,P 均为 0.001 3。

二、心理疏导需求的集对分析

(一) 不同类型银屑病患者对心理疏导需求的状态联系数刻画与状态参数分析

第一步,以"很需要"作为参考集合,这样,表 9 - 6 中的各类型的"很需要"百分比数据就是同异反联系数 $\mu = a + bi + cj$ 中的"同一度 a","需要"百分比数据就是 $\mu = a + bi + cj$ 中的"差异度 b","不需要"百分比数据就是 $\mu = a + bi + cj$ 中的"对立度 c",见表 9 - 7。

表 9 - 7　不同类型银屑病患者对心理疏导的需求的同异反联系数及其伴随函数

类型	"很需要+需要+不需要" 同异反联系数 $\mu_k = a + bi + cj$	联系数态势 a, b, c 大小关系	势函数 $shi(\mu) = \dfrac{a}{c}$	二阶全偏 联系数 $\partial^2\mu$	同异反全 偏联系数
寻常型	$\mu_1 = 0.10 + 0.45i + 0.45j$	$a < c, a < b, b = c$ 反势 3 级(弱反势)	0.222 2	0.266 7(5)	
脓疱型	$\mu_2 = 0.15 + 0.50i + 0.35j$	$a < c, a < b, b > c$ 反势 3 级(弱反势)	0.428 6	0.281 8(4)	
关节病型	$\mu_3 = 0.15 + 0.40i + 0.45j$	$a < c, a < b, b < c$ 反势 2 级(强反势)	0.333 3	0.366 9(2)	
红皮病型	$\mu_4 = 0.45 + 0.50i + 0.05j$	$a > c, a < b, b > c$ 同势 4 级(微同势)	9.000 0	0.342 6(3)	
反转型	$\mu_5 = 0.45 + 0.40i + 0.15j$	$a > c, a > b, b > c$ 同势 3 级(弱同势)	3.000 0	0.421 3(1)	
平均	$\bar{\mu} = 0.26 + 0.45i + 0.29j$	$a < c, a < b, b > c$ 反势 3 级(弱反势)	0.896 6	0.005 7	

从表 9 - 7 看出, 首先是反转型银屑病患者对心理疏导的需求在整体上是同势 3 级 (弱同势), 是 5 种类型中最需要心理疏导的一类。其次是红皮病型银屑病患者对心理疏导的需求, 在整体上是同势 4 级 (微同势); 寻常型与脓疱型对心理疏导的需求在整体上同属反势 3 级 (弱反势)。结合表 9 - 6 知这 2 个类型的患者是"不需要心理疏导"的人数超过"需要心理疏导"的人数。在整体上最不需要心理疏导的是关节病型银屑病患者, 结合表 9 - 6 可知 20 人中只有 3 人很需要心理疏导, 有 9 人不需要心理疏导。因此, 银屑病患者对心理疏导的需求按整体态势排序, 结果是反转型>红皮病型>寻常型 = 脓疱型>关节病型。

从势函数 shi(μ) 的大小看, 第一是红皮病型 [shi(μ) = 9], 第二是反转型 [shi(μ) = 3], 第三是脓疱型 [shi(μ) = 0.428 6], 第四是关节病型 [shi(μ) = 0.333 3], 第五是寻常型 [shi(μ) = 0.222 2]。这与上面依据态势函数得出的排序有所不同, 原因在于态势函数是有关联系数中 3 个联系分量大小关系的一种函数, 而势函数 shi(μ) 仅仅是联系数中第一个联系分量与最后一个联系分量之比。前者信息利用全面, 后者信息有丢失, 但后者有其自己的物理意义, 表明每出现一个不需要心理疏导的患者, 必然有对应数量的很需要心理疏导的患者出现。

(二) 不同类型银屑病患者对心理疏导需求状态的自演化趋势分析

银屑病住院患者经常出现此类情况, 昨天还自认为无须心理疏导, 今天出现某种焦虑和担忧, 客观上需要医务人员给予一定心理疏导; 或者原来急需心理疏导的患者, 现在不需要心理疏导。这种现象说明银屑病患者群体是一个存在自组织自演化的系统。为此, 我们把偏联系数用于不同类型银屑病患者对心理疏导需求状态的自演化趋势分析, 对应的联系数类型为"有无型"联系数: "有"指"很需要", 用"a"表示; "无"指"不需要", 用"c"表示; "有""无"之间的过渡"需要", 用"b"表示。

有无型自演化基于以下假设: 假设当前的"很需要"原先处在"需要"层次上, 是从"需要"层次向"很需要"层次演化而来, "需要"原先处在"不需要"层次上, 是从"不需要"层次向"需要"层次演化而来, 与此同时存在与这 2 个演化方向相反的自演化运动, 也就是当前的"需要"原先处在"很需要"层次上, 是从"很需要"层次向"需要"层次演化而来, "不需要"原先处在"需要"层次上, 是从"需要"层次向"不需要"层次演化而来, 这 2 个方向相反的演化运动结果指示出一个给定的银屑病患者群体某个特定状态的心理疏导需求演化总趋势。读者立即想到对应假定和诠释的算法就是常规的偏联系数算法, 5 个联系数的二阶全偏联系数计算结果已填在表 9 - 7 中, 以寻常型银屑病患者心理疏导需求联系数 $\mu_1 = 0.10 + 0.45i + 0.45j$ 的二阶全偏联系数计算作为算例, 可对其余 4 个需求联系数自行验算。

有无型自演化心理疏导需求联系数的偏联系数计算如下:

一阶偏正联系数为

$$\partial^+ \mu_1 = \frac{0.1}{0.1 + 0.45} + \frac{0.45}{0.45 + 0.45}i = 0.181\ 8 + 0.5i$$

二阶偏正联系数为

$$\partial^{2+}\mu_1 = \partial^+(\partial^+\mu_1) = \partial^+(0.181\ 8 + 0.5i) = \frac{0.181\ 8}{0.181\ 8 + 0.5} = 0.266\ 6$$

一阶偏负联系数为

$$\partial^-\mu_1 = \frac{0.45}{0.1 + 0.45}i + \frac{0.45}{0.45 + 0.45}j = 0.818\ 1i + 0.5j$$

二阶偏负联系数为

$$\partial^{2-}\mu_1 = \partial^-(\partial^-\mu_1) = \partial^-(0.818\ 1i + 0.5j) = \frac{0.5}{0.818\ 1 + 0.5}j = 0.379\ 3j$$

由于 $j = 0$，所以二阶全偏联系数 $\partial^2\mu_1 = \partial^{2+}\mu_1 + \partial^{2-}\mu_1 = 0.266\ 6 + 0.379\ 3j = 0.266\ 6$。

以上结果显示，表 9-7 所示不同类型银屑病患者对心理疏导的需求，在整体上还有"不需要"向"需要"演化，"需要"向"很需要"演化的趋势，但趋势不强，趋势强度仅为 0.266 6。这提示有关部门应当适当增加不同类型银屑病患者心理疏导方面的资源。

此外，临床上还能偶尔见到原本"很需要"心理疏导的银屑病患者突然"不需要"心理疏导，或者相反，原本是"不需要"心理疏导的银屑病患者突然"很需要"心理疏导，这种不是按部就班演化的情况可以用同异反全偏联系数建模，但计算和分析过于复杂，因此，表 9-7 的最右侧一列空着，有待深入研究后完善。

本 章 小 结

本章主要对有关文献报道的皮肤病延续护理和心理护理调查数据开展集对分析，试图从已经获得的静态数据中挖掘出动态信息，为做好皮肤病延续护理和心理护理提供决策支持。其分析过程首先是把调查得到的数据看成有内在结构的一个数据系统，用联系数描述这个数据系统，再根据集对分析理论处理这个联系数，从中找出联系数所反映的这个数据系统所蕴含的知识和规律，从而在一定程度上弥补原文献处理这些调查数据时的不足。特别是对皮肤病延续护理和心理护理认识的研究，无论是研究对象（患者对延续护理和心理护理的认知），还是原文献作者处理这些数据的途径和方法，客观上面临一些不确定性的困扰。例如，对表 9-6 中的数据就做卡方检验和 P 值计算，得到不同类型银屑病患者对心理疏导的需求不全相同的提示；但本章提供的联系数模型和偏联系数算法则是设法从整体上判断这些不同类型银屑病患者对心理疏导的需求是在提高还是在降低，关注的侧重点是这些不同类型银屑病患者对心理疏导需求的自组织演化趋势,在看到这种自组织自演化趋势方向和趋势强度的同时,进一步理解和掌握集对分析处理不确定性系统的思路[2]。本章的不足之处在于没有就皮肤病护理过程和护理机制展开基于集对分析的研究,有待在今后的皮肤病研究中补充。

参 考 文 献

[1] 张曼莉,李平,郭丽英,等.银屑病患者对延续护理服务的认知和需求调查[J].广西医学,2019,41(4):527-529,532.

[2] 夏登梅,黎昌强,熊霞.银屑病患者疾病相关知识认知及健康需求调查研究[J].当代医学,2019,25(13):20-22.

第十章
集对分析在皮肤病临床
试验设计中的应用

　　临床试验设计是运用统计学原理开展临床医学科学研究的重要方法,也是中西医结合治疗皮肤病过程中的一个重要环节。无论是皮肤病新药的开发,还是中西医治疗方案的临床对比,都需要借助统计学知识做好试验设计和试验结果的分析解读。例如,临床医生及医学科学研究工作者都看重保证个体疗效基础上的群体疗效,而后者则会较多地涉及分组疗效评定与总体疗效评定的辛普森悖论;完全随机试验与设置对照组的配对试验结果分析中也存在统计方法差异性选择,以及对不同试验结果如何选优等问题。

　　本章将集对分析和偏联系数用于上述问题的探讨,以从试验结果数据自组织自演化趋势的角度给出新的解决思路。

第一节　集对分析在辛普森悖论
化解中的应用

一、辛普森悖论

　　在中医辨证论治皮肤病和中西医结合治疗皮肤病的研究中,经常会遇到不同治疗(或试验)方案的疗效对比,以优选出较好的方案,扩大临床应用范围或供进一步研究,为此需要对临床疗效或试验效果做分组统计计算和总体疗效评定。其中的列联表计算与分析是一个常用的统计分析工具;但由英国统计学家 E. H. 辛普森命名的辛普森悖论提示,列联表中的分组计算结果与总和计算结果有可能相互矛盾,令研究人员无所适从。由于国内外统计学界对辛普森悖论尚未取得一致意见,本节根据皮肤病临床和医学研究需要,试把集对分析的"成对原理""不确定性系统原理""偏联系数"用于辛普森悖论的化解,以有利于中医辨证论治皮肤病和中西医结合治疗皮肤病中不同治疗方案的优选和皮肤病新药研究。下面用一个数字举例,简单介绍辛普森悖论。

　　也有人译辛普森悖论为辛普森诡论,其为英国统计学家 E. H. 辛普森于 1951 年提出的统计悖论,即在某个条件下的两组数据,分别讨论时都会满足某种性质,可是一旦合并考虑,却可能导致相反的结论[1-3],见表 10 - 1。

表 10-1　出现辛普森悖论的一个数字举例

组别	药 E			药 F		
	用药人数	治愈人数	治愈率/%	用药人数	治愈人数	治愈率/%
甲	50	20	40	30	10	33
乙	40	30	75	70	50	71
合计	90	50	56	100	60	60

从表 10-1 看出,甲组:40%>33%,说明在甲组中,药 E 的疗效要好于药 F 的疗效;乙组:75%>71%,说明在乙组中,也是药 E 的疗效要好于药 F 的疗效。但合计项的结果显示,药 E 的总有效率 56% 要小于药 F 的总有效率 60%,也就是药 F 的疗效要好于药 E 的疗效,这就是辛普森悖论。

这种在分组比较中都占优势的一方,反而会在合计总评中成为劣势一方的现象于 20 世纪初就有人讨论,但一直到 1951 年在 E. H. 辛普森发表的论文中,该现象才算正式被描述。后来就以他的名字命名该悖论。

二、辛普森悖论的集对分析

根据集对分析的"成对原理"和"不确定性系统原理"可知,系统中的确定性与不确定性成对存在。辛普森悖论以确定的数字形式和普通的加法运算向人们展示出系统内在的不确定性,在集对分析理论意义下并不奇怪,且正好在集对分析理论之中,因此可以用集对分析化解,步骤如下:

第一步,捡回被忽略的"没有治愈率"信息,即"治愈率"的补数,据此把表 10-1 中的治愈率都改写成"治愈率"+"没有治愈率"同反二元联系数的形式,相应地也把"治愈人数"改写成"治愈人数"+"没有治愈人数"的形式,见表 10-2。

表 10-2　用"治愈率"+"没有治愈率"同反二元联系数表示"辛普森悖论"

组别	药 E			药 F		
	用药人数	治愈与没有治愈人数的联系数	治愈率 a 与没有治愈率 cj 的联系数 $a_E + c_E j$	用药人数	治愈与没有治愈人数的联系数	治愈率与没有治愈率的联系数 $a_F + c_F j$
甲	50	$20 + 30j_{甲E}$	$0.40 + 0.60j_{甲E}$	30	$10 + 20j_{甲F}$	$0.33 + 0.67j_{甲F}$
乙	40	$30 + 10j_{乙E}$	$0.75 + 0.25j_{乙E}$	70	$50 + 20j_{乙F}$	$0.71 + 0.29j_{乙F}$
合计	90	$50 + 40j_E$	$0.56 + 0.44j_E$	100	$60 + 40j_F$	$0.60 + 0.40j_F$

由于表 10-2 中的同反二元联系数已具有向量意义,不能直接比较大小,所以这时用加引号的"辛普森悖论",理由是这时的"辛普森悖论"已不再存在原先意义上的相悖问题。

第二步,分析药 E 与药 F 对不同组的疗效差异。观察表 10-2 中各个同反二元联系数中同一度分量(治愈人数、治愈率)与对立度分量(没有治愈人数、没有治愈率)的大小关系,见表 10-3。

表 10-3　同反二元联系数中同反联系分量(治愈率 a 与没有治愈率 c)大小关系

组别	药 E			药 F		
	用药人数	治愈率与没有治愈率的联系数	治愈率 a 与没有治愈率 c 比较	用药人数	治愈率与没有治愈率的联系数	治愈率 a 与没有治愈率 c 比较
甲	50	$0.40+0.60j_{甲E}$	$0.40<0.60j_{甲E}$	30	$0.33+0.67j_{甲F}$	$0.33<0.67j_{甲F}$
乙	40	$0.75+0.25j_{乙E}$	$0.75>0.25j_{乙E}$	70	$0.71+0.29j_{乙F}$	$0.71>0.29j_{乙F}$
合计	90	$0.56+0.44j_E$	$0.56>0.44j_E$	100	$0.60+0.40j_F$	$0.60>0.40j_F$

从表 10-3 看出,甲组中,药 E 与药 F 的没有治愈率大于治愈率;乙组中,药 E 与药 F 的治愈率大于没有治愈率;说明药 E 与药 F 对不同组别的疗效差异显著。从合计看出,药 E 与药 F 都是治愈率大于没有治愈率。

第三步,从总体上判别药 E 与药 F 的疗效优劣。

由于表 10-3 中的同反二元联系数 $a+cj$ 具有向量性质,不能直接比较大小,为此计算各个同反二元联系数的模 r,$r=\sqrt{a^2+c^2}$,结果见表 10-4。

表 10-4　药 E 和药 F 在甲乙两组的治愈率 a 与没有治愈率 c 的模 r

组别	药 E			药 F		
	用药人数	治愈率与没有治愈率的联系数	治愈率与没有治愈率联系数的"模" r	用药人数	治愈率与没有治愈率的联系数	治愈率与没有治愈率联系数的模 r
甲	50	$0.40+0.60j_{甲E}$	0.721 1	30	$0.33+0.67j_{甲F}$	0.746 9
乙	40	$0.75+0.25j_{乙E}$	0.790 6	70	$0.71+0.29j_{乙F}$	0.766 9
合计	90	$0.56+0.44j_E$	0.712 2	100	$0.60+0.40j_F$	0.721 1

从表 10-4 看出,在甲组中,药 F 的疗效优于药 E 的疗效(0.746 9>0.721 1);在乙组中,药 E 的疗效优于药 F 的疗效(0.790 6>0.766 9);两组合计的结果是药 F 的疗效优于药 E 的疗效(0.721 1>0.712 2)。结论是药 F 疗效优于药 E,原先的辛普森悖论得到消解。

三、讨论

从上面的工作看出,仅仅从治愈率一个角度处理分组疗效与总体疗效会产生辛普森悖论,当同时从治愈率和没有治愈率两个角度处理分组疗效与总体疗效时,就不再产生辛普森悖论,且得到明确的结论:药 F 疗效优于药 E,说明从治愈率和没有治愈率两个角度处理分组疗效与总体疗效关系比仅仅从治愈率一个角度处理分组疗效与总体疗效关系要全面和客观,这显得很自然。就如门诊时检查银屑病患者的手上是否有银屑病病灶,必须检查患者的手背跟手掌,是一样的道理。

同时从治愈率和没有治愈率两个角度研究分组疗效与总体疗效关系,也产生一个问题,就是选用何种数学工具才能客观表达分组疗效(总体疗效)的治愈率和没有治愈率关系,这是一个关键问题。为此,首先假定治愈率的补数就是没有治愈率,用 a 表示治愈率,用 c 表示没有治愈率,则有 $c=1-a$,又由于治愈率与没有治愈率是一对相反的概念,因此用集对分析中的同反二元联系数 $\mu = a + cj$ 表示治愈率与没有治愈率的关系就十分自然。由于这里的 a 表示治愈率,系数是 1,没有治愈率 c 的概念内涵是"没有",所以取 c 的系数 $j = 0$,这时的 $\mu = a + cj$ 从经典数学的意义上说,就是 $\mu = a + cj = a$,但在集对分析中,认为 $\mu = a + cj$ 还同时具有向量的特性(见第二章第五节),也就是把 a 和 c 看成两个相互垂直维度上的测度点,因此可以用 $\mu = a + cj$ 的模 $r = \sqrt{a^2 + c^2}$ 刻画 a 与 c 的相互作用效果,利用 r 的大小来判断两种不同药在不同情况(分组与合计)的疗效差异,在表 10 - 4 中采用了 r 大的优于 r 小的,不仅消解了辛普森悖论,也得到了总体上药 F 疗效优于药 E 的结论。

也许读者对于表 10 - 4 的做法仍存疑惑,因为 $r = \sqrt{a^2 + c^2}$ 中把 a 和 c 同等看待,其实从中医的阴阳理论容易得到解释,阴阳不仅互根,而且在正常情况下还应有阴阳平衡,也就是阴阳平等。这里的治愈率 a 代表着阳,没有治愈率 c 代表着阴,a^2 代表阳中取阳,c^2 代表阴中取阴,$a^2 + c^2$ 代表阳中之阳与阴中之阴的和合,$\sqrt{a^2 + c^2}$ 代表和合结果的几何平均,这样的阴阳相互作用机制对于一般系统都是平等地存在,因此可以取相互作用值 $r = \sqrt{a^2 + c^2}$ 去判别不同药物在不同分组和合计中的疗效。

但是仍会有读者可能不认同上面的解释,为此,不妨用集对分析中的联系数做进一步的讨论,如下:

假定在治愈和没有治愈之间还存在接近治愈但还没有达到治愈的状态,这样的假定能让人接受,因为通常的治愈相当于临床疗效评价中的"痊愈""没有治愈"包括了"显效""好转""无效",因此,"接近治愈"是一个可以接受的概念,而且可以把"接近治愈"退一步作为治愈和没有治愈的中间状态看待。在这样的假设下,我们认为已有的"治愈"和"没有治愈"可以做进一步推敲和提纯,也就是各可以分出一部分组成"接近治愈";由于已经用 a 表示"治愈率",用 c 表示"没有治愈率",则用 b 表示介于治愈率与没有治愈率之间的"接近治愈率",显然,b 应当是 a 与 c 的交集,也就是应当有 $b = ac$,与此同时的 a 被提纯成 $a' = a - ab = a - aac$,c 被提纯成 $c' = c - cb = c - cac$,也就是从 a 中剥离出 aac 与 c 中剥离出的 cac 组成 b,也就是 $b = aac + cac = ac(a + c) = ac$,据此算法计算表 10 - 2 中疗效的同反二元联系数,得到各药各组疗效的同异反三元联系数,再计算各三元联系数的二阶全偏联系数,所得结果见表 10 - 5。

表 10 - 5　各药各组的同异反三元疗效联系数和二阶全偏联系数

组别	药 E 治愈率 a 与没有治愈率 cj 及中间状态 bi 的三元联系数 $\mu = a + bi + cj$	二阶全偏联系数	药 F 治愈率 a 与没有治愈率 cj 及中间状态 bi 的三元联系数 $\mu = a + bi + cj$	二阶全偏联系数
甲	$0.304\,0 + 0.240\,0i + 0.456\,0j$	0.618 4	$0.257\,0 + 0.221\,1i + 0.521\,9j$	0.643 7
乙	$0.609\,4 + 0.187\,5i + 0.203\,1j$	0.614 4	$0.563\,8 + 0.205\,9i + 0.230\,3j$	0.608 1
合计	$0.542\,2 + 0.246\,4i + 0.331\,6j$	0.596 9	$0.456\,0 + 0.240\,0i + 0.304\,0j$	0.597 6

二阶全偏联系数显示,甲组中,0.643 7>0.618 4,所以药 F 的疗效要好于药 E;乙组中,0.614 4>0.608 1,所以药 E 的疗效要好于药 F;合计中,0.597 6>0.596 9,所以药 F 的疗效要好于药 E。这一结果与根据表 10-4 得到的结果一致。

综合以上讨论得到的结论:① 可以在两种药物做两组对比试验中应用集对分析理论及其联系数决断出总体上相对优异的药物;② 以上计算和分析步骤可以推广到 $n(n > 2)$ 种药物做 $m(m > 2)$ 分组时的疗效总体评价。

第二节　偏联系数在完全随机和配对 试验结果分析中的应用

一、临床试验设计

临床设计试验是运用统计学原理和方法,对人体进行药物效果和安全性的系统性研究试验,通过试验证实或揭示试验药物的作用、不良反应,以及试验药物的吸收、分布、代谢和排泄规律,以确定试验药物针对不同个体的临床用量[4, 5]。为最大限度地消除随机因素对试验结果的干扰,临床试验设计的一项核心工作是对受试人员随机分组和设立对照组。完全随机设计和配对设计是临床研究中最常见的两种试验设计。鉴于数理统计分析的专业性,部分临床研究人员对完全随机设计和配对设计 RCT 统计分析方法的理解存在混淆,易导致分析结果错误[6]。为此,团队工作[7]通过基于同一批经过"凉血潜阳法"治疗的银屑病患者的 RCT 试验数据,分别按完全随机设计和配对设计方案模拟数据整理和统计分析过程,阐释与比较两种不同设计方案的统计分析结果和差异。本节依据集对分析理论,重点对临床工作中的显效、有效、无效统计结果做联系数描述,并对疗效联系数做偏联系数、态势函数和势函数计算与分析,以期补充和完善临床研究人员对这两种设计方案临床疗效的系统性认识,并就这两种设计方案试验结果的协调性处理提出基于集对分析的建议[7],介绍如下:

二、资料和方法

(一) 资料来源

本研究资料选自促进市级医院临床技能和临床创新能力三年行动计划——银屑病"凉血潜阳法"临床方案优化及再评价研究。从该研究中分别随机选取 50 例作为试验组和 50 例作为对照组,摘录变量主要为年龄、性别、PASI 评分、治疗效果等指标。

(二) 数据模拟

基于上述银屑病"凉血潜阳法"临床优化及再研究中选取的 100 例对象,分别按照完全随机设计和配对设计的方案设计原理,对摘选数据进行整理。完全随机设计是将样本中全部受试对象随机分配到各个处理组,分别接受不同的处理,然后对效应进行比较。将上述 50 例试验组和 50 例对照组对象的资料进行纵向合并,增加一个新的变量名"组别" Group(1 = 试验组,0 = 对照组),建立完全随机设计的模拟数据库 A(样本量 $n = 100$);配对设计是将受试对象按某些特征或条件配成对子,再将每对中两个受试对象随机分配到两个不同处理组中接受不同的处理,然后比较疗效和安全性[8]。将上述 50 例试验组和 50 例对照组对象的资料进行横向合并,以银屑病患者的皮损程度 PASI 评分和年龄进行个体匹配,建立配对设计的模拟数据库 B(样本量 $n = 50$)。

(三)统计分析

应用 SPSS 16.0 软件,示例分析完全随机设计和配对设计结果资料。统计分析主要包括一般人口学特征描述,应用 t 检验(配对 t 检验)或 Wilcoxon 秩和检验分析定量变量资料;应用 Pearson 卡方检验或 McNemar 卡方检验分析定性变量资料;应用广义线性模型 (General Linear Model,GLM)分析重复测量数据,$\alpha = 0.05$,$P < 0.05$ 表示差异有统计学意义。

三、结果

不同研究设计数据库架构特点的 RCT 临床试验中,完全随机设计通过"组别"变量区分试验组和对照组。完全随机设计的银屑病 RCT 临床试验模拟数据库中共包括 100 例银屑病患者,组别、性别、年龄、BSA(银屑病皮损严重程度评分)、PASI 0~8 和疗效均为独立变量,通过控制"组别"变量可以分析不同组别对象的各指标之间的差异。配对设计中,受试对象先按照一定条件配成对子,再将每对中两个受试对象随机分配到两个不同处理组中接受不同的处理(表 10-6)。配对设计的银屑病 RCT 临床试验模拟数据库中共包括 50 对银屑病患者,组别、性别、年龄、BSA、PASI 0~8 和疗效为相关变量,通过在变量名上添加 a、b 来区分试验组和对照组,统计分析中通过计算对应相关变量的差值(定量变量)或不一致的对子数(定性变量)来比较不同组别的差异有无统计学意义(表 10-7)。

表 10-6 基于完全随机设计的银屑病 RCT 临床研究模拟数据库架构

ID	组别	性别	年龄	BSA	PASI 0	...	PASI 8	疗效
1	1	1	28	5	1.10	...	1.00	4
2	1	1	67	1	1.20	...	1.00	4
...	...	...	...	...	...	...	...	...
50	1	1	69	1	2.90	...	3.00	4
51	0	2	48	1	0.30	...	0.00	4
52	0	2	63	5	1.20	...	0.40	3
...	...	...	...	...	...	...	...	...
99	0	2	26	1	3.60	...	2.80	4
100	0	2	38	10	3.60	...	2.10	3

表 10-7　基于配对设计的银屑病 RCT 临床研究模拟数据库架构

对子	试 验 组						对 照 组					
	性别 a	年龄 a	BSA a	PASI 0a	…	PASI 8a	疗效 a	性别 b	年龄 b	BSA b	PASI 0b	…	PASI 8b	疗效 b

对子	性别 a	年龄 a	BSA a	PASI 0a	…	PASI 8a	疗效 a	性别 b	年龄 b	BSA b	PASI 0b	…	PASI 8b	疗效 b
1	1	28	5	1.10	…	1.00	4	2	48	1	0.30	…	0.00	4
2	1	67	1	1.20	…	1.00	4	2	63	5	1.20	…	0.40	3
3	1	31	45	1.80	…	0.60	3	1	55	5	1.60	…	0.60	3
4	2	55	2	1.80	…	4.20	4	2	40	8	1.90	…	2.10	4
…	…	…	…	…	…	…	…	…	…	…	…	…	…
46	1	30	4	2.40	…	1.40	3	2	61	12	3.00	…	1.00	3
47	2	68	10	2.70	…	2.00	4	1	50	50	3.45	…	1.40	3
48	1	57	6	2.80	…	1.60	3	1	28	3	3.50	…	3.00	4
49	1	27	1	2.90	…	2.80	4	1	26	1	3.60	…	2.80	4
50	1	69	1	2.90	…	3.00	4	2	38	10	3.60	…	2.10	3

不同研究设计的分析指标选择的 RCT 临床试验中,完全随机设计和配对设计的统计分析指标选择存在一定的区别。例如,在完全随机设计 RCT 临床试验中,定量资料如果符合正态分布,两样本之间的 t 检验公式为 $t = \dfrac{\bar{x}_1 - \bar{x}_2}{\sqrt{s_c^2\left(\dfrac{1}{n_1} + \dfrac{1}{n_2}\right)}}$,其中 $S_c^2 = \dfrac{(n_1 - 1)S_1^2 + (n_2 - 1)S_2^2}{n_1 + n_2 - 2}$,

根据两样本的方差齐性检验结果,选择 t 检验或者 t' 检验方法。而配对设计 RCT 临床试验中,定量资料如果符合正态分布,两样本之间的 t 检验公式为 $t = \dfrac{\bar{d} - 0}{\dfrac{s_d}{\sqrt{n}}}$,其检验的是两

样本资料某指标差值 $\bar{d}$ 总体均数是否为 0,配对 t 检验的原理与完全随机设计 t 检验不同,应根据不同的研究设计选择恰当的统计分析指标开展统计分析工作。汇总完全随机设计和配对设计 RCT 临床试验的统计分析方法,研究者可根据不同的研究设计和资料类型选择合适的方法(图 10-1)。

不同研究设计的统计学描述在 RCT 临床试验主要效应指标分析前,需要对研究对象的人口学资料、实验室检测结果资料和试验效应指标进行统计学描述分析。定量变量资料选择均数和标准差(正态或近似正态分布)或中位数与四分位间距(偏态分布)描述。完全随机设计描述全体对象的变量特征,配对设计分别描述试验组和对照组的变量特征。根据正态性检验结果,银屑病患者的年龄用 $(\bar{\mu} \pm \sigma)$ 描述,BSA、PASI 0 和 PASI 8 用中位数和四分位间距描述(表 10-8)。定性变量资料应用构成比(percentage/%)或率(rate/%)描述。选择构成比描述试验对象的性别和治疗效果见表 10-9。

表 10-8　不同研究设计临床试验研究中常用的定量变量资料统计学描述指标值

设计分类	变量名	样本量	统 计 量						K-S	P
			平均值	标准差	最小值	最大值	中位数	四分位间距		
完全随机设计	年龄/岁	100	45.44	13.32	20.00	69.00	46.00	23.00	0.09	0.05
	BSA	100	35.10	28.75	1.00	90.00	32.50	55.00	0.17	<0.05
	PASI 0	100	11.16	9.44	0.30	38.40	7.80	13.30	0.17	<0.05
	PASI 8	100	4.88	4.66	0.00	23.00	3.40	5.00	0.16	<0.05

（续表）

设计分类	变量名	样本量	统计量						K-S	P
			平均值	标准差	最小值	最大值	中位数	四分位间距		
配对设计	年龄 a/岁	50	46.54	14.41	20.00	69.00	47.50	26.00	0.11	0.20
	BSA a	50	34.80	31.06	1.00	90.00	30.00	58.00	0.18	<0.05
	PASI 0a	50	11.43	9.30	1.10	38.30	9.30	14.60	0.14	<0.05
	PASI 8a	50	5.74	5.03	1.00	23.00	4.45	6.00	0.15	<0.05
	年龄 b/岁	50	44.34	12.18	22.00	67.00	44.00	22.00	0.12	0.08
	BSA b	50	35.40	26.56	1.00	90.00	40.00	50.00	0.17	<0.05
	PASI 0b	50	10.88	9.67	0.30	38.40	6.88	9.20	0.24	<0.05
	PASI 8b	50	4.02	4.14	0.00	20.00	2.80	3.00	0.20	<0.05

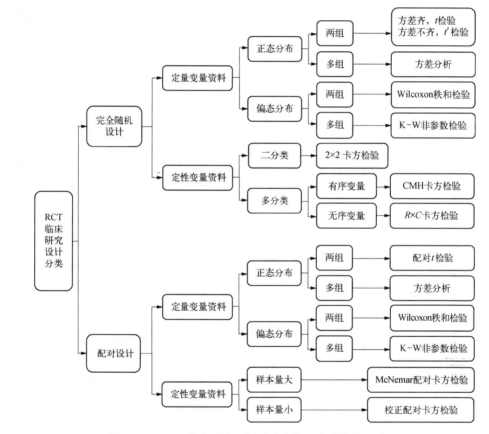

图 10-1 RCT 临床试验不同设计方案的统计分析思路图

表 10-9 不同研究设计临床试验研究中常用的定性变量统计学描述指标值

变量名		完全随机设计		配对设计			
				试验组		对照组	
		人数	构成比/%	人数	构成比/%	人数	构成比/%
性别	男	66	66.00	26	52.00	40	80.00
	女	34	34.00	24	48.00	10	20.00

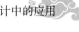

（续表）

变量名		完全随机设计		配对设计			
				试验组		对照组	
		人数	构成比/%	人数	构成比/%	人数	构成比/%
治疗疗效	显效	26	26.00	7	14.00	19	38.00
	有效	51	51.00	29	58.00	22	44.00
	无效	23	23.00	14	28.00	9	18.00

不同研究设计的单因素分析和结果展示：完全随机设计 RCT 临床试验指标的单因素比较中，定量变量根据正态性检验结果，采用 t 检验或 Wilcoxon 秩和检验比较不同组的差异。分别描述试验组和对照组银屑病患者的统计指标值（$\bar{\mu} \pm \sigma$ 或平均秩次），并选择合适的统计量进行检验结果的数据展示。配对设计 RCT 临床试验指标的单因素比较中，根据正态性检验结果，采用配对 t 检验或两相关样本 Wilcoxon 秩和检验比较试验组和对照组不同指标差值与 0 之间的差异（表 10 - 10）。符合正态分布用指标差值的（$\bar{\mu} \pm \sigma$）表示，不符合正态分布用正秩次和负秩次表示，并选择合适的统计量进行检验结果的数据展示。RCT 临床试验定性变量分析中，完全随机设计采用构成比（%）展示不同组对象指标的构成情况，应用 Pearson 卡方检验进行统计分析，见表 10 - 11；配对设计中分别统计试验组和对照组在不同指标之间的对子数和构成情况（%），应用 McNemar 配对卡方检验进行统计分析，见表 10 - 12。

表 10 - 10　不同研究设计的临床试验研究中定量变量的单因素分析

变量	组别	完全随机设计				变量	配对设计（差值）				
		$\bar{\mu} \pm \sigma$	平均秩次	t/Z	P		$\bar{\mu} \pm \sigma$	正秩次	负秩次	$t(K-S)$	P
年龄/岁	试验组	44.34±12.18	—	0.83	0.41	年龄/岁	2.20±2.83	—	—	0.78	0.44
	对照组	46.54±14.41	—			BSA	—	22.54	23.52	-0.27	0.79
BSA	试验组	—	51.82	0.46	0.65	PASI 0		20.46	29.02	-1.41	0.16
	对照组		49.18			PASI 8		24.05	23.35	3.28	<0.05
PASI 0	试验组		49.84	-0.23	0.82						
	对照组		51.16								
PASI 8	试验组		44.35	-2.12	<0.05						
	对照组		56.65								

表 10 - 11　完全随机设计临床试验中定性变量的单因素分析

治疗效果	试验组		对照组		χ^2	P
	人数	构成比/%	人数	构成比/%		
显效	19	38.00	7	14.00	7.59	<0.05
有效	22	44.00	29	58.00		
无效	9	18.00	14	28.00		

表 10 - 12　配对设计临床试验中定性变量的单因素分析

| | 治疗效果 | 对　照　组 | | | χ^2 | P |
		显效(构成比/%)	有效(构成比/%)	无效(构成比/%)		
试验组	显效	3(6.00)	3(6.00)	1(2.00)	7.60	0.06
	有效	12(24.00)	13(26.00)	4(8.00)		
	无效	4(8.00)	6(12.00)	4(8.00)		

　　不同研究设计的重复测量数据分析和结果展示 RCT 临床试验中,为动态观察效应指标的变化情况,通常会对效应指标进行多个时间点的检测。例如,在银屑病"凉血潜阳法"临床研究中,对每一位银屑病患者的 PASI 进行了 0 周、2 周、4 周、6 周和 8 周共 5 次评估。把重复测量数据作为独立组别进行方差分析是不准确的,应选择 GLM 重复测量数据进行方差分析。完全随机设计需分析试验组别、组间误差、处理时间、组别和时间交互项、组内误差效应;而配对设计由于将试验组和对照组进行了配对,只需分析处理时间、误差的效应(表 10 - 13)。GLM 分析中,应采取 Mauchly 球形检验分析重复测量数据整体上是否符合 Huynh-Feldt 条件,如果拒绝了 H_0 球型假设,需要进行 Greenhouse-Geisser(G - G)或 Huynh-Feldt(H - F)调整 P 值。对于重复测量资料分析结果的图形展示选择,应考虑分析指标是否符合正态分布。如果不同周测量的 PASI 指数符合正态分布,选择图 10 - 2 B 部分所使用的直条图与误差线的组合;如果不符合正态分布,选择图 10 - 2 A 部分所使用的箱式图[7](图 10 - 2)。

表 10 - 13　不同研究设计临床试验中定量变量的重复测量数据方差分析

| 研究设计 | 变异来源 | 自由度 | 离均差平方和 | 均方 MS | F | P | 调整 P 值 | |
							G - G	H - F
完全随机设计	试验组别	1	153.26	153.26	0.79	0.38		
	组间误差	98	18 957.88	193.45				
	处理时间	4	2 603.24	650.81	61.15	<0.05	<0.05	<0.05
	组别与时间交互项	4	18.16	4.54	0.43	0.79	0.59	0.59
	组内误差	392	4 171.77	10.64				
配对设计	处理时间	4	36.31	9.08	1.54	0.19	0.22	0.21
	误差	196	1 155.30	5.89				

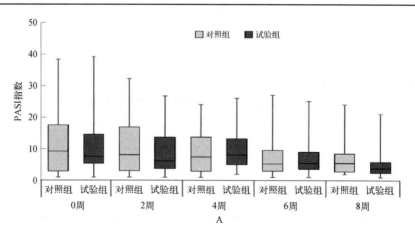

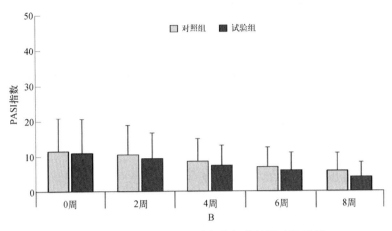

图 10 - 2　RCT 临床试验分析指标的绘图选择示例

第三节　两种试验结果的自组织
演化趋势分析

本节将应用集对分析理论对以上工作结果做进一步分析。由表 10 - 9 看出,完全随机设计试验结果与配对试验结果不同,配对试验结果中的对照组与试验组结果也不同,虽然已用卫生统计学的知识指出了这些结果在试验设计上的原因,但是否还能应用其他理论和其他方法从其他角度挖掘其中有价值的信息和知识,从而完善对完全随机设计试验与配对试验及其结果的认识? 为进一步开展临床研究提供有益指导,本节应用集对分析理论和其联系数再处理表 10 - 9 中的疗效数据,从而得出新的结论。具体步骤如下:

第一步,把表 10 - 9 中的完全随机设计疗效与配对设计中的试验组疗效和对照组疗效写成以显效为参考集合的同异反疗效联系数,见表 10 - 14。

表 10 - 14　不同临床试验设计结果的疗效联系数 $\mu = a + bi + cj$

试 验 设 计		联 系 数
完全随机设计		$\mu_1 = 0.26 + 0.51i + 0.23j$
配对设计	试验组	$\mu_2 = 0.14 + 0.58i + 0.28j$
	对照组	$\mu_3 = 0.38 + 0.44i + 0.18j$

第二步,计算表 10 - 14 中各联系数 $\mu_t(t = 1, 2, 3)$ 的势函数 $\mathrm{shi}(\mu_t)$、态势函数与二阶全偏联系数,计算结果见表 10 - 15。

表 10 - 15 不同临床试验设计疗效联系数 μ_t 的伴随函数

项　目		μ_t	态势函数 shi(μ_t)	势函数 shi(μ_t)	二阶全偏联系数 $\partial^2 \mu_t$	结构稳定性判断
完全随机设计		μ_1	$a > c, a < b, b > c$（同势）	1.13	0.009 4	不稳定
配对设计	试验组	μ_2	$a < c, a < b, b > c$（反势）	0.50	−0.064 0	不稳定
	对照组	μ_3	$a > c, a < b, b > c$（同势）	2.11	0.043 9	稳定

第三步,计算表 10 - 14 中各联系数 $\mu_t(t = 1, 2, 3)$ 的结构稳定性如下:

对于 μ_1 有

$0.26 + 0.51 > 0.23,\ 0.51 + 0.23 > 0.26,\ 0.26 + 0.23 < 0.51$（不满足三角形条件,不稳定）

对于 μ_2 有

$0.14 + 0.58 > 0.28,\ 0.58 + 0.28 > 0.14,\ 0.14 + 0.28 < 0.58$（不满足三角形条件,不稳定）

对于 μ_3 有

$0.38 + 0.44 > 0.18,\ 0.44 + 0.18 > 0.38,\ 0.38 + 0.18 > 0.44$（满足三角形条件,稳定）

上述结果已列入表 10 - 15 中。

由表 10 - 15 看出,完全随机设计与对照设计中的对照组,他们的疗效联系数的态势函数 shi(μ_t) 都是同势（显效率 a 大于无效率 c）且态势结构相同,都是 $a > c, a < b, b > c$,其势函数 shi(μ_t) 都大于 1（1.13 与 2.11）,其二阶全偏联系数 $\partial^2 \mu_t$ 都大于零（0.009 4 与 0.043 9）,也就是说,这两种设计的试验结果,其自组织宏观状态与这种状态的微观演化趋势协同一致且属于同一个类型,有着向更好疗效演化的内在动力。相比之下,配对设计试验组的疗效联系数的状态是反势（无效率 c 大于显效率 a）,其势函数 0.5 远小于 1,二阶全偏联系数 $\partial^2 \mu_t = -0.064\ 0$,提示配对设计试验组的疗效存在向无效演化的内在动力;尽管完全随机设计与配对设计中的对照组虽然同属同势,但完全随机设计的疗效数据结构不稳定,对照设计中的对照组疗效数据结构稳定,综合以上分析得到的结论是配对设计中的对照组疗效最好,其次是完全随机设计疗效,最差是配对设计中的试验组疗效。

综上所述,本节可以得到以下讨论。

（1）本节的主要工作是对同一批银屑病"凉血潜阳法"RCT 数据的完全随机设计和配对设计方案模拟结果中的疗效数据做基于集对分析理论的联系数描述和联系数伴随函数计算与系统结构分析,得到的结论清晰可靠。其原理在于,集对分析理论把疗效数据中的显效、好转、无效作为一个疗效系统对待,不再局限于经典卫生统计学把显效、好转、无效作为相互独立、无内在联系的数据对待。

（2）为了保证试验设计得到的结果具有客观合理性,从而使得后续的集对分析理论和联系数计算能得到科学的结论,整个试验设计工作仍应按经典的试验设计规范要求做。

（3）从集对论的意义上说,本节的工作附带提出了"双层集对分析"的问题。因为,首先是"完全随机设计"和"配对设计"构成一个集对;其次是"配对设计"中的"试验组"

与"对照组"又是一个集对。按集对分析理论,"完全随机设计"和"配对设计"具有同异反关系,内容实质就是讲"完全随机设计"和"配对设计"的同异反关系,但为了保持原作者思想所以不展开集对分析;读者不妨按前面几章介绍的集对分析知识自行找"完全随机设计"和"配对设计"的"共同点""相反点"和不同也不相反的"差异点",并做联系数刻画和进一步分析。由于文献给出了"完全随机设计"的疗效,"配对设计"中的"试验组"疗效和"对照组"疗效,客观上可以对 3 个疗效分别建立疗效联系数后展开分析,也就不必要再纠结这 3 个集合的"双层集对分析"如何形式化的问题[7]。反过来,这里的分析为一般性地研究"双层集对分析"提供了 1 个范例。

(4) 有关三元联系数的二阶全偏联系数计算原理和计算过程这里略去,读者可以参考所附相关参考文献[8-12]和第四章第四节等后续章节。

本 章 小 结

包括皮肤病在内的众多临床实践与医学科学研究中,统计学原理与方法的运用有着特别重要的意义,原因在于无论是临床实践还是医学科学研究,都受到这种或那种不确定因素与多种不确定因素的干扰,如何在试验设计和数据处理过程中排除这些不确定因素的干扰,人们习惯上应用统计学的原理与方法,但辛普森悖论说明传统的统计学存在某种不足。此外,还有应用显著性检验、卡方检验导致误判等问题,说明在与不确定因素的统计学知识体系中有需要改进和完善的工作可做。集对分析作为用联系数统一处理模糊不确定性、随机不确定性、信息不完全致不确定性的新的系统数学理论,在发展和补充已有的统计学理论和方法中大有发展空间,在皮肤病和其他疾病的临床试验设计中有着重要的应用。

参 考 文 献

[1] 程中兴. 非线性视角下辛普森悖论的统计解释[J]. 统计科学与实践, 2011(1): 30, 31.

[2] 冯姣. 辛普森悖论对描述性统计分析的启示[J]. 中国统计, 2017(8): 28 – 30.

[3] 吴小安. 辛普森悖论——逻辑进路和因果进路之争[J]. 自然辩证法通讯, 2018, 40(5): 53 – 59.

[4] 贺佳. 临床试验统计分析计划及统计分析报告的考虑[J]. 中国卫生统计, 2015, 32(3): 550 – 552.

[5] 冀希炜, 吕媛. 中国药物国际多中心临床试验的研究现状[J]. 中国临床药理学杂志, 2019, 35(4): 399 – 401, 408.

[6] 万霞, 邢建民, 刘建平. 临床试验结果的统计分析[J]. 中医杂志, 2007, 48(12): 1076 – 1078.

[7] 王瑞平, 陈曦, 陈洁, 等. 完全随机设计和配对设计 RCT 临床试验的统计方法及比较[J]. 世界临床药物, 2019, 40(11): 783 – 789, 794.

［8］ 杨红梅,赵克勤.偏联系数的计算与应用研究[J].智能系统学报,2019,14(5):865-876.

［9］ 覃杰,赵克勤.基于偏联系数的医院医疗质量发展趋势综合分析[J].中国医院统计,2007,14(2):127-129,132.

［10］ 许逊哲,蒯仂,茹意,等.基于集对分析疗效曲线与偏联系数的银屑病用药优选探讨[J].中华中医药学刊,2018,36(8):1822-1825.

［11］ 蒯仂,赵克勤,李斌.基于集对分析偏联系数的寻常型银屑病对症用药优选探讨[J].上海医药,2018,39(23):9-14,67.

［12］ 徐蓉,卢怡,蒯仂,等.基于集对分析偏联系数研究银屑病皮损对疗效的影响[J].中华中医药学刊,2019,37(5):1042-1045.

第十一章
问题与展望

作为把集对分析理论与方法较为系统地应用于中医辨证论治皮肤病的第一部书,读者在读完前面十章以后,会提出这样那样的问题,本章把可能会提到的问题大致归成 5 个问题并做简答,并展望集对分析在中医学领域的进一步创造性地应用。

第一节　问题与思考

问题 1,本书中的不少实例在做初步地集对分析后,就用联系数描述分析结果,继而求联系数的偏联系数,再根据偏联系数的计算结果开展讨论,之后提出相关建议和结论,读者会问,集对分析及其联系数和偏联系数真有系统综合和前瞻功能?

问题 2,中医辨证论治历来把"望闻问切"作为辨证论治的第一步,从现代信息论的角度看,"望闻问切"目的是获得有关人体与疾病的本体信息,这种信息与我们平时通过新闻媒体获得的信息有何不同,与偏联系数又有何联系?

问题 3,读完本书后给人的印象是,笔者虽然以皮肤病的辨证论治作为主线著写全书,但有为中医理论建立一个不局限于皮肤病诊治数学模型的意图,问题在于真的能建立起这种模型? 这种模型对中医临床又有何现实意义?

问题 4,人们已习惯对临床数据做基于统计学的检验,但传统统计学以概率论为基础,基础扎实,体系严密,应用广泛,书中介绍的集对分析理论和其联系数与经典概率统计有联系,这种联系的实质是互补关系,还是后者包含前者?

问题 5,书中还有其他方面的问题,如对四元联系数 $\mu = a + bi + cj + dk$,有时候取 $k = -1$,有时候取 $k = 0$;类似地对三元联系数 $\mu = a + bi + cj$,有时候取 $j = -1$,有时候取 $j = 0$,在应用联系数时可能会有困惑;还有态势函数与势函数和偏联系数的关系等。

对于问题 1:我们已知道联系数是一个有层次结构的函数,以四元联系数 $\mu = a + bi + cj + dk$ 为例,a 处在最高层次,d 处在最低层次,b 处在中间偏高层次,c 处在中间偏低层次,当把这样的四元联系数用于痊愈、显效、好转、无效这 4 个疗效指标的系统刻画时,a 代表痊愈率,是患者和医务人员共同追求的最高指标;b 代表显效率,是中间偏高指标;c 代表好转率,是中间偏低指标;d 代表无效率;i、j、k 依次是指示中间偏高、中间偏低、无效的示性系数。研究发现,在把四元联系用于群体疗效综合评价时,作为无效的示性系

277

数 k 取零较为合理,因为这时的"无效"在逻辑上说,不再存在自发的向好转、显效,甚至痊愈方向的逆转,也不存在对好转、显效,甚至痊愈的"负面影响"。这时的四元联系数 $\mu = a + bi + cj + dk$ 称"有无型联系数",其特征方程为 $1 + 0 = 1$,$1 \times 0 = 0$;但如果把四元联系数 $\mu = a + bi + cj + dk$ 用到同一个患者的 N 个指标做完全正常、基本正常、有些不正常、不正常的分类评价,这时的 k 取 -1 较为合理,因为这 N 个指标在人体内是高度关联、相互影响、相互作用在一起的,把他们分开检测、单独示值、各自记分,仅仅是为了满足学术指称和研究上的方便而已。

偏联系数在运算过程中客观地反映了四元联系数各联系分量的运动,偏联系数数值的大小指示出这种运动的结果,信息利用全面,运动刻画客观,因此能在一定范围内客观反映四元联系数所代表的事物在真实世界中的趋势。当然,在这里,我们首先承认在阶段性治疗结束时得到的"痊愈、显效、好转、无效"是在不断变化的,用一组静止的指标去刻画动态变化着的疗效,是一种对疗效真实世界的简化,临床医务人员和医学科学工作者显然不能被静止的一组疗效数据蒙住了自己的眼睛,而看不到蕴藏在这组静态数据后面的动态演化图像和动态演化的阶段性趋势方向与趋势强度。

但由于偏联系数的计算过程本质上是联系数系统中联系分量的非线性运动刻画,不同的联系数结构在偏联系数计算过程中对应着何种非线性运动,至今还没有规律性的认识。也就是说,作为皮肤病中西医结合阶段性疗效系统的"痊愈、显效、好转、无效",他们之间的变化规律究竟遵循何种非线性运动规律,仍有待深入研究。

对于问题 2,集对分析理论的创始人赵克勤先生早在 2005 年就指出,信息是物质和能量相互作用的产物,信息具有能量。结合到中医临床实践的历史和现状,我们认为,所有在患者身上获得的信息也是具有一定能量的信息,这与人们通过新闻媒体获得的信息有本质上的区别。所有中医临床医师都知道通过"望闻问切"了解甚至掌握患者身上的"正气"处在何种状态、何种程度。从现代科学的角度理解中医学的"气",实质就是人这个有机体的能量。"正气"就是"能量"处在有利于机体正常运行状态的能量,也可以称"正能量";"邪气"就是"能量"处在有害于机体正常运行状态的能量,也可以称"负能量"。有了这样的概念之后,就不难理解四元联系数的全偏联系数所刻画的运动,其实质就是健康机体("正气")与疾病("邪气")相互搏击运动,全偏联系数是正数时表明"正气"压倒"邪气",全偏联系数是负数时表明"邪气"压倒"正气"。

对于问题 3,有了上面对问题 2 的解释,就不难回答问题 3,因为根据中医学理论,所有疾病的发生与诊治过程都是"正气"与"邪气"较量的过程。从这个意义上说,本书给出的辨证论治皮肤病的集对分析模型可以推广应用于皮肤病之外疾病的辨证论治,应当是题中之意,从数学上说,这也是数学模型的功能。

对于问题 4,赵克勤、赵森烽已提出一种由提出者命名的新概率理论——赵森烽-克勤概率,这一理论的系列论文集中发表在《智能系统学报》等中文核心期刊[1-7],内容丰富,这里不做介绍,从已有文献看,由赵克勤、赵森烽提出的新概率理论是扩展和包含经典概率论的新理论,将在医学和其他领域得到广泛应用。

对于问题 5,已包含在对问题 1 的简答中,不再赘述。

第二节　展　　望

一、应用展望

从上面对问题的简答和前几章内容看出,集对分析在辨证论治领域中的应用前景广阔,特别是第十章内容给我们提示,若能较好地在中医辨证论治中应用集对分析模型,能显著地提高疗效,这是患者和医务工作者共同追求的目标,显示了良好的应用的前景。基于临床实际角度,还应提到基于集对分析的人工智能技术,如基于集对分析的不确定性推理技术、同异反模式识别技术、大数据不确定性分析技术、智能决策技术等[8-10],在中医辨证论治和中西医结合中也已有应用。限于本书的专业性,不再介绍,读者可以参考第二章列出的有关参考文献。

二、模型展望

本书给出集对分析在中医辨证论治皮肤病所做的系统数学建模,可以统称为中医辨证论治皮肤病集对分析模型,这是一个一级模型,往下可以分为若干子模型。例如,依联系数的元数多少分,可以分成二元联系数模型,也可以简称二元模型或阴阳模型;三元联系数模型,也可以简称三元模型或同异反模型;四元联系数模型,也可以简称四元模型或四元疗效模型;五元联系数模型,也可以简称五元模型或五行模型;六元联系数模型,也可以称六元模型或六经模型;十元联系数模型,也可简称十元模型或奇经八脉模型;十二元联系数模型,也可以简称十二元模型或十二经模型。依系统规模分,可以分为局域模型、小系统模型、大系统模型、复杂系统模型、开放复杂巨系统模型。按医学学科分,分成中医辨证论治集对分析模型、中西医结合集对分析模型。按数学和计算机科学分,分成纯数学模型、计算机模型、人机结合模型等。由此看出中医辨证论治皮肤病集对分析模型,是以中医临床为背景,把两个集合相联系做成集对,利用联系数作为数学工具,实现定性与定量相结合,承认机体的阴阳互根与诊治不确定性为前提,以提高疗效为宗旨的一种系统数学模型,在中西医结合领域有广阔的应用前景。

三、理论展望

从中医学角度看,可将集对分析看成一种建立在现代系统数学基础上的阴阳理论,但又把阴阳思想数学化的理论,实现了阴阳互根、阴中有阳、阳中有阴的数学表达;从数学角度看,集对概念是对现代数学基础集合概念的一个提升,数学基础从集合论发展到集对论,是数学发展的必经之路;由于集合论是现代数学的基础,数学又是计算机科学和其他现代科技的基础,因此有关集对分析的理论将对数学和其他科学技术的发展产生深远影响,对中医学的影响则是其中之一。从哲学辨证法的角度看,集对分析把人们对事物的辨证思维转换成了一种具体的系统数学方法,因而在理论上既顶天又立地,集对分析理论将推动包括中医学在内的众多现代科学技术的创新,特别是推动中西医结合理论的创新。

本 章 小 结

　　本章对第一至十章进行简要归纳,提出问题,并做出简答,并对中医辨证论治皮肤病集对分析研究的实质做了说明,指出其实质是给出了一种基于现代系统数学理论的中医辨证论治数学模型。因而,无论在理论意义还是临床意义上,都不限于皮肤病诊治的范畴,对一般疾病的中医辨证论治和一般疾病的中西医结合都有一定的借鉴和指导意义,同时也对集对分析理论本身的发展做了展望。

参 考 文 献

[1] 赵克勤. 集对分析及其初步应用[M]. 杭州:浙江科技出版社, 2000.

[2] 赵克勤. 集对分析的不确定性系统理论在 AI 中的应用[J]. 智能系统学报, 2006, 1(2): 16 - 25.

[3] 赵森烽, 赵克勤. 概率联系数化的原理及其在概率推理中的应用[J]. 智能系统学报, 2012, 7(3): 200 - 205.

[4] 赵森烽, 赵克勤. 几何概型的联系概率(复概率)与概率的补数定理[J]. 智能系统学报, 2013, 8(1): 11 - 15.

[5] 赵森烽, 赵克勤. 频率型联系概率与随机事件转化定理[J]. 智能系统学报, 2014, 9(1): 53 - 59.

[6] 赵森烽, 赵克勤. 联系概率的由来及其在风险决策中的应用[J]. 数学的实践与认识, 2013, 43(4): 165 - 171.

[7] 赵克勤, 赵森烽. 贝叶斯概率向赵森烽-克勤概率的转换与应用[J]. 智能系统学报, 2015, 10(1): 51 - 61.

[8] 赵克勤, 赵森烽. 赵森烽-克勤概率的赌本分配研究与期望值定理[J]. 智能系统学报, 2017, 12(5): 608 - 615.

[9] 蒋云良, 赵克勤. 集对分析在人工智能中的应用与进展[J]. 智能系统学报, 2019, 14(1): 28 - 43.

[10] 蒋云良, 徐从富. 集对分析理论及其应用研究进展[J]. 计算机科学, 2006, 33(1): 205 - 209.

后　记

创新是一个民族的灵魂。

创新是中医药发展的主旋律。

如果把有几千年历史的中医药学说比作由中华民族栽培起来的一棵参天大树，那么，辨证论治就是这棵大树的主干，如何在辨证论治上有所创新，有所建树，是历代中医药大家倾毕生精力思考和探索的问题，《黄帝内经》《伤寒论》《金匮要略》《温热论》等，就是前辈们为后人留下的中医辨证论治的创新成果；同样，在人类社会进入21世纪的今天，探索如何在中医辨证论治上做出有现代科学意义的创新，不仅惠民当代，也将惠及后世。

本书就是在21世纪的今天，在神州大地上，围绕着中医辨证论治的又一次有明显时代特征和中国特色的创新。这是因为集对分析理论是由中国学者赵克勤先生在20世纪80年代提出和发展起来的一种新的系统数学理论，其本意是通过把数学基础集合论扩展成集对论，为现代数学的发展开辟新的天地；把集对分析用于中医辨证论治的本意则是探索辨证论治的定量化和模型化道路，为把计算机和人工智能引入中医辨证论治中的信息处理提供有效途径。

这是史无前例的一项探索。起初，笔者愿以绵薄之力，仅从自身从事的中医辨证论治皮肤病的专业角度著写此书，但初稿交付出版社后，出版社编辑要求笔者从辨证论治模型化、数学化的角度改写书稿，将中医辨证论治皮肤病的集对分析作为辨证论治集对分析的一个侧面来写，并把书名定为《中医辨证论治集对分析》，为此反复调整章节和修改内容，特别是对第一章绪论做了反复改写。在第十一章问题与展望中简要综述了作为辨证论治集对分析第一本专著存在的问题和不足，这些不足有待于笔者和同行专家学者在更大范围内从进一步的临床实践和理论思考中去完善。

中医药学已经融入现代医学科学，中医药已经为各国政府和民众所接受；经过30年发展的集对分析理论也已成为国内外学术界处理系统不确定性的一个新的研究方向；笔者有的曾经在美国做访问学者多年，有的多次在国际学术会上报告集对分析在中医辨证论治皮肤病临床中的应用和发表SCI论文，但面对中医药这棵参天大树和当代突飞猛进的现代科技，笔者依然诚惶诚恐，静心思之，决心在进一步的临床实践和理论研究中不断完善已经开始的工作。

由于笔者水平有限,加上时间仓促,特别是本书将成之时,新型冠状病毒肺炎肆虐,笔者李斌于2020年2月15日任上海国家中医医疗队副领队赴武汉雷神山医院全力支援新型冠状病毒肺炎的医疗救治,书中不足之处,敬请读者指正。

全体笔者

2020 年 2 月 20 日